Jon Kabat-Zinn

Das heilende Potenzial der Achtsamkeit

Jon Kabat-Zinn

Das heilende Potenzial der Achtsamkeit

Eine neue Art, zu sein

Aus dem amerikanischen Englisch
von Stephan Schuhmacher
und Lisa Baumann

arbor
Arbor Verlag
Freiburg im Breisgau

Die Originalausgabe erschien 2018 unter dem Titel:
The Healing Power of Mindfulness
A New Way of Being
bei Hachette Books, New York, USA.

Dieses Buch wurde erstmal 2006 als Teil des Buchs
»Zur Besinnung kommen« im Arbor Verlag 2005 veröffentlicht.

1. Auflage 2020

Lektorat: Georg Grässlin
Titelfoto: ©2020 shutterstock.com/Olga Lyubkin
Hergestellt von mediengenossen.de
Druck und Bindung: Kösel, Krugzell

Dieses Buch wurde auf 100% Altpapier gedruckt und ist alterungsbeständig. Weitere Informationen über unser Umweltengagement finden Sie unter www.arbor-verlag.de/umwelt

www.arbor-verlag.de

ISBN 978–3-86781–252–8

für Myla
für Stella, Asa und Toby
für Will und Teresa
für Naushon
für Serena
in Erinnerung an Sally und Elvin
sowie Howie und Roz
und für all jene, denen das am Herzen liegt,
was möglich ist
was ist, wie es ist
die sich bemühen um
Weisheit
Klarheit
Güte
und Liebe

Inhalt

Zweiter Teil An der eigenen Tür ankommen

Vorwort

Achtsamkeit ist eine weise und potenziell heilsame Art, mit dem, was uns im Leben widerfährt, in Beziehung zu sein. Und, so unwahrscheinlich es auch klingen mag, das beinhaltet alles und jedes, was Ihnen und einer jeden von uns geschehen kann. Selbst angesichts extrem herausfordernden Lebensumständen wohnt der Kultivierung von Achtsamkeit ein tiefreichendes Versprechen inne. Vielleicht überrascht es Sie, wie breitgefächert die möglichen Auswirkungen sind – beziehungsweise sein können, wenn Sie dafür offen sind, zumindest einmal die Zehen in das Wasser der formalen und informellen Meditationspraxis zu strecken und zu sehen, was sich daraus entwickelt.

Die meisten Menschen, die an einem MBSR-Kurs teilnehmen oder auf irgendeinem anderen Wege zur Achtsamkeit finden, entdecken schon bald, dass das Curriculum in nichts Geringerem als dem Leben selbst besteht: Es geht darum, dem Leben, so wie es ist, ins Auge zu blicken und es anzunehmen, mitsamt allem, womit auch immer man es gerade zu tun hat. Und Sie können *»womit auch immer«* ruhig unterstreichen. Die Herausforderung bei der Praxis und der Seinsweise der Achtsamkeit besteht immer darin: Wie können wir mit diesem Augenblick, so wie er ist, weise in Beziehung sein, mitsamt all den ärgerlichen, ungewollten oder erschreckenden Elementen, die er vielleicht enthält und denen wir uns stellen müssen? Ist es möglich, einen radikal neuen Umgang mit dem Leben und all den Augenblicken, aus denen es besteht, zu finden und daran zu wachsen?

Meiner Ansicht nach lässt sich der Begriff *heilsam* am besten damit umschreiben, mit den Dingen Frieden zu schließen, so wie sie sind. Das bedeutet nicht, etwas zu reparieren oder wiederherzustellen, etwa einen vormaligen Zustand, oder das, was problematisch ist, einfach zum Verschwinden zu bringen.

Der Prozess und die Praxis, mit den Dingen Frieden zu schließen, so wie sie sind, bedeutet hingegen, für sich selbst zu untersuchen, ob man überhaupt weiß, wie die Dinge sind, oder man lediglich glaubt, es zu wissen – und somit möglicherweise bereits schon in der Art und Weise, wie man über die Situation denkt, die tatsächlichen Gegebenheiten mit der eigenen Geschichte darüber verwechselt. Mit den Dingen Frieden zu schließen, so wie sie nun einmal sind, beinhaltet, damit zu experimentieren, wie wir unsere Beziehung zu den Gegebenheiten neu definieren und damit transformieren könnten, eingedenk der Tatsache, dass wir ganz offensichtlich nicht wissen, wie sich die Dinge bereits im nächsten Moment entfalten werden. Diese innere Haltung eröffnet uns nahezu unbegrenzte Möglichkeiten, von denen wir vielleicht gar nichts geahnt haben. Warum? Weil eben unsere Denkmuster an sich so begrenzend sind, beladen mit unseren erstaunlicherweise meist unhinterfragten mentalen Gewohnheiten. In diesem Buch werden wir diese Gewohnheiten aufbrechen, immer wieder und buchstäblich Moment für Moment, und auf diese Weise die Öffnungen und Gelegenheiten erfassen, die dabei entstehen, wenn wir, mit den Worten von Derek Walcott, uns selbst »an unserer eigenen Tür begrüßen«.

Auf meinen Reisen begegne ich häufig Menschen, die mir berichten, dass Achtsamkeit ihnen ihr Leben zurückgegeben hat. Oft erzählen sie mir Geschichten von unfassbar schrecklichen Lebensumständen, Ereignissen oder Diagnosen, die man wirklich niemandem wünscht. Meistens drücken sie es in etwa so aus: »Achtsamkeit (oder auch «die Praxis») hat mir mein Leben zurückgegeben« oder »hat mir das Leben gerettet«, oft gefolgt von einem Ausdruck tiefer Dankbarkeit. Jedes Mal, wenn mir jemand eine solche Erfahrung schildert, sei es im Gespräch oder per Brief oder E-Mail, klingt es so authentisch und persönlich, dass ich mir ganz sicher bin, dass es sich nicht um eine Übertreibung handelt.

Interessanterweise gehen alle Menschen, die sich einigermaßen systematisch der Achtsamkeitspraxis widmen, mit der Zeit ihren eigenen Weg, während sie zugleich immer wieder auf die stets gleichbleibenden formalen Meditationspraktiken zurückgreifen, die wir auch im MBSR üben (den Body-Scan, die Sitzmeditation, achtsames Yoga und achtsames Gehen) und die im zweiten Buch *»Wach werden und unser Leben wirklich leben«* dieser Serie beschrieben werden, und natürlich auch, während sie in ihren alltäglichen Begegnungen mit dem Leben Achtsamkeit üben.

Ich möchte an dieser Stelle einen Ausdruck der Dankbarkeit wiedergeben, den mir mein Verleger in Großbritannien kürzlich weiterleitete:

Lieber Professor Kabat-Zinn,
ich habe all Ihre Bücher gelesen (einige sogar mehrmals) und etwas überlebt, das man mir als Speiseröhrenkrebs im Endstadium beschrieben hat. Nun schreibe ich, um Ihnen zu sagen, welch wichtige Rolle Ihre Bücher in meinem Genesungsprozess gespielt haben. Es ist jetzt fünf Jahre her, seit man mir an einem Tag im Juli (ziemlich emotionslos) mitteilte: »Sie schaffen es wahrscheinlich noch bis Weihnachten. Manche halten auch länger durch. Falls Sie etwas brauchen, rufen Sie einfach das Hospiz an.«

Der Weg durch meine Krankheit ist gesäumt von zahlreichen Irrtümern, unter anderem wurde bei der Planung einer radikalen Chemo- und Strahlentherapie meine Patientenakte verwechselt. Infolge der überdosierten Strahlentherapie waren zwei meiner Wirbel gebrochen, aber nun, am 19. Oktober 2017 bin ich immer noch da – und seit sechs Wochen in den Studiengang Achtsamkeit an der Universität von Aberdeen eingeschrieben. Mein Traum ist es, die nötige Qualifikation zu erlangen, um schwer erkrankten Menschen mit den Techniken zu helfen, die ich von Ihren CDs, Videos und Büchern gelernt habe, und zwar in den Unterstützungszentren für Krebspatienten hier vor Ort. Dort dürfen nur ausgebildete Ehrenamtliche mit den Patienten arbeiten.

In meiner schwersten Zeit haben Ihre Bücher Gesund durch Meditation *und* Stark aus eigener Kraft *mich inspiriert, sie sind zu meinen Bibeln geworden. Im Moment plane ich meine erste größere Hausarbeit im Rahmen meines Studiums, und man hat mir gesagt, dass mein Thema (»Meditation ist heilsam«) für eine akademische Seminararbeit nicht gut geeignet ist. Das erstaunt mich, und ich frage mich, ob Sie mir wohl einen Rat geben könnten, wo ich Inspiration dazu finden kann…*

Ich übertreibe nicht, wenn ich sage, dass die Lektüre Ihres Werks mir das Leben gerettet hat, und ich versuche, das Beste aus jedem Atemzug zu machen, von dem man mir gesagt hat, dass ich ihn nicht nehmen würde. Ich wäre sehr dankbar, wenn Sie mir einen Hinweis geben könnten, sodass ich meinen Traum verwirklichen kann, kranken Menschen wirkungsvoll dabei zu helfen, ihre eigene Kraft zur Selbstheilung zu entdecken. Wie lässt sich daraus am besten eine akademische Studie machen?

Mit Dankbarkeit und herzlichen Grüßen aus Aberdeen
MARGARET DONALD

PS: Ich werde nächstes Jahr 80, insofern zählt für mich jede Minute!

Natürlich schrieb ich zurück. Unter anderem versicherte ich Margaret, dass sie ganz im Einklang mit den neuesten Strömungen der akademischen Medizin sei, offenkundig sehr viel mehr als diejenigen, die ihr von ihrem Vorhaben abgeraten hatten. Ich schickte ihr Liste mit Literaturangaben zu wissenschaftlichen Forschungsarbeiten, in denen ihr Thema, der Zusammenhang zwischen »Meditation« und »Heilung«, untersucht wurden.

*

In verschiedenen Studien hat sich gezeigt, dass bei Versuchspersonen, die man anwies, während einer Untersuchung im Computertomographen einfach nur da zu liegen und nichts zu tun, ein wichtiges Netzwerk in einer diffusen Region des zerebralen Kortex, die sich unterhalb der Mittellinie der Stirn nach hinten erstreckt, in hohem Maße aktiv wird. Dieses Netzwerk, das aus einer Reihe verschiedener spezialisierter Strukturen besteht, ist inzwischen als »Ruhezustandsnetzwerk« (*Default Mode Network* – DMN) bekannt. Dieser Name stammt daher, dass wir *automatisch* in ein gedankliches Umherschweifen verfallen, wenn man uns auffordert, »nichts zu tun« und »einfach da zu liegen«. Und raten Sie mal, wohin uns das meist führt? Richtig: Wir fangen an, über unser liebstes Thema zu sinnieren – uns selbst, natürlich! Wir verfallen in Geschichten über die Vergangenheit (meine Vergangenheit), die Zukunft (meine Zukunft), Gefühle (meine Sorgen, mein Ärger, meine Depression), verschiedenste Lebensumstände (mein Stress, mein Druck, meine Erfolge, mein Scheitern), oder auch das, was mit dem Land, der Welt, den anderen nicht stimmt … Sie wissen sicher, was ich meine.

Interessanterweise konnte in einer Studie, die an der Universität von Toronto* durchgeführt wurde, bei den Teilnehmerinnen eines MBSR-Kurses nach acht Wochen eine verringerte Aktivität des DMN und zugleich eine gesteigerte Aktivität in einem lateralen (seitlich gelegenen) neuronalen Netzwerk festgestellt werden. Dieses zweite Netzwerk nennt man das *Experiental Network*. Nach ihrem Erleben im Computertomographen befragt, berichteten diejenigen Studienteilnehmerinnen, die an dem achtwöchigen MBSR-Kurs teilgenommen hatten, einfach da gewesen zu sein, einfach atmend, sich ihres Körpers, ihrer Gedanken, ihrer Gefühle und der Geräusche bewusst, während sie da lagen.

Vielleicht ist es also so (obwohl noch viele weitere Forschungsarbeiten nötig sein werden, um das mit Sicherheit sagen zu können), dass die Achtsamkeitspraxis zu einer Verschiebung des *Default Mode* von unbewusster (man könnte auch sagen *achtloser*) Selbstversunkenheit, gedanklichem Umherschweifen, Geschichtenerzählen, Tagträumen und Gedankenverlorenheit hin zu mehr Präsenz, mehr Achtsamkeit und mehr Bewusstheit führt, auch wenn Gedanken und Gefühle natürlich weiterhin auftauchen.

In dieser Studie zeigte sich, dass sich die beiden Netzwerke (das geschichtenerzählende und das erfahrungsbasierte Netzwerk) nach einem achtwöchigen MBSR-Kurs entkoppeln. Selbstverständlich funktionieren beide Netzwerke weiterhin. Schließlich ist es für Kreativität und Vorstellungskraft wichtig, gelegentlich

---

* Farb, Norman et al., *Attending to the present: Mindfulness meditation reveals distinct neural modes of self-reference.* In: Social Cognitive and Affective Neuroscience, 2 (4), 2007, S. 313–322. Auf: www.ncbi.nlm.nih.gov/pubmed/18985137 (Stand: 22. 11. 2019) (doi: 10.1093/scan/nsm030)

Tagträumen nachzuhängen.* Es ist ebenfalls sehr wichtig, die eigene Vergangenheit von der Gegenwart und der imaginierten Zukunft unterscheiden zu können, wie in der Geschichte über meinen Vater im Kapitel »Orientierung in Zeit und Raum« deutlich werden wird. Doch nach acht Wochen Achtsamkeitspraxis scheint es so zu sein, dass das erfahrungsbasierte, nicht an Zeit gebundene laterale Netzwerk im Kortex auf das zentral gelegene DMN einwirkt, sodass durch dieses Zusammenspiel mehr Weisheit und Entscheidungsfreiheit in einem jeden Moment möglich wird, statt bloßem automatischen Funktionieren und dem gewohnheitsmäßigen Glauben an implizite Geschichten über ein Selbst, das viel zu klein ist, um auch nur dem nahezukommen, wer und was wir eigentlich sind, in all unserer Fülle, genau hier und jetzt.

In den zwölf Jahren, seit mein Buch *Zur Besinnung kommen* erstmals erschien, ist die Zahl an wissenschaftlichen Forschungsarbeiten zu Achtsamkeit und an Belegen bezüglich ihrer klinischen Effektivität geradezu explodiert. Zu den Befunden zählen Veränderungen in der Größe und dem Durchmesser verschiedener Gehirnstrukturen bei Menschen, die Achtsamkeit praktizieren, sowie eine gesteigerte funktionale Verbundenheit zwischen verschiedenen Gehirnregionen. In einigen Studien zeigen sich Veränderungen in der Genexpression auf der Ebene der Chromosomen – auch genannt »epigenetische Effekte« – in anderen wurden Auswirkungen auf die Länge der Telomere nachgewiesen: ein

---

* Gedankenabschweifung und Tagträumerei werden unterschiedlich definiert. Das Abschweifen von Gedanken tritt bei spezifischen Tätigkeiten auf, wie Lesen oder Meditieren, wenn Sie versuchen, konzentriert zu bleiben. Tagträumen geschieht nach Definition, wenn Sie nicht versuchen, konzentriert zu bleiben, um etwas zu erledigen. Vgl. Amishi Jha auf www.youtube.com oder www.ted.com

biologisches Maß für die Auswirkung von Stress auf unser Leben, insbesondere von intensivem Stress. Der Tenor der Beweislage in diesen Studien sowie in Hunderten weiteren, die Jahr für Jahr veröffentlicht werden, ist, dass an der Praxis der Achtsamkeit etwas dran sein muss, das einen großen Einfluss auf unsere Biologie, unsere Psychologie und sogar auf unsere Interaktionen miteinander, also unsere Sozialpsychologie, haben kann. Zwar steckt die wissenschaftliche Forschung zu Meditation noch immer in den Kinderschuhen, doch inzwischen ist sie deutlich ausgereifter als vor zwölf Jahren. Wenn Sie sich für einige der beständigsten Befunde interessieren, die einerseits aus zahlreichen Studien an Mönchen und Nonnen stammen, die auf Zehntausende Stunden Meditationspraxis zurückblicken, und andererseits aus Studien an Menschen, die an MBSR- und MBCT-Kursen teilgenommen haben, empfehle ich Ihnen, einen Blick in das Buch *Altered Traits* von meinen Kollegen Richard Davidson und Daniel Goleman zu werfen, das im Oktober 2017 erschienen ist. Darin sind viele der besten Studien und deren Befunde zusammengefasst. Da das Feld inzwischen so weit geworden ist und weiterhin rapide wächst, habe ich in diesem Buch darauf verzichtet, jüngere Studien im Detail zu schildern, obgleich ich einige davon erwähne. Falls Sie die neuesten Entwicklungen genauer nachvollziehen möchten: Eine Reihe von ausgezeichneten Büchern zum Thema, hauptsächlich von Wissenschaftlerinnen für eine Laienleserschaft verfasst, sind in den Literaturverweisen am Ende dieses Buches aufgelistet, daneben auch einige, die sich eher an ein wissenschaftlich und medizinisch versiertes Publikum richten.

*

Wenn wir die formale Meditationspraxis in unser alltägliches Leben hinein ausweiten, dann wird das Leben selbst zu unserem

Achtsamkeitslehrer. Es bietet uns zudem das beste Curriculum für unsere Heilung, nämlich genau da ansetzend, wo wir uns sowieso gerade befinden. Die Prognose ist sehr gut: Auch Sie können von dieser neuen Seinsweise profitieren, wenn Sie sich mit ganzem Herzen der Praxis widmen und einen der zahlreichen Zugangswege nutzen, die Ihnen durch Ihr Menschsein an sich und in Ihren aktuellen Umständen offen stehen. Jeder Umstand, egal wie ungewollt oder schmerzhaft, ist eine potenzielle Tür in die Heilung. In der Welt der Achtsamkeit als Praxis und als Seinsweise gibt es viele, viele Türen. Sie alle führen in den gleichen Raum, den Raum des Gewahrseins an sich, den Raum des eigenen Herzens, den Raum Ihrer eigenen innewohnenden Ganzheit und Schönheit. Ganzheit und Schönheit sind bereits da, in Ihnen, wie auch Ihre intrinsische Fähigkeit zu Wachheit, selbst unter den aufreibendsten Umständen.

Eine regelmäßige Achtsamkeitspraxis zu etablieren, bedeutet eine große Veränderung des eigenen Lebensstils, wie MBSR-Teilnehmerinnen meist schnell selbst herausfinden, auch wenn sie das stets gesagt bekommen, bevor sie sich anmelden. Aber wenn wir die Disziplin einer täglichen formalen Achtsamkeitspraxis als Experiment durchführen und uns, so gut es uns gelingt, mit ganzem Herzen jeden Tag aufs Neue darauf einlassen, entdecken wir bald, dass wir einige Freiheitsgrade in unserer Entscheidung haben, wie wir uns auf das Unerwünschte oder das Beängstigende in unserem Leben beziehen, – ohne dabei zu leugnen, wie unerwünscht oder beängstigend manche Dinge sein können. In genau dieser Kultivierung von Achtsamkeit, als formale Meditationspraxis und als Seinsweise, entdecken wir, dass wir kraftvolle innere Ressourcen haben, aus denen wir schöpfen können, wenn wir dem Unerwünschten, Stressigen, Schmerzhaften oder Erschreckenden ins Auge blicken. Wir erleben, dass wir zahllose Gelegenheiten haben, uns dem, was auftaucht, *zuzuwenden* und uns damit *anzufreunden*, anstatt davor davonzulaufen oder uns einzumauern – ihm sozusagen den roten Teppich auszurollen. Warum? Aus dem einfachen Grund, dass es ohnehin bereits da ist. Und das Gleiche gilt für das Erwünschte, das Angenehme, das Verführerische, für Verstrickungen aller Art. Auch diese Erfahrungen können zu Objekten unserer Aufmerksamkeit werden, sodass wir uns vielleicht weniger darin verfangen oder sogar süchtig danach werden auf Weisen, die uns und anderen schaden oder uns von unseren eigentlichen Absichten ablenken.

Und genau an dieser Stelle kommt die Achtsamkeit ins Spiel. Es ist tatsächlich eine neue Seinsweise… eine neue Weise, *in Beziehung zu den Dingen zu sein, so wie sie in diesem Moment sind*, ob wir die Umstände, in denen wir uns befinden, nun mögen oder nicht, und unabhängig von unseren Gedanken darüber, was diese Umstände für die Zukunft bedeuten mögen. In der Praxis können wir Nicht-Wissen erkunden; wir können lernen, darin zu verweilen, und zumindest für diesen einen Augenblick mit dem Nicht-Wissen in Frieden zu sein. Es ist eine eigene Form von tiefer und heilsamer Intelligenz, sich damit vertraut zu machen und sogar damit einverstanden zu sein, zu wissen, dass wir nicht wissen. Zum einen befreit uns das von extrem eingrenzenden oder größtenteils nicht zutreffenden Geschichten, die oft auf Angst basieren und die wir nie müde werden, uns selbst zu erzählen, aber so gut wie nie wirklich darauf hin untersuchen, ob sie tatsächlich wahr sind, oder zumindest wahr genug in Anbetracht der Umstände, in denen wir uns befinden. Die meisten Gedanken, die das Wort *sollte* beinhalten, fallen wahrscheinlich in diese Kategorie. Wir denken, dass die Dinge auf eine bestimmte Weise sein sollten, aber stimmt das denn überhaupt?

Diese neue Seinsweise lädt zu etwas ein, das zunächst so wirken mag, als würden Sie sich selbst und die Welt ein klein wenig anders betrachten. Wie klein dieser Wandel auch sein mag, er ist zugleich auch riesig, tiefgreifend und vielleicht sogar befreiend, so wie er es für Margaret Donald war, die Verfasserin des obenstehenden Briefes. Wenn Menschen, oft sehr emotional, davon sprechen, dass die Praxis ihnen ihr Leben zurückgegeben oder es gerettet habe, nehme ich an, dass sie sich auf diesen kleinen Wandel, der gar nicht so klein ist, hin zu einer neuen Seinsweise beziehen.

Durch stete Hinwendung, Zugewandtheit und Sanftheit – und genau darum geht es bei den formalen und informellen Achtsamkeitsübungen, die in Teil 2 detailliert beschrieben werden – sind wir nun in der Lage, Achtsamkeit als Seinsweise zu leben. Wenn Achtsamkeit ein Diamant mit vielen Facetten wäre, dann könnte man sich jedes Kapitel in diesem Buch als eine von potenziell unendlich vielen einzigartigen Facetten vorstellen, von denen eine jede eine Eintrittspforte in die kristalline Struktur Ihrer eigenen Ganzheit und inneren Schönheit darstellt.

Man könnte aber auch eine andere Metapher verwenden und sagen, dass Achtsamkeit uns eine Reihe von fein geschliffenen Linsen anbietet, durch die wir einen Blick darauf werfen können, wie wir das, was in unserem Leben auftaucht, sei es erwünscht oder unerwünscht, in jedem Moment aufs Neue willkommen heißen und in der Tiefe betrachten können. Im zweiten Teil dieses Bandes stelle ich eine ganze Reihe solcher Perspektiven dar; viele davon stammen aus meiner eigenen Erfahrung. Doch es gibt unzählige weitere, die sich aus Ihrem eigenen Leben und Ihrer eigenen Kultivierung von Achtsamkeit ergeben werden, wenn Sie sich mit ganzem Herzen darauf einlassen, und sei es nur als Experiment für eine gewisse Zeit, damit Sie selbst sehen können, was sich daraus entfaltet.

Diese neuen Perspektiven werden Ihnen letztlich vielleicht helfen, Ihre jeweiligen eigenen Lebensumstände und Herausforderungen dazu zu nutzen, sich selbst an Ihrer eigenen Tür willkommen zu heißen, wie im letzten Kapitel dieses Buches vorgeschlagen, und mithin Ihre eigene ursprüngliche Fülle und Schönheit zu erkennen, wiederzuentdecken und zu verkörpern. Dies kann sich nur von Moment zu Moment entfalten, insbesondere, wenn Sie sich dazu entschließen, Ihr Leben so zu leben, als käme es wirklich darauf an, und zwar in dem einzigen Moment, den Sie, genau wie wir alle, je haben werden.

»So lange Sie atmen, ist mehr mit Ihnen in Ordnung, als mit Ihnen nicht stimmt, ganz egal, was das Problem ist«, sagen wir oft zu den Menschen, die für einen MBSR-Kurs in die Stress Reduction Clinic kommen. Achtsamkeit zu kultivieren ist ein Weg, Energie in Form von Aufmerksamkeit, Bewusstheit und Akzeptanz in das fließen zu lassen, was bereits mit Ihnen stimmt, was bereits heil ist, in Ergänzung zu und nicht als Ersatz für die Hilfe, die Unterstützung und die Behandlungen, die Sie gegebenenfalls bekommen oder benötigen – und zu sehen, was dann passiert.

Für dieses lebenslange Abenteuer wünsche ich Ihnen das Allerbeste.

Jon Kabat-Zinn
Northampton, MA
16. Mai 2018

Teil 1

Möglichkeiten der Heilung

Das Reich von Geist und Körper

[Die Menschen] sollten wissen, dass aus dem Gehirn und nur aus dem Gehirn unsere Vergnügungen, Freuden, unser Lachen und unsere Scherze entspringen, ebenso wie unsere Sorgen, Schmerzen, unser Kummer und unsere Tränen. Insbesondere denken wir durch es, wir sehen, hören und unterscheiden das Hässliche vom Schönen, das Schlechte vom Guten, das Angenehme vom Unangenehmen … Es ist dasselbe Ding, das uns irre werden lässt, das uns Angst und Furcht einjagt, ob bei Tag oder bei Nacht, das uns Schlaflosigkeit bringt, unpassende Fehler, unbegründete Befürchtungen, Geistesabwesenheit und sittenwidriges Verhalten. Diese Dinge, die wir erleiden, kommen alle aus dem Gehirn, wenn es nicht gesund ist, sondern abnorm heiß, kalt, feucht oder trocken oder irgendeinen anderen unnatürlichen Affekt erleidet, an den es nicht gewöhnt ist. Wahnsinn entsteht aus seiner Feuchtigkeit. Wenn das Gehirn abnorm feucht ist, dann muss es sich bewegen, und wenn es sich bewegt, dann

halten weder Sehen noch Hören still, sondern wir sehen oder hören bald das eine, bald das andere, und die Zunge redet in Übereinstimmung mit den bei jeder Gelegenheit gesehenen und gehörten Dingen. Doch wann immer das Gehirn still ist, kann ein Mensch angemessen denken.

HIPPOKRATES *zugeschrieben*
(Quelle: Eric Kandel und James Schwartz,
Principles of Neural Science, *2nd ed., 1985)*

Empfindungsvermögen

Empfindung, Psychologie: die als Folge einer Reizeinwirkung durch nervliche Erregungsleitung vermittelte Sinneswahrnehmung. Entsprechend den verschiedenen Sinnesfunktionen. Empfindung, Philosophie: die meist durch sinnliche Wahrnehmung ausgelöste Wirkung im menschlichen Erkenntnisapparat.

Brockhaus Enzyklopädie

Ist Ihnen schon einmal aufgefallen, dass alles an Ihnen, was vollkommen das ist, was es ist, in diesem Sinne vollkommen ist? Denken Sie nur einmal: Wie alle anderen Menschen wurden auch Sie geboren, haben sich entwickelt, sind aufgewachsen, leben Ihr Leben, treffen Entscheidungen. Die Dinge, die Ihnen widerfahren sind, sind Ihnen widerfahren, ob Sie es so wollten oder nicht. Falls Ihr Leben nicht unerwartet verfrüht endet, aber selbst falls das geschieht, haben Sie es im Rahmen Ihrer Möglichkeiten gelebt. Sie haben Ihre Arbeit getan, haben auf die eine oder andere Weise einen Beitrag geleistet, haben Ihr Erbe hinterlassen. Sie haben Beziehungen zu anderen Menschen und zur Welt geführt, und vielleicht haben

Sie die Liebe geschmeckt oder wurden sogar darin gebadet und haben Ihre Liebe mit der Welt geteilt. Unausweichlich werden Sie immer älter – das heißt, wenn Sie Glück haben – und teilen Ihr Dasein weiterhin auf vielfältige Weise, sei sie nun befriedigend oder unbefriedigend, mit der Welt. Und schließlich sterben Sie.

So ist es jedem Menschen ergangen, der jemals auf diesem Planeten gelebt hat. Und so wird es auch Ihnen ergehen. Genauso wie mir. So ist das menschliche Leben.

Aber das ist noch nicht alles.

Die Kurzfassung aus der Vogelperspektive, die ich eben skizziert habe, ist natürlich kläglich unvollständig, auch wenn sie nicht als Karikatur gemeint ist. Denn es gibt noch ein weiteres, unsichtbares Element, das sich durch unser ganzes Leben zieht und wesentlich für seine Entfaltung ist. Allerdings ist es dermaßen in das Gefüge all unserer Momente eingewoben, dass es fast zu offensichtlich ist, um es in Betracht ziehen. Dennoch ist es diese Essenz, die uns nicht nur zu dem macht, was wir sind, sondern uns Fähigkeiten von einem Ausmaß verleiht, das wir nur selten spüren, geschweige denn würdigen und voll verwirklichen. Ich spreche natürlich vom Gewahrsein, von dem, was wir Bewusstsein, Empfindungs- oder Erkenntnisfähigkeit nennen, von unserem subjektiven Erleben.

Schließlich haben wir unsere eigene Spezies *Homo sapiens sapiens* genannt – mit einer doppelten Dosis des Partizip Präsenz von *sapere,* was »schmecken, wahrnehmen, erkennen, weise sein« bedeutet. Was das impliziert, ist klar. Das, was uns unserer Ansicht nach von den anderen Spezies unterscheidet, ist unsere Fähigkeit, in unserer Wahrnehmung weise zu sein, zu erkennen und unserer Erkenntnis gewahr zu sein. Doch diese Eigenschaften halten wir in unserem gewöhnlichen Alltagsleben für dermaßen selbstverständlich, dass wir sie praktisch übersehen, gar nicht erkennen oder sie höchstens vage anerkennen. Wir machen nicht den besten Gebrauch von unserem Bewusstsein, obwohl es uns doch faktisch in jedem Moment unseres wachen und träumenden Lebens ausmacht.

Es ist das Bewusstsein, das uns Leben einhaucht. Es ist das letztendliche Mysterium, das, was uns zu mehr macht als einem Mechanismus, der denkt und fühlt. Ja, wir sind Wahrnehmende wie alle Lebewesen, aber wir sind fähig zu einer erkennenden und unterscheidenden Weisheit, die über die reine Wahrnehmung hinausgeht. Das ist eine Gabe, die auf dieser kleinen Erde womöglich einzig und allein uns zuteil wurde. Unser Bewusstsein macht unsere Möglichkeiten aus, es setzt aber keineswegs die Grenzen des uns Möglichen. Wir sind die Spezies, die in ihre eigene Größe hineinwächst. Wir sind Kreaturen, die stets dazulernen und in der Konsequenz sich und die Welt verändern. Und als eine sich entwickelnde Spezies sind wir in bemerkenswert kurzer Zeit recht weit gekommen.

Heute weiß die Gehirnforschung eine ganze Menge über das Gehirn und den Geist, und dieses Wissen mehrt sich jeden Tag. Aber sie hat nicht die geringste Ahnung, was das Bewusstsein ist und wie es zustande kommt. Es ist ein großes Rätsel, ein scheinbar unergründliches Mysterium. Offenbar kann Materie, wenn sie nur komplex genug arrangiert ist, die Welt geistig erfassen und sie erkennen. Der Geist taucht auf. Bewusstsein entsteht. Doch wir haben keine Ahnung, wie. In der Kognitionswissenschaft nennt man dies das »harte Problem« des Bewusstseins.

Es ist eine Sache, dass wir auf unserer Netzhaut auf dem Kopf stehende zweidimensionale Bilder haben. Eine ganz andere ist es, zu sehen: die lebhafte Erfahrung einer Welt, die »da draußen« in drei Dimensionen existiert, jenseits unseres eigenen Körpers, eine Welt, die real zu sein scheint, die wir mit den Sinnen wahrnehmen, in der wir uns bewegen, derer wir uns bewusst sein können und die wir uns sogar mit geschlossenen Augen in vielen Einzelheiten vorstellen können. Und in dieser Vorstellung wird irgendwie auch die Empfindung eines persönlichen Selbst erzeugt, das Gefühl eines Sehenden, der das Sehen leistet und wahrnimmt, was es zu sehen gibt; ein Erkennender der erkennt, was es zu erkennen gibt, zumindest zu einem gewissen Grad. Und doch ist das alles eine Vorstellung, ein Konstrukt des Geistes, buchstäblich ein Machwerk – die Synthese einer Welt aus sensorischem Input, die zumindest teilweise darauf beruht, dass wir Unmengen an sensorischen Informationen durch komplexe Netzwerke im Gehirn, ja durch das gesamte Nervensystem und letztlich den gesamten Körper verarbeiten. Das ist eine wirklich phänomenale Leistung. Es ist ein riesiges Geheimnis und ein ganz außerordentliches Erbe, auch wenn wir alle es gewöhnlich für völlig selbstverständlich halten.

Der Neurobiologe und Entdecker der Doppelhelixstruktur der DNS, Francis Crick, sagte: »Trotz all dieser Arbeit [in der Psychologie, Physiologie und molekularen sowie zellularen Biologie des Sehvermögens] haben wir tatsächlich keine klare Vorstellung davon, wie wir überhaupt etwas sehen.« Selbst die Farbe blau (oder jede andere Farbe) existiert weder in den Photonen, aus denen das Licht dieser bestimmten Wellenlänge besteht, noch irgendwo im Auge oder im Gehirn. Wir sehen an einem wolkenlosen, sonnigen Tag zum Himmel auf und wissen einfach, dass er blau ist. Und wenn wir schon keine klare Vorstellung davon haben, wie wir etwas sehen, dann trifft das erst recht auf unser physiologisches Verständnis über die Art und Weise zu, wie wir etwas erkennen.

In seinem Buch *Wie das Denken im Kopf entsteht* beschreibt der Linguist und Neuropsychologe Steven Pinker die Empfindungsfähigkeit als eine Kategorie für sich:

> In der Wissenschaft vom Geist jedoch schwebt die Empfindungsfähigkeit auf einer eigenen Ebene weit über den Kausalketten der Physiologie und Neurobiologie. (…) Und wir

> können die Empfindungsfähigkeit auch nicht aus unserem Diskurs verbannen oder auf den Zugang zu Information reduzieren, denn von ihr hängt die ethische Argumentation ab. Das Konzept der Empfindungsfähigkeit ist die Grundlage unserer Überzeugung, dass Folter etwas Schlechtes ist und dass die Zerstörung eines Roboters nur Sachbeschädigung, die Zerstörung eines Menschen aber Mord ist. Sie ist der Grund, dass der Tod eines geliebten Menschen in uns nicht nur Mitleid mit uns selbst wegen des Verlustes auslöst, sondern auch den verständnislosen Schmerz darüber, dass die Gedanken und Freuden dieses Menschen für immer verschwunden sind.

Dennoch behauptet Crick, dass Empfindungsfähigkeit, was immer es sein möge – sowie der Eindruck einer wirkenden Kraft, die wir mit den Pronomen »ich« und »mich« verbinden, ebenso wie alle anderen Eigenschaften, Phänomene und Erfahrungen, die wir mit dem Geist assoziieren – letztlich durch die Aktivität von Neuronen erzeugt werde, dass es also ein emergentes Phänomen der Gehirnstruktur ist, und eine Aktivität, hinter der keine wirkende Kraft steht, sondern nur neuroelektrische und neurochemische Impulse:

> Das geistige Bild, das die meisten von uns haben, ist das eines kleinen Mannes (oder einer kleinen Frau) irgendwo innerhalb unseres Gehirns, der oder die das, was vor sich geht, verfolgt (oder zumindest sich sehr anstrengt, ihm zu folgen). Ich werde das den »Irrtum des Homunculus« (homunculus ist lateinisch »kleiner Mann«) nennen. Viele Menschen sehen das in der Tat so – und diese Tatsache wird an geeigneter Stelle einer eigenen Erklärung bedürfen – aber unsere »Erstaunliche Hypothese« behauptet, dass dies nicht der Fall ist. Flapsig formuliert, besagt sie: »Das machen alles die Neuronen.« Es muss Strukturen oder

Abläufe im Gehirn geben, die sich auf irgendeine geheimnisvolle Weise so verhalten, als entsprächen sie dem geistigen Bild des Homunculus.

Der Philosoph John Searle antwortet darauf: »Wie kann es möglich sein, dass das physische, objektive, quantitativ beschreibbare Feuern von Neuronen qualitative, persönliche, subjektive Erfahrungen verursacht?« Dies ist eine große Herausforderung für das Feld der Roboterforschung, in dem die Wissenschaftler versuchen, Maschinen zu bauen, die so etwas tun können wie den Rasen mähen, wenn er gemäht werden muss, oder Geschirr wegzuräumen, wenn es sauber ist – Dinge, die wir tun können, ohne darüber nachdenken zu müssen (so sagen wir wenigstens), die aber für Roboter unglaublich schwer zu lösende Probleme darstellen. Darüber hinaus gibt es in dem explodierenden Feld der künstlichen Intelligenz inzwischen von Menschen entworfene Maschinen, die die nächste Generation von Maschinen entwerfen und bauen (oder zumindest dazu beitragen). Mit jeder Iteration nimmt die Komplexität und Lernfähigkeit der Maschinen zu. Ab einem bestimmten Punkt sieht es dann so aus, als hätten die Maschinen selbst Gefühle und könnten tatsächlich denken – mit integrierten Schaltkreisen anstelle von Neuronen, aber dennoch so, dass sie zumindest das »nachahmen«, was wir Agens, Intelligenz und Gefühl nennen. Und natürlich könnte es sein, dass auch wir selbst in Wirklichkeit hochentwickelte »Empfänger« sind, die sich mittels ihrer Neuronen auf ein nichtlokales »Bewusstsein« einer viel höheren Ordnung einstimmen, ein Bewusstsein, das eine Eigenschaft des Universums ist. Zumindest sind einige Menschen der Ansicht, dass sich diese Möglichkeit nicht gänzlich ausschließen lässt.

Allerdings möchte ich nicht zu weit in das Feld der verschiedenen Erklärungsversuche für das Bewusstsein sowie der kontroversen Meinungen darüber abschweifen, so faszinierend diese Fragen und die wissenschaftlichen und philosophischen Disziplinen, die sich damit befassen, auch sein mögen, etwa die Kognitionswissenschaft, die Phänomenologie, die künstliche Intelligenz und die sogenannte Neurophänomenologie. Mir geht es hier vielmehr um etwas ganz Naheliegendes, nämlich darum, dass wir unser Bewusstsein als etwas Grundlegendes erkennen und uns überlegen, ob es uns individuell und kollektiv dienlich sein könnte, diese außerordentliche Erkenntnisfähigkeit **weiterzuentwickeln**; – eine Fähigkeit, die, was bemerkenswert und wichtig ist, natürlich auch unzählige Male darin besteht, zu wissen, dass wir nicht wissen. Zu wissen, dass wir nicht wissen, ist ebenso wichtig wie alles andere, was wir wissen können – wenn nicht sogar noch wichtiger. Hier betreten wir das Reich des Unterscheidungsvermögens und der Weisheit – gewissermaßen die Quintessenz des Menschseins.

Am Ende eines Retreats für Psychologen in einer MBCT-Ausbildung (*Mindfulness Based Cognitive Therapie*, deutsch: *Achtsamkeitsbasierte kognitive Therapie*) bemerkte ein Therapeut, der ja immerhin den ganzen Tag lang mit Menschen und deren Gefühlen und Gedanken arbeitet: »Ich schotte mich von den Menschen ab. Das ist etwas, von dem ich nicht wusste, dass ich es nicht wusste.«

Allzu oft leben wir unser Leben eingeschränkt von Gewohnheiten und Konditionierungen, derer wir uns nicht im geringsten bewusst sind, die aber unsere Augenblicke und unsere Entscheidungen, unsere Erfahrungen und unsere emotionalen Reaktionen prägen, selbst wenn wir glauben, wir wüssten es besser – oder sollten es besser wissen. Diese Tatsache allein weist schon auf einige der praktischen Grenzen des Denkens hin.

Doch wunderbarerweise haben wir immer Zugang zum Gewahrsein, dem ganzen Reich des Bewusstseins und verschiedener Intelligenzen, und können so gegen diese Konditionierung angehen und unser Gespür erweitern, sodass wir besser in Kontakt damit sind, sowie auch mit unserem Vermögen, tatsächlich das zu verstehen, was der Kognitionswissenschaftler Antonio Damasio das »Gespür für das, was geschieht« nennt.

Empfindungsfähigkeit ist uns näher als nah. Gewahrsein ist unsere Natur, und es liegt in unserer Natur. Es ist in unserem Körper, in unserer Spezies. Die Tibeter sagen, dass Erkennen, also die nichtbegriffliche erkennende Qualität, die Essenz dessen ist, was wir Geist nennen – zusammen mit Leere und Grenzenlosigkeit, welche der tibetische Buddhismus als komplementäre Aspekte derselben Essenz betrachtet.

Die Fähigkeit zum Gewahrsein ist uns offenbar angeboren. Wir können gar nicht anders, als gewahr sein. Das ist das Charakteristikum, das unsere Spezies ausmacht. Es liegt in unserer Biologie begründet, geht jedoch weit über das rein Biologische hinaus. Es ist das, was und wer wir in Wirklichkeit sind. Doch wenn diese Empfindungsfähigkeit nicht kultiviert und verfeinert und in mancher Hinsicht auch geschützt wird, besteht die Gefahr, dass es von Schlingpflanzen und Unterholz überwuchert wird und schwach und unterentwickelt bleibt, nicht viel mehr als ein schlummerndes Potenzial. Wir können relativ empfindungslos werden, unsensibel und mehr schlafend als wach, wenn es um unser Vermögen geht, über die Grenzen egoistischen Denkens hinaus etwas zu erkennen. Zu diesem Vermögen gehört auch die Erkenntnis, dass bestimmte Gedanken egoistisch sind, und damit schon in dem Moment, in dem sie entstehen, zu erkennen, dass sie beschränkt und eventuell unklug sind. Wird die Empfindungsfähigkeit kultiviert und gestärkt, dann erleuchtet sie unser Leben und die Welt und schenkt uns ein Maß an Freiheit, das wir uns kaum haben vorstellen können, obwohl unsere Vorstellungskraft selbst aus eben dieser stammt.

Dieses Empfindungsfähigkeit verleiht uns auch eine Weisheit, die uns aus unserer Neigung herausführen kann, bewusst oder unbewusst Schaden anzurichten und stattdessen Wunden zu heilen und die Souveränität und Würde all unserer Mitgeschöpfe anzuerkennen.

Das ist nicht persönlich gemeint, aber, verzeihen Sie… Sind wir wirklich, wer wir zu sein glauben?

Der wahre Wert eines menschlichen Wesens wird vor allem von dem Ausmaß bestimmt, in dem es Freiheit von sich selbst erlangt hat.

ALBERT EINSTEIN ZUGESCHRIEBEN

Als ich Biologie studierte, wurde uns eingehämmert, dass das Leben den Gesetzen der Physik und der Chemie gehorcht und dass biologische Phänomene genau denselben Naturgesetzen unterliegen (und *einhämmern* ist tatsächlich eine Metapher, die in höheren Bildungsinstitutionen nicht unüblich ist). Auch wenn das Leben sehr komplex ist und die Moleküle des Lebens weitaus komplizierter sind als die einfacheren atomaren und molekularen Strukturen der unbelebten Natur, so sagte man uns, bestehe kein Grund zu der Annahme, dass es eine besondere belebende Kraft oder »Lebensenergie« gäbe, welche die »Ursache« für die Lebendigkeit eines Systems sei. Da wäre also nichts außer einer einigermaßen prekären Konstellation von Umständen, die es den Komponenten und Strukturen von lebenden Systemen erlauben, so zusammenzuwirken, dass die Eigenschaften des Ganzen, also zum Beispiel einer lebenden, wachsenden und sich teilenden Zelle, emergieren. Dasselbe Prinzip gälte, weitergedacht, den Stammbaum der Evolution hinauf auch für die zunehmend komplexeren Lebensformen, die sich immer weiter in das Pflanzen- und Tierreich hinein entfalten und natürlich auch in unsere Säugetierlinie, in der sich nach und nach immer komplexere Nervensysteme entwickelten, bis dann irgendwann wir selbst auf den Plan traten.

Aus dieser Sicht gibt es keinen inhärenten Grund dafür, anzunehmen, dass wir nicht eines Tages Leben erzeugen können, auch wenn wir bis heute nicht einmal auf der Ebene einer einzelnen Zelle, nicht einmal auf der Ebene eines ganz »einfachen« einzelligen Organismus wie eines Bakteriums das verstehen, was wir »Leben« nennen, und tatsächlich wurde im Jahr 2010 das erste vollständig synthetische Bakterium hergestellt. In einem ähnlichen Durchbruch gelang es Forschern, das Polio-Virus im Labor aus einfachen Chemikalien anhand der im Internet gefundenen Informationen über die genetische Sequenz des Virus zusammenzusetzen. Nachdem sie es erzeugt hatten, konnten sie zeigen, dass es infektiös war und sich in einer lebenden Zelle replizieren und neue Viren erzeugen konnte – womit bewiesen war, dass keine »zusätzliche« Lebensenergie notwendig war.

Diese Perspektive, dass lebende Systeme nicht durch ein »zusätzliches« nichtmaterielles Elements belebt werden, ist in der Biologie ein Bollwerk gegen das, was früher »Vitalismus« genannt wurde, nämlich die Überzeugung, dass es einer besonderen Energie bedarf, die jenseits der von Physik, Chemie und Biologie erklärbaren Kräfte besteht, und nicht allein dadurch zustande kommt, dass das Leben über sehr lange Zeiträume seine einzigartigen Eigenschaften entwickelt, zu denen auch das Bewusstsein gehört. Der Vitalismus wurde als mystisch, irrational, antiwissenschaftlich und schlichtweg falsch angesehen. Und nach der bisherigen historischen Bilanz war und ist er es auch. Das heißt jedoch nicht, dass eine reduktionistische und rein materialistische Sichtweise richtig sein muss. Es gibt verschiedenste Methoden, das Mysterium des Lebens wissenschaftlich zu erforschen und zu verstehen, Methoden, die höhere Ordnungen von Phänomenen und deren emergente Eigenschaften in Betracht ziehen und anerkennen.

Vom Standpunkt der Biologie aus gibt es an der Basis lebender Systeme, einschließlich des Menschen, nichts anderes als unpersönliche Mechanismen. Sie sieht die Emergenz des Lebens selbst als eine Folge einer umfassenderen Emergenz, nämlich der Evolution des Universum und all der geordneten Strukturen und Prozesse, die sich darin entfalten. An einem bestimmten Punkt dieser Evolution, vielleicht vor etwa drei Milliarden Jahren, als die Bedingungen günstig waren auf dem noch jungen Planeten Erde – der sich aus dem interstellaren Staub gebildet hatte, welcher den in Entstehung befindlichen Stern umgab, den wir heute unsere Sonne nennen, einem Staub, der selbst wiederum das Ergebnis eines kolossalen Zerfalls früherer Sterne auf dem Weg über einen Gravitationskollaps war, in dem außer Wasserstoff eben die Atome entstanden, aus denen unser Körper und alles andere auf diesem Planeten gemacht ist –, konnte es gar nicht anders kommen als zur Synthese von Biomolekülen durch natürlich auftretende anorganische Prozesse in warmen Tümpeln und Ozeanen in Millionen und Abermillionen Jahren, vielleicht ausgelöst von Blitzen, von Tonerden und anderen unbelebten Mikroumgebungen, die auf verschiedene Weise zu solchen Prozessen beitragen können. In genügend langen Zeiträumen fanden diese verschiedenen Biomoleküle Möglichkeiten, entsprechend den Gesetzen der Chemie zu interagieren, was zur Entstehung rudimentärer Polymerketten von Nukleotiden (dem Stoff, aus dem die DNS und die RNS gemacht sind) und von Aminosäuren mit ganz bestimmten Eigenschaften führte.

Ihrer Natur nach besitzen Polynukleotidketten die Fähigkeit, mittels der Sequenz der vier Basen, aus denen sie bestehen, große Mengen an Informationen zu speichern; außerdem können sie sich selbst durch Replikation mit hoher Präzision verdoppeln und dabei diese Informationen bewahren, oder es kann unter bestimmten Bedingungen zu kleinen Veränderungen kommen, wodurch als Mutationen bezeichnete Varianten erzeugt werden, die in seltenen Fällen einen selektiven Vorteil im Wettstreit um natürliche Ressourcen haben können. Diese Informationen in den Polynukleotidketten werden in die lineare Sequenz von Aminosäuren übersetzt, die jene Polynukleotidketten bilden, die, wenn sie eingefaltet sind, Proteine genannt werden, sozusagen die Arbeitspferde der Zelle, die all ihre Tausende von chemischen Reaktionen ausführen, in welchem Fall sie Enzyme genannt werden; und die eine Myriade struktureller Schlüsselbausteine zur Verfügung stellen, aus denen die Zellen erzeugt werden, in welchem Fall sie strukturelle Proteine genannt werden.

Was genau geschehen ist, dass überhaupt eine organisierte Zelle entstand, wenn auch eine äußerst primitive Zelle, lässt sich bis heute nicht erklären. Aber in der Biologie ist man der Meinung, dass es im Prinzip verstanden werden kann und eines Tages auch wird – und alles, was nötig sein wird, um es zu verstehen, wird ein tieferes Verständnis komplexer Systeme aus Molekülen sein, die selbst keine Lebenskraft besitzen außer dem Vermögen, unter günstigen Bedingungen und im Zusammenwirken mit vielen anderen solcher Moleküle unvorhersehbare neue Phänomene emergieren zu lassen, einschließlich, und das ist wichtig, der Stabilisierung, Speicherung und Wiederherstellung von Informationen und der Modulation des Informationsflusses. In diesem Sinne ist das Leben eine natürliche Erweiterung der Evolution des Universums, sobald einmal Sterne und Planeten entstanden sind, welche die notwendigen Bedingungen bereitstellen, unter denen auf chemischen Prozessen basierende lebende Systeme emergieren können. Und Bewusstsein, das dann in lebenden Systemen emergiert, welche denselben Gesetzen der Physik und Chemie gehorchen, wenn die Bedingungen günstig sind, es genügend Zeit dafür gibt und der Selektionsdruck groß genug ist, damit sich eine solche Ebene der Komplexität entwickeln kann, wird deshalb als eine natürliche, wenn auch höchst unwahrscheinliche Emergenz aus einem evolutionären biologischen Prozess betrachtet, der leer von einer treibenden Kraft, leer von Teleologie und ganz und gar nicht mystisch ist.

Wenn Bewusstsein, zumindest ein chemisch begründetes Bewusstsein, bereits als potenzielle Möglichkeit in ein sich entwickelndes Universum eingebaut ist, und es sich aus diesem Potenzial entwickelt, sofern geeignete Anfangsbedingungen gegeben sind und genügend Zeit vorhanden ist, dann könnte man sagen, dass das Bewusstsein in lebenden Organismen eine Weise des Universums ist, sich selbst zu erkennen, sich selbst zu sehen, ja sogar sich selbst zu verstehen. Wir könnten sagen, dass in der unermesslichen Weite allen Seins diese Gnade uns zuteil geworden ist, dem *Homo sapiens sapiens*, zumindest allem Anschein nach in stärkerem Maße als allen anderen Spezies auf diesem unendlich winzigen Staubkorn, das wir in der unvorstellbaren Weite des sich ausdehnenden Universums bewohnen, in diesem Universum, in dem unsere Art von Materie, aus der unser Körper ebenso besteht wie die Planeten und sämtliche Sterne, nur einen winzig kleinen prozentualen Anteil der Substanz und Energie des Universums auszumachen scheint.* Dieser Ansicht zufolge ist unsere Fähigkeit zu Bewusstsein uns nicht aufgrund irgendeiner moralischen Tugend zugefallen, sondern durch reinen Zufall, durch die Wechselfälle des evolutionären Selektionsdrucks auf die Spezies der baumbewohnenden Primaten, von denen sich einige, als sie sich in die Savannen hinausbewegten, sich zum aufrechten Gehen hin entwickelten, wodurch ihre Arme und Hände zu anderem Gebrauch frei und ihr Gehirn vor die Aufgabe gestellt wurde, mit einem größeren Spektrum an Herausforderungen umzugehen. Hier ist natürlich von unseren direkten Vorfahren die Rede.

Wie wir unsere ererbte Empfindungsfähigkeit verstehen und was wir individuell und kollektiv als Spezies damit anfangen, ist ohne Zweifel eine der entscheidendsten Fragen der heutigen Zeit. Der biologischen Sicht auf lebende Systeme mit ihrer ganz unpersönlichen Natur zufolge wohnt der Entfaltung des Lebens keine mystische Dimension inne. Sie besagt, dass Bewusstsein den Prozess nicht etwa lenkt, sondern aus dem Prozess emergiert, wenn auch das Potenzial für seine Emergenz die ganze Zeit latent vorhanden war. Nichtsdestoweniger kann Bewusstsein, wenn es erst einmal hoch genug entwickelt ist, tiefgreifenden Einfluss auf alle Bereiche des Lebens haben, und zwar durch unsere Entscheidungen darüber, wie wir leben und worin wir unsere Energie investieren wollen, und dadurch, dass wir anerkennen, welchen Einfluss wir auf unsere Welt haben. Empfindungsfähigkeit konnte nur durch die passenden Ursachen und Bedingungen emergieren, und dass diese eintreten, war keineswegs zwangsläufig. Wären sie allerdings nicht vorhanden gewesen, dann wäre auch niemand von uns da, um ihre Abwesenheit überhaupt bemerken zu können.

---

* In der Tat sind Kosmologen heute der Ansicht, dass das Universum zu etwa 30 Prozent aus »dunkler Materie« besteht, die vielleicht in schwarzen Löchern eingefangen ist, und zu mehr als 65 Prozent aus »dunkler Energie«, die möglicherweise für die Kraft hinter der Ausdehnung des Universums, eine Art Anti-Schwerkraft, verantwortlich ist.

Wenn wir selbst also ein Produkt unpersönlicher Ursachen und Bedingungen sein sollen, die den Gesetzen von Physik und Chemie unterliegen, wie komplex auch immer diese sein mögen, und wenn es keine »Lebenskraft« hinter all dem gibt, dann können wir sehen, warum der Antivitalismus der Naturwissenschaften, insbesondere der Biologie, zu der Behauptung führt, dass es so etwas wie die Seele als ein entscheidendes Zentrum in einem fühlenden Wesen, das anderen Gesetzen gehorcht als denen der Physik und Chemie, nicht gibt. Im 17. Jahrhundert behauptete René Descartes, die Zirbeldrüse tief im Inneren des Gehirns sei der Sitz der Seele. Moderne Neurobiologen würden sagen, dass die Zirbeldrüse zwar viele Dinge leistet, aber keine Seele hervorbringt, zumal es keinen Grund gibt, eine dauerhafte Entität oder Energie zu postulieren, die immateriell ist und dem Organismus innewohnt oder mit diesem irgendwie verbunden ist und dessen Weg durchs Leben lenkt. Das bedeutet allerdings nicht, dass das Leben und die Fähigkeit zu Empfindungen nicht ein großes Mysterium sind und damit heilig, so wie auch das gesamte Universum ein großes Mysterium ist. Es heißt auch nicht, dass wir nicht von der Seele sprechen können, wenn wir damit das meinen, was sich tief in der Psyche und im Herzen bewegt, und auch nicht von der Quelle der Erbauung und Wandlung, die wir »Geist« im spirituellen Sinne nennen. Es impliziert ebenfalls nicht, dass unsere persönlichen Gefühle und unser persönliches Wohlergehen unwichtig wären und dass es keine Basis für ethisches und moralisches Handeln oder für die Empfindung des Numinosen gäbe. Tatsächlich könnten wir sagen, dass es unsere Natur und Berufung als fühlende Wesen ist, unsere Situation mit Ehrfurcht und Staunen zu betrachten und uns tiefe Fragen über das Potenzial zur Erweiterung unserer Empfindungsfähigkeit zu stellen und diese einzusetzen für das Wohlergehen anderer und dessen, was in dieser lebendigen Welt das Schönste und das

Heiligste ist – so heilig, dass wir uns weit effektiver davor hüten würden, der Welt so respektlos zu begegnen oder sie womöglich sogar durch unsere Unreife zu zerstören.

Die Buddhisten haben ein ähnliches Verständnis von der unpersönlichen Natur der Phänomene. Wie wir schon am Beispiel der Herz-Sūtra gesehen haben (siehe Band 1 im Kapitel *Leere*), hat der Buddha auf der Grundlage seiner eigenen persönlichen Forschungen und Erfahrungen gelehrt, dass die gesamte erfahrbare Welt – also das, was er die fünf skandhas (Aggregate, Anhäufungen) nannte, nämlich Form, Empfindung, Wahrnehmung, psychische Formkräfte und Bewusstsein – leer ist von jeglichen dauerhaften und aus sich selbst existierenden Eigenschaften. So sehr man auch danach suchen mag, es wird einem nicht gelingen, eine dauerhafte, unveränderliche Selbstheit in oder unter den Phänomenen aufzufinden, den unbelebten und den belebten einschließlich unserer selbst, weil alles wechselseitig miteinander verknüpft ist und jede Manifestation einer Form oder eines Prozesses in ihrer individuellen Emergenz und in Bezug auf ihre charakteristischen Eigenschaften von einem sich ständig wandelnden Gefüge von Ursachen und Bedingungen abhängt. Der Buddha fordert uns heraus, selber hinzusehen und nachzuforschen, ob dem so ist oder nicht, ob das Selbst oder Ich nicht einfach ein Konstrukt ist, so wie unsere Sinne irgendwie zusammenwirken, um sowohl die Welt, die »da draußen« zu sein scheint, als auch die Empfindung einer Person »hier drinnen«, die die Welt wahrnimmt, zu konstruieren.

Nun, wie könnten wir aber dann das Gefühl haben, dass es ein Selbst gibt, dass wir ein Ich sind und dass das, was geschieht, »mir« geschieht; – dass jeden Morgen dasselbe Ich aufwacht und sich als solches im Spiegel wiedererkennt? Sowohl die moderne Biologie und Kognitionswissenschaft als auch der Buddhismus würden sagen, dass dies in gewisser Weise eine Fehlwahrnehmung ist, die zu einer beständigen individuellen und kulturellen

Gewohnheit geworden ist. Wenn Sie sich jedoch auf den Prozess einer systematischen Suche nach diesem Ich oder Selbst einlassen, so behaupten beide, dann werden Sie kein beständiges, eigenständiges Selbst finden, ob Sie nun in »Ihrem« Körper – einschließlich seiner Zellen, spezialisierten Drüsen, seinem Nervensystem, Gehirn und so weiter – oder in »Ihren« Gefühlen, Überzeugungen, Gedanken, Beziehungen oder sonstwo suchen.

Und der Grund dafür, dass Sie nirgendwo ein dauerhaftes, isoliertes, aus sich selbst existierendes Ich finden können, das »Sie« sind, besteht darin, dass dieses Ich ein Trugbild ist, eine holographische Emergenz, ein Phantom: das Produkt eines an Gewohnheiten gebundenen und emotional aufgewühlt denkenden Geistes. Dieses »Ich« wird ständig, von Moment zu Moment, konstruiert und wieder dekonstruiert. Es ist andauernd dem Wandel unterworfen und deshalb im Sinne von etwas Identifizierbarem und Isolierbarem weder dauerhaft noch wirklich. Es ist eher virtuell als solide, zumindest metaphorisch vergleichbar mit den virtuellen Elementarteilchen, die für kurze Augenblicke im Quantenschaum des leeren Raumes aus dem Nichts aufzutauchen scheinen und sich sofort wieder in das Nichts auflösen. Das, was wir das Selbst nennen, könnte man in der Welt der Chaostheorie auch als einen »seltsamen Attraktor« bezeichnen, ein dynamisches Muster, das sich ständig verändert, aber immer selbst-ähnlich bleibt. Mehr oder weniger sind Sie, wer Sie auch gestern schon waren, aber doch nicht genau die oder der Gleiche.

Lassen Sie uns ein wenig mit dieser Vorstellung spielen und unter die Lupe nehmen, was wir meinen, wenn wir von »meinem Körper« sprechen. Wer sagt das? Wer behauptet da, einen Körper zu »haben« und damit von ebendiesem Körper getrennt zu sein? Das ist doch ziemlich mysteriös, nicht wahr? Unsere Sprache selbst ist selbst-referentiell – sie verweist auf ein Selbst. Sie verlangt, dass wir von »unserem« Körper sprechen – zählen Sie nur einmal, wie oft ich auf dieser Seite ein Personalpronomen benutzen muss, um Irgendetwas über uns auszusagen –, und wir gewöhnen uns daran, zu denken, dass es eben das ist, was wir sind, oder doch zumindest ein großer Teil dessen, was wir sind. Das wird zu einem nicht hinterfragten Teil unserer konventionellen Realität. Auf der Ebene der Erscheinungen ist das, relativ gesprochen, natürlich auch der Fall.

In den meisten Fällen würden wir nicht »eine Hand« oder »ein Bein« oder »einen Kopf« sagen, sondern wir würden das Personalpronomen »mein« verwenden, weil, relativ gesehen, dieser unser Körper (da haben Sie es schon wieder) in einer Beziehung zu der Sprechenden steht, wer immer das ist. Sprächen wir von »unserer Hand« als »einer Hand«, erschiene uns das distanziert, entfremdet, irgendwie unverkörpert und krankhaft. Es gibt also eine geheimnisvolle Beziehung zwischen mir und meinem Körper, jedoch eine, die wir gewöhnlich in keiner Weise hinterfragen. Weil sie nicht hinterfragt wird, verfallen wir so leicht darauf, zu glauben, dass es »unser« Körper ist, ohne uns bewusst zu sein, dass wir gar nicht genau wissen, wer es ist, die da behauptet, die Besitzerin zu sein, und dass dieser Besitzanspruch nur eine Sprachfloskel ist und keine Tatsache. Natürlich ist das relativ wahr (schließlich ist es nicht der Körper von jemand anderem – würden wir das denken oder fühlen, dann wären wir in großen Schwierigkeiten und uns stünde wohl die Einweisung in eine Nervenklinik bevor), doch aus der absoluten Sicht gilt das nicht. Wenn das, was der Herz-Sūtra besagt, wahr ist, dann ist die Erscheinung an sich leer.

Dasselbe trifft auch auf den Geist zu. Wessen Geist ist es denn? Und wer macht sich die Mühe, einen Geist zu erfinden? Und wer will das wissen? Wer liest gerade diese Zeilen?

Nehmen wir einmal an, die Biologinnen und die Buddhistinnen hätten recht – obwohl der Geist für die Buddhistinnen durchaus einer anderen Dimension angehört, die ihre eigene

Gesetzmäßigkeit besitzt, und er zwar mit materiellen Phänomenen, also dem Gehirn, in Zusammenhang gebracht, jedoch nicht auf Materie reduziert werden kann. Als Lebewesen wären wir nach dieser Ansicht das Produkt von Chemie, Physik und Biologie, von gänzlich unpersönlichen Prozessen, die, sobald wir mit der Welt jenseits unserer Haut und mit dem Reich von Körper und Geist in Kontakt treten, unsere Erfahrung hervorbringen. Die Empfindung eines Selbst, eines »Ich«, das all diese Erfahrungen macht, das diese Gedanken denkt, diese Gefühle fühlt, das Entscheidungen trifft und auf diese oder jene Weise handelt, ist nur ein Epiphänomen: ein Nebenprodukt komplexer biologischer Prozesse. Sowohl die Ichempfindung als solche als auch unsere Persönlichkeit sind in einem tiefen Sinne unpersönlich, wenn auch eindeutig einzigartig und im relativen Sinne wirklich, so wie auch unser Gesicht einzigartig und relativ gesehen wirklich ist, wenn auch bei Weitem nicht alles, was wir sind.

Wenn dem so wäre, was würden wir verlieren? Und was könnten wir durch eine solch radikale Verschiebung des Blickwinkels hin zu einer größeren, umfassenderen und vielleicht grundlegenderen Sichtweise gewinnen?

Was wir verlieren würden, wäre unsere übertriebene Identifizierung mit praktisch jeglicher inneren wie äußeren Erfahrung als »ich«, »mich« und »mein« anstelle einer Sichtweise, für die sich die Phänomene entsprechend verschiedener Ursachen und Bedingungen entfalten oder sie, wie man sagen könnte, einfach geschehen. Wenn wir lernen könnten, die Art und Weise, wie sich eine Ichempfindung um Geschehnisse und Erscheinungen herum kristallisiert und sich dann, koste es, was es wolle, selbst behauptet, infrage zu stellen, wenn wir uns fragten, ob diese Ichempfindung grundlegend real ist und nicht bloß ein Konstrukt des Geistes, und wir untersuchen wollten, ob sie unveränderlich oder in ständigem Wandel begriffen ist, und bedenken würden, wie wichtig unsere Ansichten in jedem Moment in Relation zum größeren Ganzen sind, dann wären wir vielleicht nicht so sehr von uns eingenommen und die meiste Zeit so sehr mit unseren Gedanken und Meinungen sowie unseren persönlichen Geschichten über Gewinn und Verlust beschäftigt und damit, ersteren zu maximieren und letzteren zu minimieren. Dann könnten wir vielleicht durch diesen von uns selbst erzeugten Schleier, der auf subtile oder nicht so subtile Weise auf jeden Aspekt unserer Erfahrung abfärbt, hindurchsehen. Wir könnten uns selbst vielleicht sehr viel besser hören. Wir würden uns und die Geschichten, die wir darüber erfinden, wie die Dinge sein müssten, damit wir glücklich sein können und damit sie nach »unseren Vorstellungen« laufen, vielleicht weniger ernst nehmen.

Würden wir das tun, dann würden wir vielleicht auch mit einem größeren Gefühl von Leichtigkeit unseren Körper bewohnen und in der Welt leben, dann würden wir vielleicht sehr viel mehr über die bloße Tatsache unserer Existenz, die bloße Tatsache des Erkennens staunen, ohne uns allzu sehr in das feste Gefühl eines »Erkennenden« verrennen zu müssen, das sich von dem Erkannten abspaltet und damit sowohl ein Subjekt (ein Ich) als auch ein Objekt da draußen (das vom Subjekt erkannt wird) erzeugt sowie Distanz schafft zwischen den beiden statt Nähe in ihrer Wechselseitigkeit, einem gemeinsamen Entstehen mit dem Gewahrsein und im Gewahrsein. Stellen Sie sich vor, wir wären auf diese Weise weniger mit uns selbst beschäftigt, wir müssten nicht ständig unsere engstirnigen Pläne vorantreiben, weil wir sähen und wüssten, dass die Ichempfindung an sich leer ist von inhärenter Existenz, dass sie nur den Anschein der Existenz erweckt und dass eine starke Identifizierung mit ihr uns gefangenhält in einer verzerrten, verarmten und eklatant unvollständigen Sicht auf unser Sein und auf unser Leben, insbesondere in Beziehung mit dem Leben anderer und auf unseren Pfad in dieser Welt.

Was das angeht, so ist Ihnen vielleicht schon aufgefallen, dass unsere Ichempfindung uns die ganze Zeit glauben macht, wir seien nicht vollständig. Sie sagt uns, dass wir anderswohin gelangen müssen, dass wir etwas Erstrebenswertes erlangen müssen, dass wir ganz werden, glücklich werden, etwas verändern, weiterkommen müssen – und all das mag zum Teil richtig und im relativen Sinne wahr sein, und in diesem Maße sollten wir diese Stimmen auch ernst nehmen. Aber unsere Ichempfindung vergisst, uns daran zu erinnern, dass auf einer tieferen Ebene, jenseits der Erscheinungen und der Zeit, all das, was es zu erreichen gilt, bereits jetzt hier ist, und dass es nicht möglich ist, das Selbst zu verbessern. Wir können lediglich seine wahre Natur als gleichermaßen leer wie voll und als ausgesprochen nützlich erkennen.

Wenn wir das zutiefst erkennen, wenn wir es mit unserem ganzen Sein erkennen – eine Fähigkeit, die die sich durch beständige Achtsamkeitspraxis entwickelt – dann vermögen wir in diesem Wissen selbst zu ruhen und können wesentlich weniger egozentrisch in der Welt handeln, zum Wohle anderer Lebewesen, mit einer gewaltlosen Haltung und ohne etwas erzwingen zu wollen. Wir sind dazu in der Lage, weil wir auf einer grundlegenden Ebene erkennen, dass die »anderen« immer auch wir selbst sind. Diese wechselseitige Verbundenheit ist ursprünglicher Natur. Sie ist der Geburtsort von Einfühlung und Mitgefühl, unseres Gefühls für die anderen, unseres Impulses und unserer Veranlagung, uns an die Stelle eines anderen zu setzen, mit einem anderen zu fühlen. Das ist die Grundlage von Ethik und Moral, auf der wir wahrhaft menschlich werden können – jenseits des potenziellen Nihilismus und des unbegründeten Relativismus, der aus einer rein mechanistischen und reduktionistischen Sichtweise des Geistes und des Lebens entspringt.

Von diesem Standpunkt aus gesehen, sind Sie in einem ganz wirklichen Sinn nicht diejenige, die Sie zu sein glauben. Und alle anderen Menschen sind auch nicht das, was sie zu sein glauben. Wir alle sind viel größer und viel geheimnisvoller. Haben wir das erst einmal erkannt, erweitern sich unsere kreativen Fähigkeiten enorm, weil wir verstehen, wie wir uns letztlich selbst im Weg stehen und uns klein machen durch unsere zwanghafte Beschäftigung mit uns selbst und unsere Selbstzentriertheit, unser Beschäftigtsein mit dem, was wir für wichtig halten, was aber in Wahrheit nicht wesentlich ist.

Das ist keine Kritik. Es ist bloß eine Tatsache.

Es ist also nicht persönlich gemeint, darum fassen Sie es bitte nicht so auf.

Ich bin nicht ich.
Ich bin der,
der neben mir geht
und den ich nicht sehe,
den ich gelegentlich zu besuchen vermag
und den ich zu anderen Zeiten vergesse…

Juan Ramón Jiménez
(nach der englischen Übersetzung von Robert Bly)

Genug. Diese wenigen Worte genügen.
Wenn nicht diese Worte, dann dieser Atem.
Wenn nicht dieser Atem, dann dieses hier Sitzen.
Diese Öffnung für das Leben,
der wir uns verweigert haben,
wieder und immer wieder,
bis jetzt.
Bis jetzt.

David Whyte

Selbst unsere Moleküle berühren sich

Der Kognitionswissenschaftler, Neurobiologe, neurophänomenologische Philosoph und engagierte Dharma-Praktizierende Francisco Varela war Mitbegründer des Mind Life Institute, das regelmäßig Symposien mit Dialogen zwischen Naturwissenschaftlern und dem Dalai Lama organisiert. Er starb 2001 im Alter von 54 Jahren. Francisco Varela pflegte jene Eigenschaften des Immunsystems zu betonen, die über dessen Rolle als effektives Verteidigungssystem gegen Eindringlinge von außen hinausgehen. Denn das Immunsystem dient auch als ein System der Selbstwahrnehmung, und es verfügt über Mechanismen, die es dem Körper erlauben, durch molekulare Berührung ständig seine »Selbstheit« zu überwachen und zu bestätigen, also die völlig einzigartige molekulare Identität all der Strukturen, aus denen er besteht. Gleichzeitig betonte Varela, dass diese »Selbstheit«, die die Einzelne als »ihre« körperliche Identität bezeichnen würde, tatsächlich nicht mehr unabhängige Existenz besitzt als wir selbst, sondern dass sie dynamisch aus den komplexen Interaktionen zwischen den verschiedenen Bestandteilen des Körpers entsteht.

Manchmal wird das Immunsystem auch das »zweite Gehirn« des Körpers genannt, weil es in der Lage ist, zu lernen und sich zu erinnern, und weil es sich an sich verändernde Bedingungen anpassen kann. Anatomisch gesehen, ist es teilweise in der Thymusdrüse, im Knochenmark und in der Milz angesiedelt, ist aber auch insofern nicht lokalisiert, als seine Lymphozyten und die Antikörper-Moleküle, von denen diese produziert werden, selbstständig im Blut und in der Lymphe zirkulieren können. Lymphozyten haben spezialisierte Rezeptormoleküle (einschließlich der Antikörper), die in ihre Membran eingebettet sind und es ihnen erlauben, die Konturen und die Architektur des Körpers auf der molekularen Ebene zu »fühlen«, die Topologie seiner zirkulierenden Moleküle, seiner Zellen, Organe und Gewebe, und die es dem Körper dadurch erlauben, sich selbst zu erkennen und nicht zum Selbst gehörige »fremde Eindringlinge« durch ständige Überwachung und hoch spezialisierte Molekülerkennung aufzuspüren.

Selbst in Abwesenheit von fremden Eindringlingen oder Krankheitsprozessen scheint es einen ständigen Dialog zwischen allen Mitgliedern des Zellverbundes, die den Körper bilden, zu geben, einem Dialog, der mit Hilfe der Sprache und der Signale des Immunsystems geführt wird. Durch diese Kommunikation werden all die verschiedenen Funktionen des Körpers auf der zellulären Ebene koordiniert. Ohne einen solchen Dialog würde der Körper zerfallen. Francisco Varela bemerkte dazu:

> »Sinnesorgane wie Augen und Ohren, die das Gehirn mit der Umwelt verbinden, haben Parallelen in einer Reihe von Lymphorganen. Das sind ganz bestimmte Regionen, die als Sensoren fungieren und mit Reizen interagieren, zum Beispiel Bereiche im Darm, die ständig mit dem in Beziehung stehen, was man isst.«

Wenn etwas schiefläuft, wenn zum Beispiel bestimmte Zellen mutieren und beginnen, unkontrolliert zu wachsen, oder wenn fremde Viruspartikel oder andere Substanzen im Körper auftauchen, werden sie durch das Immunsystems aufgespürt, indem sie durch das Berührungs-Erkennungssystem »gefühlt« werden. Dann werden verschiedene Mechanismen auf der Grundlage von Zellen und Antikörpern aktiviert, die diese Störfaktoren mit erstaunlicher Genauigkeit eingrenzen und neutralisieren. Dieser Vorgang basiert auf Klonselektion und der Verstärkung jener Lymphozyten, die über spezifische Erkennungsmoleküle verfügen, sodass die anormalen Zellen oder Chemikalien neutralisiert werden können, ohne dass die normalen Zellen angegriffen oder geschädigt werden.

Das Immunsystem ist ein wahrer Bienenstock selektiver Berührungen und Erkennungen, ein Überwachungssystem, das niemals schläft. Somit bleibt im dynamischen Lebensfeld des Körpers die Harmonie aufrechterhalten, während er potenziell schädlichen Agenten aus seinem Inneren oder von außen ausgesetzt ist. Das Immunsystem funktioniert sowohl auf molekularer als auch zellulärer Ebene mit exquisiter Eleganz: Der Körper vermag auf Bedrohungen zu reagieren, die ihm nie zuvor begegnet sind, seien es nun infektiöse Agenten oder vom Menschen hergestellte Substanzen, die zur Zeit der Evolution des Menschen noch nicht auf diesem Planeten existierten, die aber nichtsdestoweniger als potenziell schädlich erkannt, ausgegrenzt und neutralisiert werden können. Das Immunsystem kann diese Reaktion lernen und sich bei Bedarf daran erinnern.

Wenn dieses System zusammenbricht, wie das manchmal auf unerklärliche Weise geschieht, verlieren wir die schützende Selbsterkennung unseres Körpersystems. Das führt dann zu den sogenannten Autoimmunerkrankungen, bei denen das Immunsystem normales Körpergewebe anzugreifen beginnt. Der Kontakt unter den Mitgliedern dieses Verbundes von Zellen und Geweben, aus denen der Körper besteht, ist dann nicht mehr von einer Art, die zur Optimierung von Harmonie und Gesundheit führt. Der Austausch zwischen ihnen verstummt oder wird toxisch. Das ist nicht sehr viel anders, als wenn soziale Gruppen oder Nationen keine gemeinsame Grundlage mehr finden können.

Was die Frage der körperlichen Identität und die über die Selbstverteidigung hinausgehende Rolle des Immunsystems angeht, benutzte Francisco Varela eine soziale Analogie, um ein Gefühl für seine nicht aus sich heraus existierende Natur zu vermitteln. Da er in Paris lebte, nahm er Frankreich als Beispiel. Im Gespräch mit dem Dalai Lama führte er Folgendes aus:

> »Was ist die Natur der Identität einer Nation? Frankreich zum Beispiel hat eine Identität, und die sitzt nicht im Büro von François Mitterand [dieses Gespräch fand 1990 statt, als Mitterand noch französischer Staatspräsident war]. Wenn zu starke ausländische Einflüsse in das System eindringen, dann wird es sich natürlich nach außen gerichteter Abwehrfunktionen bedienen. Die Armee startet also eine militärische Reaktion; dennoch wäre es töricht, zu behaupten, dass diese militärische Reaktion die Gesamtheit der französischen Identität darstellt. Was ist die Identität Frankreichs, wenn es keinen Krieg gibt? Es ist das Gefüge des sozialen Lebens, die Kommunikation, die entsteht, wenn Menschen einander begegnen und miteinander sprechen, welche Identität erzeugt. Das ist der Pulsschlag des Landes. Man geht durch eine Stadt und sieht die Leute in Cafés sitzen, Bücher schreiben, Kinder aufziehen, kochen – aber vor allem reden. Etwas Analoges geschieht im Immunsystem, während wir unsere körperliche Identität aufbauen. Zellen und Gewebe besitzen eine Identität als ein Körper, weil es das Netzwerk von B-Zellen und T-Zellen gibt, die

sich ständig durch den Körper bewegen und dort Verbindungen mit jedem einzelnen molekularen Profil herstellen und wieder auflösen. Sie verbinden sich auch ständig untereinander und lösen diese Verbindung wieder auf. Ein großer Teil der Kontakte einer B-Zelle besteht aus Kontakten mit anderen B-Zellen. Wie in einer Gesellschaft bauen die Zellen ein Gefüge wechselseitiger Interaktionen auf, ein funktionales Netzwerk... Und durch diese wechselseitigen Interaktionen werden Lymphozyten gehemmt oder in Klonen vervielfältigt, so wie Menschen degradiert oder befördert werden, wie Familien sich ausdehnen oder kleiner werden. Diese Bestätigung der Identität eines Systems, die keine Abwehrreaktion ist, sondern eine positive Konstruktion, ist eine Art von Selbstbestätigung. Das ist es, was unser «Selbst» auf der molekularen und zellulären Ebene ausmacht... Es gibt T-Zellen, die sich mit jedem einzelnen molekularen Profil im Körper verbinden können, so wie es für jeden Aspekt des französischen Lebens – Museen und Bibliotheken, Cafés und Bäckereien – Menschen geben muss, die damit umgehen... Tatsächlich findet man Antikörper zu jedem einzelnen molekularen Profil in unserem Körper (Zellmembranen, Muskelproteine, Hormone und so weiter)... Durch diese verteilte Interdependenz wird ein globales Gleichgewicht hergestellt, sodass die Moleküle meiner Haut in Kommunikation mit den Zellen meiner Leber stehen, weil sie durch dieses zirkulierende Netzwerk des Immunsystems wechselseitig beeinflusst werden. Aus der Perspektive der Netzwerk-Immunologie ist das Immunsystem nicht anderes als etwas, was die ständige Kommunikation zwischen den Zellen unseres Körpers ermöglicht, so wie die Neuronen voneinander entfernte Orte im Nervensystem miteinander verbinden (...) Zellen des Immunsystems sterben etwa in einem Rhythmus von zwei Tagen ab und werden durch neue ersetzt [bei einigen ist das der Fall, andere leben viel länger, Wochen oder sogar Monate], so wie Menschen in einer Gesellschaft nach einer bestimmten Zeit sterben und ständig wieder Kinder geboren werden. Auf sehr komplexe Weise bildet die Gesellschaft die Kinder aus diesem Reservoir dazu aus, verschiedene Aufgaben zu übernehmen. Auf diese Weise erneuert das System seine Bestandteile. Es kommt zu Lernen und Erinnerung, weil neue Zellen durch «Erziehung» in das System eingepasst werden. Die neuen Zellen sind nicht mit den alten identisch, aber sie spielen dieselbe Rolle für den übergeordneten Zweck des emergierenden globalen Bildes...

Wir sind es nicht gewohnt, uns den Körper als ein Selbst vorzustellen, das ein ebenso komplexes Ding ist wie unser kognitives Selbst, aber wir funktionieren tatsächlich auf diese Weise (...) Um wieder zu meiner sozialen Analogie zurückzukehren: Ich kaufe mein Brot jeden Tag bei einem Bäcker in Paris, dessen Familie diese Bäckerei bereits seit 200 Jahren betreibt. Er ist Teil der Gesellschaft und weiß, wie er sein Brot zu backen hat. Wenn ich eines Tages plötzlich einen anderen Bäcker in derselben Bäckerei vorfinde, der vielleicht die gleichen Dinge tut und das gleiche Brot verkauft, wird das trotzdem nicht dasselbe sein. Mein Bäcker gehört aufgrund der langen Geschichte seiner Interaktionen an diesen Ort; er kennt die Leute des Viertels schon seit Langem und sie sprechen eine gemeinsame Sprache. Sie könnten versuchen, diesen französischen Bäcker zu imitieren, aber wenn Sie nicht die richtige Geschichte haben und dieselbe Sprache und Fähigkeit zur Kommunikation besitzen, dann werden die Nachbarn Sie ablehnen. Was meine Zellen an ihrem Ort etabliert und es meinen Leberzellen erlaubt, sich als Leberzellen zu verhalten, meinen Thymuszellen erlaubt, sich als Thymuszellen zu verhalten und so weiter, das ist die

> Tatsache, dass sie diese gemeinsame Sprache besitzen, sodass sie in einem Kontext miteinander operieren können. Auf ähnliche Weise weiß der Bäcker, dass auch der Bankier zu seiner Gemeinschaft gehört, selbst wenn der Bankier etwas ganz anderes tut. Da wir so sehr an das Funktionieren unseres Körpers gewöhnt sind, wissen wir die Komplexität dieses emergierenden Prozesses, der sein Funktionieren aufrechterhält, gar nicht mehr zu würdigen. So ähnlich wie im menschlichen Gehirn, bei dem das Erinnerungsvermögen oder die Empfindung eines Selbst emergierende Eigenschaften aller Neuronen sind, gibt es im Immunsystem eine emergierende Fähigkeit, den Körper zu erhalten und eine Vergangenheit mit ihm zu haben, – ein Selbst zu haben. Als emergierende Eigenschaft ist das etwas, was entsteht, das aber nicht irgendwo existiert… Meine körperliche Identität ist nicht in meinen Genen oder in meinen Zellen lokalisiert, sondern im Komplex ihrer Interaktionen.«

Wir können uns an diese vitale und dynamische Perspektive erinnern, wenn wir uns in Band 4 mit der Metapher der Welt als lebendigem Körper beschäftigen.

Keine Fragmentierung

Wie Sie inzwischen dadurch, dass Sie den Aktivitäten Ihres eigenen Körpers und Geistes von Moment zu Moment etwas mehr Aufmerksamkeit geschenkt haben, vielleicht schon in gewissem Ausmaß erfahren haben, neigen wir innerlich wie äußerlich dazu, ein stark fragmentiertes Leben zu führen. Zu dieser Fragmentierung tragen wir dadurch bei, dass wir zeitweilig vergessen, wer wir unserem tiefsten Wesen nach tatsächlich sind, sowie auch durch den Impuls, nicht so zu sein, wie wir sind, sondern so, wie andere oder wir selbst uns am liebsten haben würden. Auf diese Weise spalten wir uns von uns selbst ab. Wir spalten uns auf, um Trugbildern nachzujagen, manchmal für Jahre oder gar Jahrzehnte, und in diesem Prozess verlieren wir den Kontakt zu unserer wahren Natur, zu unserer Souveränität, und verraten mitunter die Schönheit dessen, was wir tatsächlich sind, sowie unsere ungeteilte und unteilbare Ganzheit. Dies ist ein Symptom unserer endemischen Überlastung und unseres Un-Wohlseins als Individuen und als Gesellschaft. Vielleicht ist dieses Abspalten von uns selbst der grundlegende Konflikt. Vielleicht ist das sogar der Kern *aller* Konflikte.

Heilwerden ist ein Prozess, zu dem gehört, dass wir unsere Ganzheit anerkennen und uns standhaft dagegen wehren, uns fragmentieren zu lassen, selbst wenn wir vor etwas Angst haben oder vom Leben zerbrochen werden. Heilwerden heißt letztlich, dass wir mit den Dingen, so wie sie sind, Frieden schließen, statt ständig darum zu ringen, sie zu zwingen, so zu sein, wie sie einmal waren oder wie wir sie gern haben würden, damit wir uns sicher fühlen können, oder einfach, um unseren Willen zu bekommen. Wie mein Freund und Kollege Saki Santorelli gesagt hat, geht es bei Heilung darum, zu wissen, dass wir zerbrochen und doch ganz sein können.

Emily Dickinson formulierte diesen endemischen Impuls, Teile von uns selbst abzuspalten, uns angesichts unserer eigenen Ängste und Wunden zu fragmentieren, mit unglaublicher Prägnanz:

Mich zu verbannen aus mir selbst
– besäße ich die Kunstfertigkeit –
meine Festung wäre uneinnehmbar
für jedes Herz.

Doch da ich selbst es bin, der mich belagert –
wie könnt ich Frieden finden,
wenn nicht, indem ich das Bewusstsein
unterwürfe?

Und da wir beide für einander Herrscher sind,
wie könnt dies sein,
wenn nicht durch Abdankung –
des Ich – von mir?

Wie oft verbannen wir uns freiwillig, doch ohne uns dessen bewusst zu sein, aus uns selbst, wie oft geben wir unsere Ganzheit auf, wie oft unterwerfen wir unser Bewusstsein, unsere Empfindungsfähigkeit und unseren gesunden Menschenverstand, unsere Souveränität und die Möglichkeiten wahrer Heilung in der Hoffnung, Unverletzlichkeit zu finden, uns selbst vor weiteren Schmerzen zu bewahren und unser Leiden zu lindern?

Was ist der Preis, den wir für eine solche Abdankung zahlen? Und ist er die Sache wert?

Was wäre, wenn wir uns entschlössen, mutig zu sein und unser Bewusstsein nicht mehr zu unterwerfen? Oder es wenigstens für einen Moment nicht mehr zu tun?

Wer wären wir dann?

Wie würden wir uns im Inneren fühlen?

Wie würden wir uns nach Außen verhalten?

Keine Trennung

Albert Einstein, der über eine tiefere Einsicht in die Natur von Zeit und Raum, von Masse und Energie, von Licht und Schwerkraft verfügte als seine Zeitgenossinnen, erkannte, welch blind machende Wirkungen Begehren und Anhaften haben und wie wichtig es ist, das aufzulösen, was er die »Täuschung der Getrenntheit« nannte. Als sich einmal ein Rabbi an ihn wandte und ihn um Rat fragte, wie er den Tod seiner Tochter, eines »wunderschönen sechzehnjährigen Mädchens ohne Sünde« deren älterer Schwester erklären solle, entgegnete Einstein:

> »Ein Mensch ist Teil des Ganzen, das wir ›Universum‹ nennen, ein in Zeit und Raum begrenzter Teil. Es erfährt sich selbst, seine Gedanken und Gefühle als etwas vom Rest Getrenntes – eine Art optischer Täuschung seines Bewusstseins. Diese Täuschung ist wie ein Gefängnis für uns, da sie uns auf unsere persönlichen Wünsche und auf die Zuneigung für einige wenige Menschen, die uns am nächsten stehen, beschränkt. Unsere Aufgabe besteht darin, uns aus diesem Gefängnis zu befreien und den Kreis unseres Mitgefühls derart auszuweiten, dass er alle lebenden Kreaturen und die gesamte Natur in ihrer Schönheit umfängt. Niemand ist fähig, das vollkommen zu

erreichen, aber das Streben nach einer solchen Errungenschaft ist an sich bereits ein Teil der Befreiung und ein Fundament für innere Sicherheit.«

Dass Einstein als großer Physiker von Befreiung und innerer Sicherheit spricht, ist schon an und für sich sehr bezeichnend. Es wird deutlich, wie sehr er das Gefühl hatte, dass wir alle von der Täuschung der Getrenntheit geplagt werden, der Trennung meiner selbst von mir selbst, meiner selbst von dir, des Ich vom Du, und wie viel er von dem Leiden verstand, das daraus resultiert, sowie von der Notwendigkeit, sich durch das Kultivieren von Mitgefühl dagegen zu schützen.

Er betrachtete die Welt aus einer ganzheitlichen Perspektive, mit den Augen der Ganzheit. Und aus der Perspektive der Befreiung von Täuschung. Und seine Antwort war… Mitgefühl.

Können wir von uns selbst verlangen, mit den Augen der Ganzheit zu sehen und uns bewusst zu sein, was für ein Gefängnis wir aufgrund unserer Täuschung der Getrenntheit für uns selbst und für andere errichten, wo es doch im Grunde gar keine Trennung gibt? Können wir, wie Einstein es formulierte, den Kreis unseres Mitgefühls so weit ausdehnen, dass er »alle lebenden Kreaturen und die gesamte Natur in ihrer Schönheit« umfängt? Und können wir uns selbst in diesen Kreis des Mitgefühls miteinbeziehen?

Warum nicht?

Es ist schließlich eine Sache der Übung, keine philosophische Frage. Und diese Übung nennt man aufwachen aus der Täuschung, aus der Fragmentierung, aus der Abdankung, aus den Machenschaften unserer eigenen Missverständnisse. Das nennt man die Befreiung unserer selbst von dem, was »Getrenntheit« zu sein scheint, wo wir doch in Wirklichkeit auf der allertiefsten Ebene wahrhaft zugehörig sind, wo wir doch schon immer nahtlos in das Ganze eingewoben sind, wo wir doch bereits zu Hause sind, hier, in diesem Augenblick, mit diesem Atemzug, an diesem Ort.

Ach, nicht getrennt sein,
nicht durch so wenig Wandung
ausgeschlossen vom Sternen-Maß.
Innres, was ists?
Wenn nicht gesteigerter Himmel,
durchworfen mit Vögeln und tief
von Winden der Heimkehr.

Rainer Maria Rilke

Orientierung in Zeit und Raum – Im Gedenken an meinen Vater

Wer bin ich? Wo bin ich? Wie spät ist es? Wo war ich? Was habe ich gerade getan? Wo gehe ich hin?

Nein, das ist nicht der Titel eines Gemäldes von Gauguin, auch wenn er das sein könnte. Das sind grundlegende Fragen. Wir schätzen uns glücklich, wenn wir uns daran erinnern können, den Herd abzuschalten, nachdem wir ihn benutzt haben, und uns, was sehr viel schwieriger ist, einige Zeit später noch daran erinnern können, dass wir ihn abgeschaltet haben. Doch wir schätzen uns im Allgemeinen nicht glücklich, wenn wir wissen, was wir gerade tun, wer wir sind, wo wir sind oder wie spät es ist. Das sollten wir aber. Wir halten schrecklich viel für selbstverständlich, was eigentlich überaus wunderbar und belebend ist und jedem sich entfaltenden Moment unseres Lebens Sinn gibt.

Als mein Vater nach und nach große Teile seines Verstands an die Alzheimer-Krankheit verlor, wurde mir auf verstörende Weise klar, was ich bisher alles für selbstverständlich gehalten hatte. Ich wusste, wo ich war, wie ich dort hingekommen war, was ich zuvor getan hatte und was als Nächstes kommen könnte. Und ich brauchte gar nicht darüber nachzudenken. Ich wusste es einfach. All das löste sich für ihn immer mehr auf. Es war, als entstünden große Löcher in seinem Gehirn. Zeit und Raum und Kausalität gehörten zu den frühen Opfern.

Mein Vater, Elvin Kabat, hatte seine gesamte berufliche Laufbahn am Medical Center der Columbia University absolviert, abgesehen von einer Zeitspanne von zwanzig Jahren gegen Ende seines Berufslebens, in denen er, erstaunlich für einen Mann seines Alters, jedes Wochenende zwischen seinem Labor in New York und einem von ihm geleiteten Projekt an den National Institutes of Health (NIH) in Bethesda, Maryland, hin und her fuhr. Bei diesem Projekt wurden die Sequenzen aller bekannten Antikörper-Moleküle und später ihrer Gene gesammelt, und die Daten wurden ins Internet gestellt und ständig aktualisiert.

Eines Tages erzählte mir eine seiner Kolleginnen von der Columbia University die folgende Geschichte: Gegen Ende ihres gemeinsamen Mittagessens in der Ärztekantine sagte mein Vater zu ihr, er werde sich gleich zum Flughafen aufmachen, um nach New York zurückzukehren. Die Sache war nur, dass er sich bereits in New York befand. Als ich diesen Anruf erhielt, wussten ich und meine Familie bereits Bescheid.

Die erste Episode, der ich es erlaubte, in mein Bewusstsein zu dringen oder die ich einfach nicht mehr übersehen konnte, ereignete sich in jenem Jahr, als er, wie immer ohne Steuerberater, seine Steuererklärung machte. Er berichtete mir voller Begeisterung, er werde das Finanzamt dazu bewegen, ihm die Kosten für all seine Reisen zwischen New York und den NIH zu erstatten. Doch dabei verwechselte er, was früher unvorstellbar gewesen wäre, einen Steuerabzug mit einer Rückzahlung. Ich war am Boden zerstört. Ich erinnere mich bis zum heutigen Tag an dieses eindrückliche Gefühl, das irgendwo tief in meiner Brust begann und sich dann als Übelkeit in der Magengegend festsetzte, als mir klar wurde, was das zu bedeuten hatte. Dies war ein Symptom von einer ganz anderen Größenordnung als die gelegentliche

Schwierigkeit, das richtige Wort zu finden oder zu vergessen, wo er seine Schlüssel abgelegt hatte.

Konnte das wirklich wahr sein? Was sollte dies für meinen Vater bedeuten, dessen eigener Mentor, der große Immunologe Michael Heidelberger, 103 Jahre alt geworden war und der bis zum Alter von 102 Jahren noch täglich in seinem Labor aufgetaucht war, um mit den Studenten zu diskutieren und seine Forschungsberichte zu schreiben. Meines Vaters einziger Wunsch war es – und dieser Wunsch wurde immer stärker, während er selber spürte, dass er älter wurde –, kreativ zu bleiben und in seinem geliebten Labor das leisten zu können, was er »produktive Arbeit« nannte. Sein ganzes Leben lang hatte er, der mit einem eisernen Willen und einem rasiermesserscharfen Intellekt begabt war, fast ausschließlich in und von seinem Verstand gelebt. Er hatte einen Lehrstuhl in Mikrobiologie inne und war in drei anderen Fakultäten als Professor tätig, und er hatte für seine Pionierarbeit auf dem Gebiet der Immunochemie und der Molekularen Immunologie aus der Hand des Präsidenten die National Medal of Science erhalten. Er war altgedientes Mitglied der National Academy of Sciences, ein Mann, der schon überall als Dozent und Berater gearbeitet hatte und der sich praktisch als Einziger auf weiter Flur und unter großen Kosten für seine berufliche Karriere gegen den Loyalitätseid verwahrt hatte, den das öffentliche Gesundheitssystem während der McCarthy-Ära allen Wissenschaftlern abverlangte, die Forschungsgelder beantragten. Er boykottierte die National Institutes of Health öffentlich und gewährte vom Public Health Service finanzierten Wissenschaftlern so lange keinen Zugang zu seinem Labor, bis, so lautete zumindest seine Version der Geschichte, die Regierung nachgab und einige Jahre später die Forderung zurücknahm. Ich erinnere mich, wie er damals, ich war noch ein Schuljunge, nach Hause kam und eine Flasche Champagner für die Familie öffnete, um seinen Sieg zu feiern.

Prinzipientreue und Ehrlichkeit waren ihm heilig; seine ethische Leitlinie als Naturwissenschaftler war, die Daten für sich sprechen zu lassen. Soweit ich weiß, ist er während seiner gesamten wissenschaftlichen Arbeit niemals von diesem Prinzip abgewichen.

Er hatte in seinem Labor in Zusammenarbeit mit Kolleginnen aus aller Welt fast fünfhundert Forschungsberichte veröffentlicht. Er war der Koautor von drei Ausgaben eines gewichtigen Lehrbuchs mit dem Titel *Experimental Immunochemistry*, zu seiner Zeit die Bibel auf diesem Gebiet, und er hatte eine Reihe anderer Fachbücher veröffentlicht, von deren Inhalt ich trotz meiner Ausbildung in Molekularbiologie kaum ein Wort verstand. Und nun verwechselte dieser Mann einen Steuerabzug mit einer Rückzahlung, fragte mich, in wessen Haus er sich befand, wenn er mich besuchen kam, erklärte mir mit einiger Befriedigung, er habe eine besondere Abmachung mit der Telefongesellschaft, dass er seine Telefonrechnung mit Einzahlungsbelegen statt mit einem Scheck begleichen dürfe, und war dabei so überzeugend und liebenswürdig, dass ich ihm für einen Moment beinahe glaubte. Nun erzählte er gelegentlich, wie er einst eine Zeit lang unter den Pygmäen in Afrika gelebt habe, und dass sie, die bereits alle seine Forschungsberichte gelesen hatten, »sehr froh« gewesen seien, ihn zu treffen, als er in ihrem Dorf ankam. Der Vorstellung, wie diese kleinen Menschen zu ihm aufsahen und ihm ihre Ehrerbietung erwiesen, konnte ich mich nicht erwehren. Als ich ihn fragte, wo in Afrika das gewesen sei, antwortete er »Südamerika«. Und in diesem Stil ging es weiter. Er lief ziellos in der Nachbarschaft umher. Er wurde inkontinent. Er begriff seine eigene Arbeit nicht mehr. Und er wusste immer weniger zu sagen, wer seine Freunde waren.

Die Zeit, die ich mit ihm verbringen konnte, war mir kostbar, ganz gleich, was geschah, während sich der Vorhang auf sein Gedächtnis herabsenkte und er immer weniger wusste, wo er war und was mit ihm geschah. Wir saßen nebeneinander und hielten uns bei der Hand, manchmal stundenlang. Er konnte sehr lange dasitzen. Es war, als meditierten wir zusammen. Er war auf seine Weise präsent und ich auf meine. Das Wichtigste war, dass wir zusammen waren. Unsere gemeinsame Zeit war kostbar, schmerzlich und zum Verzweifeln.

Er hatte so seine Momente. Eines Tages, als er im Garten vor einem hohen Lattenzaun saß, hinter dem ein Telefonmast vor den Büschen und dem Himmel emporragte, in den ein einziges Kabel hinein, aber keines hinausführte (es muss wohl auf der Rückseite des Mastes in die Erde geleitet worden sein), erklärte er plötzlich wie aus dem Nichts: »Na, das ist wohl wirklich die Endstation.«

Da war viel Wahres dran. Ich konnte nicht umhin, mir vorzustellen, wie ein Foto von uns beiden aussähe, von hinten aufgenommen, wie wir da auf der Bank saßen, den Telefonmasten mit seinem einsamen Kabel vor uns, dahinter der Himmel. Es hätte den Titel »Endstation« tragen können. Für ihn war es das.

Bei einer anderen Gelegenheit kommentierte er das Kommen und Gehen der Krankenwagen, das er vom Fenster seines Zimmers in dem Pflegeheim, in dem er schließlich untergebracht werden musste, aus beobachtete, mit dem Satz: »Wenn du stirbst, dann schmeißen sie dich raus.«

Ich spürte, wie seine körperlichen und geistigen Fähigkeiten immer mehr nachließen, und eine Zeit lang spürte er es ebenfalls und lehnte sich dagegen auf, bis auch diese Auflehnung sich auflöste. Aber es kam nie soweit, dass er nicht mehr wusste, wer seine Frau, wer seine Kinder und Enkelkinder waren. Er konnte uns allein an der Stimme am Telefon erkennen. Wenn ich ihn anrief und nur »Hi, Dad« sagte, wusste er sofort, dass ich am Apparat war und nicht einer meiner beiden Brüder. Seine liebevolle Begrüßung »Hi, Johnny, Schatz« traf mich mit schmerzlicher Wucht und löste Dankbarkeit und Traurigkeit zugleich aus.

An dem Tag, an dem er starb, hatte ich ihn einige Stunden lang in meinen Armen gehalten und ihm seine Lieblingslieder von Gilbert und Sullivan vorgesungen, Lieder, die er für mich gesungen hatte, als ich noch ein Kleinkind gewesen war. Hier und da veränderte ich den Text und erfand neue Verse, um ihm die Botschaft zu vermitteln, wie sehr er in der Liebe seiner Familie lebte, und dass es ganz in Ordnung war, wenn er nun Abschied nahm. Zwischen diese Lieder streute ich immer wieder Rezitationen von Mantren und Texten ein, die ich im Lauf der Jahre in den verschiedenen Traditionen, in denen ich Meditation praktiziert hatte, gelernt hatte, einschließlich des »Herz-Sūtra« auf Englisch und Koreanisch, um dann immer wieder in lange Phasen des Schweigens zu verfallen. Es fühlte sich irgendwie richtig an, »Form ist nichts anderes als Leere, Leere ist nichts anderes als Form« anzustimmen, während mir Tränen über die Wangen liefen. In all dem und besonders in den langen Phasen der Stille war ich mir seiner zaghaften, unregelmäßigen Atmung bewusst, aber auch meiner eigenen. Und dann kam nach vielen Stunden ein Moment, in dem seine Ausatmung stockte – und keine Einatmung folgte. Schluchzend hielt ich ihn noch lange in den Armen.

Während der acht langen Jahre, in denen mein Vater seinen Verstand verlor, wurde mir sehr viel über die Dinge klar, die ich für selbstverständlich gehalten hatte. Er verlor zunehmend den Kontakt zu dem, was nur wenige Momente zuvor geschehen war. Er war zwar präsent, aber es war eine verwirrte Präsenz. Er war sich des Zusammenhangs der Dinge nicht mehr bewusst. Er besaß keine Orientierung in einem umfassenden Bewusstsein, das ein Gefühl für Vergangenheit und Zukunft beinhaltete. Er brachte es oft nicht fertig, Gedanken, die er zweifellos hatte, festzuhalten und in Worte zu fassen. So sprach er zum Beispiel über bestimmte Dinge, musste dann aber, weil ihm das Wort nicht einfiel, auf Begriffe wie »Substanz« oder »Material« zurückgreifen, die er in seinem wissenschaftlichen Vokabular oft verwendet hatte, was zur Folge hatte, dass wir ihn einfach nicht verstehen konnten, weil alles so vage war. Seine Beziehungen außerhalb der Familie wurden für ihn immer verschwommener, doch seine Gefühlswelt war weiterhin intakt. Nach einer schrecklichen und erschreckenden Phase intensiver Frustration und Wut über seine missliche Lage und seine Unfähigkeit, trotz aller Versuche, an seinem Leben, seinem Labor und seiner Welt festzuhalten, wurde er sanfter und offenkundiger liebevoll. Er vereinsamte allerdings auch zunehmend und war immer mehr in seiner Welt isoliert. Er freute sich über alle Aufmerksamkeit, die man ihm schenkte. Er liebte Aufmerksamkeit. Das war schon immer einer seiner herausragenden Charakterzüge gewesen, ganz gleich, wie sehr seine Leistungen von der Welt anerkannt wurden. Doch bis zum Ende musste es eine respektvolle Aufmerksamkeit sein. Er nahm sehr wohl wahr, ob jemand nur so tat, als ob, und sich über ihn lustig machte, oder ob die Zuwendung von Herzen kam.

Die Krankheit meines Vaters machte mir klar, wie wichtig es ist, von dem vollen Spektrum unserer geistigen Fähigkeiten Gebrauch zu machen, solange wir sie noch besitzen, und sie auf keinen Fall für selbstverständlich zu halten. Ich habe gelernt, wie wichtig es ist, diese Fähigkeiten zu entwickeln, um die Wirklichkeit der Dinge erkennen zu können und sich nicht dazu verführen zu lassen, die bloße Erscheinung irrtümlich für die Realität zu halten. Das war meinem Vater in seiner Laufbahn als Wissenschaftler nie passiert, aber wie wir alle war er in anderen Bereichen des Lebens nicht dagegen immun, auch wenn er Immunologe war.

Schließlich müssen wir alle wissen, wo wir in Zeit und Raum lokalisiert sind (und sei es nur, dass wir wissen, dass wir uns verirrt haben), und wenn wir nicht gerade an Alzheimer oder einer anderen Form von Demenz leiden, dann wissen wir das auch. Und wir alle müssen wissen und mit der relativen Erfahrung des

Wissens in Kontakt sein, wann wir etwas erfahren (jetzt) und wo wir uns befinden (hier), und wir müssen unsere Position innerhalb eines Stroms von »vorher und nachher« bestimmen können und wissen, wo wir wann waren.

Unser Nervensystem übernimmt auf eine Weise, die wir noch nicht verstehen, diese orientierenden Funktionen für uns und macht seine Arbeit zeitlebens bemerkenswert gut. Aber wir sollten nicht vergessen, dass dies eine Eigenschaft des Geistes ist, die ebenfalls vergänglich ist, der wir uns nicht sicher sein und die wir nicht für selbstverständlich halten dürfen. Wenn wir Achtsamkeit kultivieren, dann machen wir den besten Gebrauch von dieser Fähigkeit, solange uns das noch möglich ist.

Der Verlust dieser grundlegenden Funktion der Orientierung wird mit erschreckender Eindringlichkeit in der Anfangsszene des Romans *Die Diagnose* von Alan Lightman beschrieben, in der ein Geschäftsmann auf dem Weg zur Arbeit irgendwo zwischen einem Vorortbahnhof und seinem Bestimmungsort im Zentrum von Boston einfach und auf unerklärliche Weise vergisst, wer er ist und wohin er gerade fährt. Der surreale Albtraum, sein Ziel und seine Orientierung zu verlieren (»Wohin fahre ich denn heute morgen in meinem Geschäftsanzug? Ach ja. Natürlich ins Büro, wie all die Leute in diesem Zug. Aber wo arbeite ich denn und was habe ich eigentlich für einen Beruf?«), führt plötzlich dazu, dass er sich in einem traumartigen Zustand verliert, in dem ihm alles vage bekannt vorkommt, es dann aber doch nicht ist. Ein Traum, der sehr schnell zu einem echten Albtraum wird.

Wir alle leben ständig am Rande eines solchen Albtraums. Aber irgendwie ist unser Orientierungssystem so robust, dass uns der pathologische Zustand und der Albtraum erspart bleiben – zumindest auf der konventionellen Ebene. Aber »Wer bin ich?« und »Wohin gehe ich?« sind tiefgründige Fragen, im Grunde echte Zen-Kōans.* Ich denke, dass es uns sehr gut tun würde, wenn wir uns diese Fragen als eine Meditationsübung regelmäßig selber stellten, statt das, was wir sind und was wir tun, für selbstverständlich zu halten; besonders, wenn wir glauben, die Antwort zu kennen und den Schleier der oberflächlichen Erscheinung und Geschichten, die wir uns selbst erzählen, und der vielleicht die Tiefenstruktur und die vielfältigen Dimensionen unseres wahren Lebens überdeckt, beiseite zu ziehen. Denn keine von uns kann sich jemals sicher sein, dass ihr diese Fähigkeiten auch weiterhin zur Verfügung stehen werden, oder wie lange sie noch leben wird, um zu lernen und in die Fülle ihrer selbst hineinzuwachsen.

Was bei meinem Vater erhalten blieb, als sein Gedächtnis und sein Verstand schon fast gänzlich dahin waren, war die Liebe seiner Familie und die tiefen Bande zu vielen wunderbaren FreundInnen, KollegInnen und StudentInnen in aller Welt, und das, was er in der Welt getan, gegeben und geliebt hatte. Das sind die menschlichsten unserer Verbindungsfäden zu dieser Welt. Aber auch sie sind flüchtig und vergänglich, sodass wir sie am besten anerkennen, sie kultivieren und uns ihrer erfreuen sollten, solange wir noch Gelegenheit dazu haben.

---

* Ein *Kōan* ist ein Hilfsmittel der Zen-Schulung, eine Herausforderung in Form einer Frage oder eines Dialogs, die man versucht, während der Meditation vor dem inneren Auge zu halten, die man begreifen und auf die man antworten soll, ohne mit dem diskursiv denkenden Geist zu antworten, da jegliche Antwort, die aus dem Denken kommt, nicht authentisch und nicht den gegebenen Umständen angemessen sein wird. Beispiele für ein Kōan sind die Fragen »Was bin ich?« oder »Hat ein Hund die Buddha-Natur?« oder »Was ist Buddha?«. Praktisch sämtliche Situationen unseres Lebens könnte man als einen Kōan ansehen; es könnte etwa »Was ist dies?« oder sogar »Was jetzt?« lauten. Die Antwort könnte in jedem Augenblick eine andere sein. Es geht einzig darum, dass sie authentisch und angemessen ist und nicht aus dem dualistischen Denken hervorgeht. Es kann auch eine nichtverbale Antwort sein.

Was eine jede von uns irgendwann einmal vielleicht am tiefsten bedauern könnte, ist, den Moment nicht beim Schopfe gepackt und als das gewürdigt zu haben, was er war, solange er greifbar war, insbesondere, was unsere Beziehungen zu anderen Menschen und zur Natur angeht. Vielleicht ist das die wesentlichste Orientierung, sowohl innerhalb von Zeit und Raum als auch gleichzeitig außerhalb von Zeit und Raum: ein nahtloses, kontinuierliches Erkennen dessen, was ist, direkt, nichtbegrifflich und in der eigenen Erfahrung verankert. Und all dem mit Liebe zu begegnen.

Orthogonale Wirklichkeit – Quantensprünge des Bewusstseins

Im Allgemeinen sind wir Menschen bewunderungswürdige Erforscher und Bewohner der konventionellen Realität, der Welt »da draußen«, wie sie von unseren fünf klassischen Sinnen definiert und moduliert wird. Wir haben uns im Laufe der noch kurzen menschlichen Geschichte in dieser Welt eingerichtet und haben gelernt, sie nach unseren Bedürfnissen und Wünschen zu gestalten. Dank der Anstrengungen der Naturwissenschaften verstehen wir Ursache und Wirkung in der physischen Welt, zumindest in der Welt der Newtonschen Physik, immer mehr, und dieses Verständnis vertieft sich ständig noch weiter, während neue Entdeckungen gemacht werden.

Doch selbst in den Naturwissenschaften ist es, wenn wir die Grenzbereiche betrachten, nicht so klar, ob wir die zugrundeliegende Wirklichkeit tatsächlich verstehen, die zwar statistisch ergründet, aber doch auf beunruhigende Weise unvorhersagbar und geheimnisvoll zu sein scheint, etwa bei der Frage nach Ursache und Zeitpunkt eines bestimmten Vorgangs von radioaktivem Zerfall im Kern eines radioaktiven Atoms, oder ob das Universum endlich ist oder nicht, ob Zeit tatsächlich existiert, was im Inneren eines Schwarzen Lochs geschieht, warum das Vakuum so viel Energie besitzt, oder ob Raum nichts oder etwas ist.

Nichtsdestoweniger haben wir in der alltäglichen Realität der gelebten Erfahrung, wie schon früher angemerkt, einen Körper; wir werden geboren, leben unser Leben und sterben. Zum größten Teil bleiben wir dabei, den Schein der Dinge zu akzeptieren und mehr oder weniger bequeme Erklärungen dafür zu finden, wie die Dinge sind und warum sie so sind. Und unsere Sinne können uns einlullen, wenn wir uns von unseren Gewohnheiten bestimmen lassen und nicht wirklich von Moment zu Moment mit den Dingen in Kontakt sind, – wenn wir dermaßen von unserem Denken und Handeln absorbiert sind, dass wir uns vom Bereich des Seins, von der Empfindungsfähigkeit entfernen, auch wenn sie uns in jedem Moment näher als nah ist.

> Während ein junger Mensch auf der Straße an uns vorbeigeht, sage ich zu Myla: »Hat er nicht ein schönes Gesicht?« Worauf sie antwortet: »Ja, wenn du das Fehlen jeglichen Gefühls darin übersiehst.«

Es hängt alles davon ab, was wir bereit sind zu sehen oder was wir aus einem Reflex heraus ignorieren, wie bereitwillig wir unsere momentane Wahrnehmung an das Seil eines aus Gewohnheit unachtsamen Wahrnehmens andocken lassen, bei dem wir nicht wirklich hinsehen, aber doch so tun, als täten wir es.

In der Welt der konventionellen Realität tun wir unser Bestes. Wir verdienen unseren Lebensunterhalt, bringen das Essen auf den Tisch, lieben unsere Kinder und kümmern uns um unsere Eltern. Wir tun unsere Arbeit und was sonst noch nötig ist, um uns im Leben weiter vorwärts zu bewegen, und vielleicht lernen wir sogar, wie der Grieche Alexis Sorbas, zu tanzen – auch im Angesicht der existentiellen Prüfungen des Lebens, von Stress, Schmerzen, Krankheit, Alter und Tod, eben dem, was Sorbas »die ganze Katastrophe« nannte. Und dabei befinden wir uns die ganze Zeit in einem Strom von Gedanken, deren Ursprung und Inhalt uns häufig nicht klar sind, und die zwanghaft, sich ständig wiederholend, ungenau, quälend unaufhörlich und toxisch sein können: Gedanken, die auf den gegenwärtigen Augenblick abfärben und ihn vor uns verbergen. Außerdem werden wir oft von Gefühlen überwältigt, die wir nicht zu kontrollieren vermögen und die bei uns und anderen großen Schaden anrichten können, oder die das Resultat früherer Verletzungen oder vermeintlicher Verletzungen sind. Sie hindern uns daran, einigermaßen klarzusehen, selbst wenn unsere Augen weit offen sind.

Unangenehme Momente sind verwirrend und verstörend. Deshalb betrachten wir sie oft als Verirrungen oder Hindernisse für jenes Glück, nach dem wir ständig auf der Suche sind, und um das wir so viele Geschichten spinnen. Wir übertünchen solche Momente mit unserer andauernden Unaufmerksamkeit, sodass sie schnell in Vergessenheit geraten. Es kann aber auch sein, dass wir um unser Versagen, unsere Unzulänglichkeiten und unsere Missetaten herum eine ebenso unangenehme und quälende Geschichte bauen, eine Geschichte, die erklärt, warum wir unsere Begrenzungen und unser Karma nicht transzendieren können. Oft halten wir diese Geschichte dann auch noch für wahr, vergessen, dass sie bloß eine der vielen Geschichten ist, die wir uns selbst erzählen, und halten verzweifelt daran fest, als hingen unsere Identität, unser Überleben und all unsere Hoffnungen davon ab.

Außerdem vergessen wir gern, dass unsere konventionelle Realität, die Konsensusrealität, die wir das normale Leben nennen, selbst in einem Pawlowschen Sinne zutiefst *konditioniert* ist.

Infolge dieser lebenslangen Konditionierung sind wir nicht wirklich so »frei«, wie wir zu sein glauben, wenn wir annehmen, wir besäßen die Freiheit, zu tun und zu lassen, was immer wir wollten, was jedoch nur bedeuten mag, dass wir völlig im Griff des gewohnheitsmäßigen Festhaltens und Zurückweisens unseres Geistes und diesem total ausgeliefert sind. Wir sind uns nicht einmal unseres Potenzials zu jener Freiheit bewusst, von der Einstein und Buddha gesprochen haben. Und warum? Weil wir vergessen oder nicht wissen, dass wir nicht unaufhörlich und unweigerlich auf die Ereignisse reagieren müssen, in unseren oft unbewussten Entscheidungen, dies oder jenes zu tun, uns mit diesem oder jenem zu beschäftigen, dieses oder jenes zu meiden, dieses oder jenes zu vergessen. Uns ist nicht klar, dass all diese Konditionierungen sich zu dem addieren, was aussieht wie ein Leben, oft aber beunruhigend oberflächlich und unbefriedigend bleibt. Das bringt das schale Gefühl mit sich, dass es noch etwas mehr geben muss, einen tieferen Sinn, eine Möglichkeit, sich in der eigenen Haut wirklich wohl zu fühlen, unabhängig von den Umständen, ob die Dinge nun gerade »gut« oder »schlecht« stehen, »angenehm« oder »unangenehm« sind.

Wir erleben solches Unbehagen, solche Enttäuschung, solche Unzufriedenheit, und gelegentlich bemerken wir, dass diese Empfindungen unser ganzes Leben bestimmen wie eine ständig vorhandene Hintergrundstrahlung der Unzufriedenheit in uns allen, über die wir aber in aller Regel nicht sprechen. Gewöhnlich ist das einfach eine Art Schatten, etwas Bedrückendes. Hmmm… das hört sich sehr nach *Dukkha* an, *Dukkha* und noch mehr *Dukkha* (siehe Teil zwei des ersten Bandes, *Meditation ist nicht das, was Sie denken*).

Doch wenn wir uns dieses Unbehagen näher ansehen, wenn wir untersuchen, was dieses hintergründige Unbefriedigtseins tatsächlich ist, wenn wir uns dazu hingezogen fühlen, zu hinterfragen, wer denn da in diesem Augenblick leidet, dann erkunden wir damit eine völlig andere Dimension der Wirklichkeit, eine Dimension, die uns eine bisher ungeahnte, aber immer verfügbare Freiheit von dem beengenden Gefängnis der konventionellen Gedankenwelt anbietet, auch wenn wir dieser Welt geben, was ihr gebührt und weiterhin ihre Existenz anerkennen, deren Begrenztheit wir nun aber kennen und die uns längst nicht mehr so einengt wie zuvor. Unser bloßes Interesse an der Freiheit vom Leiden sowie daran, niemandem mehr unnötig und unbewusst Leiden zuzufügen, wird zu einer Pforte zur Verwirklichung einer neuen Dimension des Daseins und einer umfassenderen Lebensweise, in der ein Leben in Beziehung und wechselseitiger Verbundenheit im Vordergrund steht.

Dieser Prozess fühlt sich an wie ein Erwachen aus einer Konsens-Trance, einer Traumwelt, und so, als stünden uns plötzlich vielfältige Grade der Freiheit zur Verfügung und sehr viel mehr Optionen, aus ganzem Herzen und mit Achtsamkeit auf jegliche Situation einzugehen, in der wir uns vorfinden, und auf die wir zuvor bloß aus tiefsitzenden, konditionierten Gewohnheiten heraus reagiert hätten. Das gleicht dem Übergang aus einem zweidimensionalen »Flachland« in die dritte Dimension des Raumes, die sich in einem rechten Winkel (orthogonal) zu den anderen beiden anderen findet. Alles öffnet sich, auch wenn die beiden »alten« Dimensionen genau so bleiben, wie sie davor waren. Allerdings sind sie nun weniger einengend, weil wir jene dritte Dimension entdeckt und hinzugefügt haben.

Indem wir uns fragen, »Wer leidet?« oder »Wer möchte, dass das, was gerade geschieht, nicht geschieht?« oder »Wer fühlt sich verunsichert, unerwünscht oder verloren?« oder »Wer bin ich?«, setzen wir nicht weniger als eine Rotation des Bewusstseins in eine andere »Dimension« in Gang, die orthogonal zur konventionellen Realität steht und die deshalb gleichzeitig mit der konventionelleren Realität Bestand haben kann, weil wir einfach nur »mehr Raum hinzugefügt« haben. Nichts muss sich verändern. Es ist einfach nur so, als würde unsere Welt augenblicklich sehr viel größer und wirklicher. All die alten Dinge sehen jetzt anders aus, weil wir sie in einem neuen Licht sehen, mit einem Gewahrsein, das nicht mehr von der konventionellen Dimensionalität und Geistesverfassung eingeschränkt ist.

Was Veränderungen anbelangt, nun, die finden ohnehin die ganze Zeit statt. Oft stehen wir natürlichen Veränderungen und Wachstum im Wege, weil wir versuchen, die Dinge in eine bestimmte Richtung zu zwingen. Dadurch wird die Wirklichkeit *verengt* und wir bleiben im konditionierten Geist und in unseren konditionierten Ansichten eingeschlossen, weil wir jene anderen Dimensionen und Optionen, die uns neue Grade an Freiheit in unserer inneren und äußeren Landschaft anbieten, zum Einsturz bringen.

Wenn Sie in Ihrem Bewusstsein eine Rotation erleben, sodass Ihre Welt sich ganz plötzlich größer und wirklicher anfühlt, dann erhaschen Sie einen Blick auf das, was die Buddhisten die absolute oder letzte Wirklichkeit nennen, eine Dimension, die sich jenseits aller Konditionierung befindet, aber in der Lage ist, Konditionierung zu erkennen, wenn sie auftaucht. Sie ist Gewahrsein selbst, die Erkenntnisfähigkeit des Geistes an sich, die jenseits eines Erkennenden und dem Erkannten ist – reines Erkennen. Und interessanterweise ist es bereits da, es gehört Ihnen längst.

Wenn wir im Gewahrsein verweilen, dann ruhen wir in dem, was wir orthogonale Realität nennen könnten, in einer Realität, die grundlegender ist als die konventionelle Realität und ganz genauso wirklich. Beide haben Moment für Moment Bestand, und wir müssen beide anerkennen und würdigen, wenn wir das volle Spektrum unseres Menschseins, unsere wahre Natur als fühlende Wesen ausfüllen und verkörpern wollen.

Wenn wir in dieser orthogonalen Dimension zu Hause sind, dann sehen wir die Probleme der konventionellen Realität aus einer anderen Perspektive, einer geräumigeren als der eines engstirnigen Egoismus. Die Situation, mit der wir uns konfrontiert sehen, ermöglicht mehr Freiheit, Klärung, Akzeptanz, Kreativität,

Mitgefühl und Weisheit – Möglichkeiten, die in der konventionellen Geistesverfassung buchstäblich unvorstellbar waren, die nicht auftauchen und andauern konnten.

Dieses erweiterte Universum der Freiheit ist das Versprechen, das der Achtsamkeit innewohnt, sowohl in Bezug auf unser individuelles Leben als auch in Bezug auf die Welt. In der Welt kann das eine Rotation im Bewusstsein sehr vieler Menschen in relativ kurzer Zeit bedeuten. Solch ein Sprung kann die Natur einer schwierigen Situation augenblicklich in einem neuen Licht zeigen, in all ihrer Komplexität und Einfachheit und mit zusätzlichen Dimensionen und Graden der Freiheit und Möglichkeit… zu neuer Einsicht, zu weisem Handeln und zur Heilung. Das ist es, was eine orthogonale Perspektive uns zu bieten hat. Das ist es, was Achtsamkeit uns zu bieten hat… Einsicht in das, was das Allergrundlegendste und Allerwichtigste ist und was wir nur allzu leicht vergessen oder verlieren. An der konventionellen Realität ist nichts »Falsches«. Sie ist einfach nur unvollständig. Darin liegt die Quelle unseres Leidens und damit auch die Quelle unserer Befreiung vom Leiden.

Solche orthogonalen Sprünge sind uns nicht fremd. Eine authentische Entschuldigung zum Beispiel vermag, wie Aaron Lazare in seinem Buch *On Apology* (»Über das Vergeben«) mit zahlreichen Fallbeispielen eindrucksvoll demonstriert hat, innerhalb eines Moments eingefleischten Groll, Hass, Erniedrigung, Schuldgefühle und Scham bei beiden betroffenen Parteien aufzulösen und kann fast augenblicklich zu Heilung, zu Vergebung, zu einem Ausdruck der Liebe und zu Fürsorge zwischen einzelnen Menschen, aber auch zwischen Nationen führen. Was noch einen Moment zuvor höchst unwahrscheinlich, wenn nicht gar völlig unmöglich erschien, kann tatsächlich geschehen. Was wir für einen »unzulässigen Übergang« in uns selbst gehalten haben, erweist sich also nicht nur als zulässig, sondern als zutiefst möglich. Der Zustand des Glücks, der auf die Entschuldigung folgt, steht orthogonal zum Zustand des Leidens vor der Entschuldigung.

Er war die ganze Zeit als Potenzial, als Möglichkeit vorhanden, doch es bedurfte einer Rotation innerhalb der Landschaft des Geistes, damit er sich als real manifestieren konnte. Und indem wir diesen Übergang durchlaufen, werden alte Wunden geheilt, alte Verletzungen vergeben, und auf scheinbar wunderbare Weise entstehen neues Verständnis und Versöhnung und eine Weite im Herzen und im Geist.

Orthogonale Institutionen

Wenn es bei Individuen eine Rotation im Bewusstsein geben kann, dann kann das auch bei Institutionen und sogar bei Nationen geschehen. Schließlich haben wir heute in diesem Land eine völlig andere Sichtweise auf Sklaverei als noch vor zweihundert Jahren; wir haben andere Ansichten über Geschlechterrollen, Frauenrechte und darüber, was als sexuelle Belästigung gilt. Wir halten eine Krebsdiagnose nicht mehr routinemäßig vor dem Patienten geheim, um diesen nicht zu beunruhigen. All dies bedurfte einer Rotation im Bewusstsein: darin, wie wir die Dinge betrachten und was wir in einer Situation für besonders wichtig halten, und auch darin, wie wir unser Verständnis in der Welt verkörpern, wie wir uns also tatsächlich verhalten. Solche Wandlungen in der sozialen Ordnung gehen meist auf hartnäckigen Aktivismus zurück, manchmal von Einzelnen, oft aber auch von vielen Menschen, die einen solchen Wandel im Innen oder im Außen einfordern, sich moralisch empören, unbequeme Wahrheiten aussprechen, die niemand so recht hören mag, und manchmal sogar für ihre Sache in den Tod gehen. Trägheit und eigennütziges Interesse, den Status quo aufrechtzuerhalten, stehen in den meisten Situationen und Institutionen der treibenden Kraft zum Anstoß einer orthogonalen Rotation entgegen. Nichtsdestoweniger geschehen meist interessante Dinge, wenn Ansichten sich verändern, Visionen sich wandeln, wenn Menschen einen

Vorgeschmack bekommen auf neue Möglichkeiten zur Heilung vergangener Untaten oder zur Korrektur grundlegend problematischer Verhältnisse – etwa bei der Frage, wie man die Demokratie demokratischer machen oder wie man gleiche Rechte für alle und grundlegende Menschenrechte sicherstellen könnte – Dinge, die man nicht für möglich gehalten oder an die zuvor noch niemand gedacht hatte. Normalerweise ist das für unsere Gesellschaft und für unsere Institutionen von Vorteil, weil solche Drehungen im Bewusstsein uns im Allgemeinen zu einer verfeinerten Verwirklichung humanistischer Werte antreiben: zur Freiheit für jeden Einzelnen, nach der Verwirklichung seines praktisch unendlichen und so gut wie immer unerkannten Potenzials zu streben, sowie in Frieden zu leben und Wohlergehen zu erfahren und potenziell frei zu sein von innerem und äußerem Leid.

Nach meinem Verständnis wäre eine orthogonale Institution eine Organisation, die sich in ihrem Bewusstsein bis zu einem gewissen Grad gedreht hat, und die daher, wie im letzten Kapitel angemerkt, im selben Raum existieren könnte, aber mit einer größeren Dimensionalität, und zur selben Zeit wie konventionellere Elemente der Organisation – oder eigenständig existiert innerhalb der größeren konventionellen Realität, und so ihre eigene Wahrnehmung ihres Zwecks und ihrer vielleicht größeren ungeahnten aber vorstellbaren Möglichkeiten neu definieren und erweitern kann.

In diesem Sinne kann Ihr – ganz individuelles – ausdauerndes Üben von offenem Gewahrsein in Ihrer Arbeit oder ihrer Familie dazu führen, dass Ihre Arbeit oder Ihre Familie orthogonal zu der konventionellen Geisteshaltung sowie dem Koordinatensystem stehen, innerhalb dessen die Dinge normalerweise funktionieren. Dadurch fügen sich die innere und die äußere Landschaft zu einem nahtlosen, ungeteilten Ganzen zusammen, in dem all unsere Intelligenzen gleichzeitig präsent sein können. Es wird uns möglich, unser Tun, was immer es sein mag, aus unserem Sein und damit aus unserer uns innewohnenden Weisheit und unserem Potenzial zu weisem und mitfühlendem Handeln hervortreten zu lassen – selbst angesichts äußerer Konflikte und in der Konfrontation mit Gruppen, die völlig andere Ansichten vertreten als wir.

Die Stress Reduction Clinic und MBSR (»Mindful Based Stress Reduction«) sind, da sie auf Achtsamkeit basieren, immer als orthogonale Institutionen angelegt gewesen.* Die Absicht

* Ich habe mir den Ausdruck »orthogonale Institution« 1969 ausgedacht, zur Zeit des Vietnam-Krieges und des kalten Krieges, als Doktorand am MIT und Mitbegründer des dortigen *Science Action Coordination Committee (SACC)*, um der wissenschaftlichen Community (in der man Begriffe wie orthogonal zumeist kennt und schätzt) zu vermitteln, warum die Institution als Ganzes Verantwortung übernehmen muss für den Gebrauch und Missbrauch der Wissenschaft bei der Entwicklung von immer ausgefeilteren Technologien zur Ermordung von Menschen, für die das Verteidigungsministerium mit seinen Fördergeldern ausgesprochen hohe Anreize schafft. Es war ein Versuch, eine »Drehung im Bewusstsein« zu katalysieren, und zwar seitens der Institution als ganzer, nicht nur des MIT, sondern aller wissenschaftlicher Institutionen, in Bezug auf kriegsrelevante Forschung, sodass sie einen frischen Blick auf die sozialen und politischen Konsequenzen ihrer intellektuellen und wissenschaftlichen Absichten werfen würden. Uns Studentinnen und Studenten sagte man oft, wir sollten etwas Konstruktiveres mit unserer Bildung anfangen, als nur zu versuchen, ehrwürdige bestehende Institutionen zu »zerstören«, was aber auch niemals unser Ziel war. Zehn Jahre später versuchte ich mit dem MBSR-Programm letztlich genau das zu tun: eine orthogonale Institution innerhalb der medizinischen Versorgung am Medical Center der University of Massachusetts zu schaffen und zu sehen, ob es nicht einen transformativen Effekt darauf haben würde, wie Medizin ausgeübt wird. Ein Teil davon war es, Menschen mit chronischen gesundheitlichen Problemen dazu zu motivieren, selbst daran mitzuwirken, mehr Wohlbefinden und Gesundheit zu erlangen, indem sie an einem recht strengen Achtsamkeitstraining teilnahmen, komplementär zu dem, was ihre Ärzte für sie tun konnten. In dem Ausmaß, zu dem MBSR zu einer weitaus größeren Akzeptanz und Anerkennung eines solchen Ansatzes beigetragen hat (und auch zu den entsprechenden Belegen), hat es dieser orthogonalen Funktion in den letzten vierzig Jahren tatsächlich ziemlich effektiv gedient, und es hat dazu beigetragen, die innere Haltung und die Vorgehensweisen in der Medizin an sich zu transformieren.

dabei war, die Methoden und Perspektiven der Achtsamkeit und der auf Achtsamkeit basierenden Geist/Körper-Ansätze in den Bereichen Gesundheitswesen und Heilkunde in das Feld der Schulmedizin einzubringen. Im Jahr 1979 schien es noch ein recht gewagtes Unterfangen zu sein, die Welt der Medizin und der Meditation, ganz zu schweigen vom Yoga, zusammenzubringen und damit Sichtweisen miteinander zu verbinden, die gewöhnlich fast nichts miteinander zu tun hatten. Vom Standpunkt der damaligen Medizin aus konnte man Meditation leicht als unwissenschaftliche Spinnerei ohne jeden praktischen Wert oder sogar mit potenziell negativen Auswirkungen verstehen. »Die Westgoten stehen vor den Toren, drauf und dran, die hart erarbeiteten Bauten der wissenschaftlich basierten Medizin und Gesundheitsversorgung einzureißen, wenn nicht gar gleich die ganze wesentliche Zivilisation«, scherzte ich manchmal. Doch die orthogonale Perspektive, die MBSR und Achtsamkeit inhärent ist, erlaubte es ihnen, in jenen frühen Jahren auf eine Weise mit der Medizin zu koexistieren, die allmählich deutlich machte, wie viel sie gemeinsam hatten (und hier sollten wir uns daran erinnern, dass *Medizin* und *Meditation* offensichtlich von derselben etymologische Wurzel stammen), wie sehr sie einander dienlich sein konnten und wie sie auf profunde Weise das zu verstärken vermochten, was man einem breiten Spektrum an Patientinnen als Teilhabe an greifbaren und sinnvollen Methoden im Bereich ihrer eigenen Gesundheit und Gesundheitsfürsorge und ihres Wohlergehens anzubieten hatte.

Von außen betrachtet, sah die Stress Reduction Clinic aus wie jede andere Abteilung im Krankenhaus. Sie hatte einen Namen und einen Standort, und es gab offizielle Wegweiser in den Korridoren. Sie war (und ist) Bestandteil der Medizinischen Fakultät der University of Massachusetts. Es gab eine Broschüre für die Patientinnen und die üblichen Abrechnungsverfahren. Und im Laufe ihres Wachstums brachte sie es schließlich zu einem Direktor und einer stellvertretenden Direktorin, zu einer Verwaltungsleiterin und einer Belegschaft von Lehrkräften und Empfangspersonal. Zu Beginn mussten wir uns noch Büroräume von anderen Abteilungen ausleihen, wir benutzten Abstellkammern und andere Räume, die niemand sonst in Anspruch nahm. Lange Zeit hielten wir die Kurse im Konferenzraum der Medizinischen Abteilung und später im Raum für wertvolle Bücher innerhalb der Bibliothek ab. Dass es keine speziell für unsere Abteilung reservierten Räumlichkeiten gab, war nicht so wichtig. Mit der Zeit bekamen wir dann schöne Büros, einen ansprechenden Empfangsbereich, einen großen Unterrichtsraum und viele kleinere Räume, in denen wir persönliche Gespräche mit den an uns überwiesenen Patientinnen führen konnten. Aber in all diesen Veränderungen funktionierte die Klinik doch wie eine ganz normale Klinik. Sie stellte Rechnungen, bezahlte ihre Angestellten; jedermann innerhalb des medizinischen Zentrums nannte sie eine Klinik, und die Ärztinnen überwiesen Patientinnen an uns wie an jede andere Klinik auch.

Und doch, sei es, ob jemand unseren Empfangsbereich für einen Termin betrat, oder zu einer persönlichen Beratung einen unserer Gesprächsräume, oder zu einem Vortrag unseren Unterrichtsraum, dann trat sie oder er in einem sehr realen Sinne in eine andere Wirklichkeit ein, auch wenn sie oder er sich immer noch genauso in der konventionellen Wirklichkeit befand. Auch wenn dieser Mensch das zu dieser Zeit vielleicht noch nicht völlig realisierte, wurde seine Welt doch zu einer Drehung im Bewusstsein eingeladen, dazu, sich auszuweiten, ein ungeahntes Ausmaß an Möglichkeiten zu umfangen. Denn einmal abgesehen davon, dass die Stress Reduction Clinic eine Klinik im Krankenhauskomplex war, war und ist sie auch ein anderer Planet, befand und befindet sie sich in einem orthogonalen Universum, dem

Universum der Achtsamkeit und »Heartfulness«, der Ganzheit, der verkörperten Wachheit.

Die Menschen hatten meist von Anfang an das Gefühl, dass hier etwas anders war. Für die Mitarbeiterinnen war das nichts Besonderes, einfach nur eine bewusste und eher selbstverständliche Verpflichtung dazu, so achtsam wie möglich zu sein, für die Menschen präsent zu sein, zuzuhören, freundlich zu sein, klare Worte zu finden und das zu verkörpern, von dem jede Klinik nur hoffen kann, dass ihre Belegschaft es verkörpert, nämlich aufrichtige Präsenz – nicht in der Theorie, sondern ganz konkret Tag für Tag und Augenblick für Augenblick. Und auch wenn das nichts Besonderes war, war und ist es doch zugleich etwas außerordentlich Besonderes.

Von Anfang an stand für uns im Vordergrund, uns so gut wie nur irgend möglich an die hippokratischen Prinzipien zu halten und jede Person, die zu uns überwiesen wurde, zuerst einmal als ein menschliches Wesen und nicht als Patientin zu sehen, als ein Wesen mit einer grenzenlosen, ihm innewohnenden Fähigkeit, zu wachsen und zu lernen. Eine Grundvoraussetzung dafür war, dass wir unserer Arbeit achtsam nachgingen und all ihren Aspekten stets eine offenherzige und mitfühlende Aufmerksamkeit entgegenbrachten, dass wir in jedem Moment so gut wie möglich daran arbeiteten, ganz präsent zu sein, ohne nicht hinterfragte Absichten, die sich auf unsere Begegnungen mit den Patientinnen sowie auf unsere Bemühungen, sie auf sinnvolle Weise an die verschiedenen Meditationspraktiken heranzuführen und an ihr Potenzial, ihr Leben mitzugestalten, störend statt förderlich hätten auswirken können.

Und es lag auf der Hand, dass wir nicht versuchten, irgendjemandem irgendetwas zu verkaufen, sondern den Patientinnen die Entscheidung, ob sie an unserem Kurs teilnehmen wollten, selbst überließen. Wenn sie also zu einem Gespräch kamen, begegneten wir ihnen so offen und herzlich wie möglich und achteten darauf, sehr aufmerksam zuzuhören, welche Gründe sie in unsere Klinik führten. Wenn es dann angebracht schien, beschrieben wir ihnen, was sie von der Teilnahme an dem Programm zu erwarten hätten, und erklärten, warum eine relativ intensive Schulung in Meditation in ihrer speziellen Situation für sie relevant sein könnte.

Von Anfang an beschrieben wir MBSR als eine große Herausforderung und ließen keinen Zweifel daran, dass die bloße Teilnahme an dem Kurs schon eine tiefgreifende Veränderung des Lebensstils bedeutete, weil dazu gehörte, acht Wochen lang einmal in der Woche zum Kurs zu kommen und am Wochenende der sechsten Woche an einem ganztägigen Retreat in Schweigemeditation teilzunehmen sowie die tägliche Meditation an sechs Tagen in der Woche für mindestens fünfundvierzig Minuten unter Anleitung durchzuführen, damals noch mit einer Audiokassette, später dann mit CDs und inzwischen mit Apps auf digitalen Geräten. Ich sagte den Patienten oft, dass es nicht darauf ankäme, ob sie Lust dazu hätten, die Meditation in dieser disziplinierten Weise als Hausaufgabe zu praktizieren. Sie sollten es einfach nur tun, ob ihnen gerade danach zumute wäre oder nicht, ob es ihnen gefalle oder nicht, und sie sollten versuchen, jegliche Beurteilung erst einmal zurückzustellen. Am Ende der acht Wochen könnten sie uns dann wissen lassen, ob es ihnen gut getan habe oder nicht (wobei ich all das meist etwas lebendiger formulierte). Doch bis dahin, so lautete unsere Abmachung, würden sie einfach praktizieren und in den Kurs kommen, ob die Praxis ihnen an dem jeweiligen Tag nun Freude machte oder sie sie hassten. Dazu verpflichteten sie sich.

Manchmal sagte ich auch, dass es – so ähnlich wie bei der Bekämpfung eines Waldbrandes – bisweilen nötig sein könnte, ein Feuer zu legen, um ein größeres Feuer zu löschen, und dass sie es vielleicht als Stress empfinden könnten, an dem Programm zur Stressbewältigung teilzunehmen. Außerdem könnten sie, ganz gleich, wie ausführlich wir die Meditationspraktiken im Voraus beschrieben, solange einfach nicht wissen, worauf sie sich da einließen, wie sie die Praxis nicht tatsächlich durchführten. Ich pflegte den Menschen auch zu sagen, dass aus unserer Sicht bei ihnen mehr in Ordnung sei als nicht, ganz gleich, was im Einzelnen nicht in Ordnung war, ganz gleich, welche Diagnosen sie bekommen hatten, ganz gleich, wie groß und schmerzlich ihnen die »ganze Katastrophe« ihres Lebens erschien. Die grundlegende Einladung bestand darin, dass wir während unserer Zusammenarbeit in diesen acht Wochen genau dem Energie zuführen würden, was bei ihnen in Ordnung war, und es dem Rest des medizinischen Teams überlassen würden, sich dort, wo es nötig war, um das zu kümmern, was nicht in Ordnung war, und dass wir einfach beobachten würden, was dabei geschähe. Am Ende des Vorgesprächs lag es dann an den Patientinnen und Patienten, sich zu entscheiden, ob sie sich auf diese Sache einlassen wollten oder nicht.

Niemand war also gezwungen, zu dem Kurs zu kommen. Im Gegenteil, man musste dabei sein wollen, um dabei sein zu dürfen. Wer also hinkam, der hatte sich auch dafür entschieden. Den meisten Menschen war innerhalb des Systems der Gesundheitsfürsorge noch niemand auf diese Art und Weise begegnet, mit diesem Maß an nüchterner, aber offener und herzlicher Präsenz und mit einer unerschütterlichen Hochachtung für ihr Potenzial, tiefe innere Quellen des Körpers und des Geistes anzuzapfen, um mit welchem Aspekt der vollen Katastrophe auch immer, die sie in unsere Klinik geführt hatte, umgehen zu können.

Und die meisten Menschen spürten das damals und spüren es auch heute noch. Sie wissen vielleicht nicht gleich, was es ist, was sie da spüren, aber die meisten von uns fühlen sich besser, wenn man ihnen mit authentischer Präsenz und Achtung begegnet, ohne Herablassung oder gekünstelte Vertrautheit. Wir fühlen uns gut, wenn man uns als fähig betrachtet, wenn man so mit uns umgeht, als besäßen wir das Vermögen, die härteste Arbeit der Welt zu bewältigen, wenn uns viel abverlangt wird, aber auf eine Weise, die auf die uns innewohnenden Begabungen und Intelligenzen vertraut.

Wenn wir unter uns waren, sagten wir oft im Scherz, dass wir unsere Klinik ebenso gut »Mindlessness-based Stress Production Clinic« (Achtlosigkeitsbasierte Stressproduktions-Klinik) hätten nennen können – angesichts des Tempos, der Intensität und der Anforderungen der Arbeitsumgebung, in die wir eingebettet waren und in der alle unter dem Druck standen, nicht nur einem endlosen Strom leidender Menschen helfen zu sollen, sondern auch noch den ganzen Rattenschwanz der damit verbundenen Aufgaben und Verpflichtungen erledigen zu müssen. Aber die innere Verpflichtung der Lehrerinnen und Lehrer und der ganzen Belegschaft, die Arbeit selbst als eine Praxis anzusehen und in alle Aspekte dieser Arbeit Achtsamkeit einzubringen, nicht nur in den Kursraum, baute uns immer wieder auf und gab uns zahllose, zur Demut gemahnende Gelegenheiten zu sehen und zu staunen, wie verhaftet und achtlos wir selbst manchmal sein konnten. Dass wir die Arbeit als Praxis betrachteten, ermutigte uns dazu, uns immer wieder einer Wendung im Bewusstsein verpflichtet zu fühlen, Achtsamkeit und Nicht-Anhaftung zu verkörpern, bei dem, was in jedem Moment ist, völlig präsent zu sein, was auch immer das sein mochte, und uns dem, was uns im jeweiligen Moment abverlangt wurde, mit einer gesunden Portion Humor zu stellen.

Man könnte eine solche Ausrichtung »Dao der Arbeit« nennen. Nichts könnte herausfordernder sein, und nichts könnte befriedigender sein. Und da letztlich alles auf Nichttun basiert und tatsächlich nichts ist, müssen wir auch nichts tun, damit es gelingt oder es zu einer großen Sache zu machen. Wir tun nichts, und doch bleibt, wie es im Weg des Dao heißt, »nichts ungetan«. Das ist die Einstellung und Perspektive, die über all dem steht. Gleichzeitig aber verlangt das auch eine ganze Menge Arbeit und das ständige Bemühen, ein Gleichgewicht zwischen Tun und Nichttun zu finden. Denn paradoxerweise haben alle Menschen, die sich der Arbeit der MBSR gewidmet haben, herausgefunden, dass es eine Menge an Tun braucht, um die angemessenen Bedingungen für weiteres Nichttun zu schaffen und auf die vielen Anforderungen und Herausforderungen zu antworten, die das Betreiben einer Stressbewältigungsklinik im Rahmen eines geschäftigen Krankenhauses mit sich bringt.

Es ist ebenfalls paradox, dass Gewahrsein, absichtsvolle Ausrichtung und Freundlichkeit in vielen Krankenhausbetrieben auf betrübliche Weise unterentwickelt sind, obwohl es in einem »Hospital« angeblich doch gerade darum geht. Das Wort Hospital weist von seinem Ursprung her bereits auf Gastfreundschaft hin, darauf, dass man hier willkommen ist und mit Ehren empfangen und aufgenommen wird. Doch leider passiert es, auch wenn niemand das *beabsichtigt,* noch viel zu häufig, dass die Menschen sich in einem Hospital und in den Abläufen der medizinischen Versorgung verloren fühlen, dass ihnen niemand wirklich begegnet, sie wirklich hört und sieht oder sie sich nicht wirklich verstanden fühlen. Die einzelnen Menschen innerhalb dieses Systems mögen durchaus großartig sein, und doch lässt das System als solches viele seiner Patientinnen und Patienten im Stich.

Die Welt verlangt in so vieler Hinsicht nach orthogonalen Institutionen, die im selben Rahmen wie die bereits existierenden bestehen oder als ganz neue Institutionen in der größeren Welt für sich stehen. Und es gibt bereits einige davon. Überall auf der Welt und in allen Bereichen gibt es Menschen, die die

Prinzipien der Fürsorge für das größere Wohl verkörpern, die sehr genau hinschauen, worin dieses größere Wohl besteht und dann das Nötige tun, sei es im Innen oder im Außen – denn letztlich ist jegliche Trennung von innen und außen lediglich eine konventionelle Zweckdienlichkeit.

Heilung und Bewusstsein

Stellen Sie sich folgende Situation vor: Eine Frau mit der Hautkrankheit Schuppenflechte (Psoriasis) steht praktisch nackt in einem zylindrischen Lichtkasten, der mit langen ultravioletten Lichtröhren ausgestattet ist, die den Körper rundherum bestrahlen. Ihre Augen sind durch eine dunkle Brille vor dem UV-Licht geschützt, und als Schutz für ihr Gesicht hat man ihr einen Kopfkissenbezug über den Kopf gestülpt. Ihre Brustwarzen sind ebenfalls abgedeckt, ebenso wie die Genitalien bei den Männern. Ventilatoren surren und verwirbeln die stickige Luft in dem Behandlungsraum im Untergeschoß eines großen Krankenhauses. Wenn die Lichter angehen, tauchen sie nicht nur die Lichtbox und die darin stehende Patientin, sondern, weil die Box oben offen ist, auch den ganzen Raum in ein gespenstisches violettes Licht von brutaler Intensität, das den Körper der Patientin mit dem Licht einer speziellen Wellenlänge bestrahlt.

Diese Behandlungsform nennt man Phototherapie. Damit die Haut dabei nicht verbrennt, muss die Patientin oder der Patient viele Wochen lang dreimal in der Woche zur Bestrahlung kommen. Dabei wird die Dauer der Bestrahlung allmählich verlängert, von zuerst vielleicht dreißig Sekunden bis zu zehn oder fünfzehn Minuten nach einigen Wochen, je nach Hauttyp der Patientin.

Mit der Zeit beginnen die aufgequollenen, roten, entzündeten Hautregionen, die in schweren Fällen große Teile des Körpers bedecken, abzuflachen und ihre Farbe zu verändern, sodass sie immer mehr der normalen Haut des Patienten gleichen. Wenn die Behandlung beendet ist, sieht die Haut vollständig rein und normal aus. Die schuppigen Stellen sind verschwunden.

Diese Behandlung führt jedoch nicht zu einer Heilung. Die unschönen Flecken können zurückkehren, und Rückfälle werden sehr oft von psychischem Stress ausgelöst. Man weiß noch wenig über die genetische Veranlagung, die Hauptursachen und die molekulare Biologie dieser Krankheit. Es handelt sich dabei zweifellos um eine unkontrollierte Zellvermehrung in der Epidermis, aber es ist kein Krebs. Die schnell wachsenden Zellen dringen nicht in andere Gewebe ein, und die Krankheit führt auch zu keinen anderen gesundheitlichen Beeinträchtigungen oder gar zum Tod.

Aber sie ist in gewisser Weise entstellend und psychisch sehr belastend. Aufgrund der Tatsache, dass die Haut unschön aussieht und man das nicht völlig verbergen kann, bringt sie eine gewisse soziale Stigmatisierung mit sich. Das kann sich anfühlen, als hätte man die Pest. Der Autor John Updike hat das Leiden an dieser Krankheit so eindringlich beschrieben, wie es nur ein großer Schriftsteller aus eigener Erfahrung vermag:

> »31. Oktober. Seit langem bin ich Töpfer, Junggeselle und Aussätziger. Das, woran ich leide, ist eigentlich nicht die Lepra, aber was in der Bibel Lepra oder Aussatz genannt wurde, war wahrscheinlich dieses Ding, das einen komplizierten griechischen Namen hat, den zu schreiben mir schwerfällt. Die Krankheit nimmt folgende Formen an: Flecken, Ausschlag, Lawinen überflüssiger Haut, die aufgrund eines eher trivialen, aber hartnäckigen Irrtums in der Steuerung des Metabolismus von der Epidermis produziert werden und sich über den Körper

ausbreiten wie Flechten über einen Grabstein. Ich bin silbrig, schuppig. Wo immer ich mein Fleisch ruhen lasse, bilden sich Pfützen von Schuppen. Jeden Morgen säubere ich mein Bett mit dem Staubsauger. Meine Qual geht unter die Haut: Es gibt keine Schmerzen, nicht einmal ein Jucken; wir Aussätzigen leben lange Zeit, und es ist eine Ironie des Schicksals, dass wir in anderer Hinsicht gesund sind. Wir sind voll der Lust, doch es fällt schwer, uns zu lieben. Wir haben einen scharfen Blick, doch wir hassen es, uns selbst anzuschauen. Der Name dieser Krankheit ist, seelisch gesehen, Erniedrigung.

1. November. Der Doktor stößt ein Pfeifen aus, als ich die Kleidung ablege. »Ein ziemlich schwerer Fall.« … Mir fällt auf, dass der Boden seiner Praxis von Hautschuppen übersät ist. Es gibt also noch andere Aussätzige. *Wenigstens* bin ich nicht allein … Als ich mich wieder anziehe, rieselt es silbrig auf den Boden hinab. Er nennt das, professionell, »Schuppung«. Ich nenne es, innerlich, Schmutz.«

John Updike,
»From the Journal of a Leper«, The New Yorker, 1976

Ich hörte erstmals in den frühen achtziger Jahren während eines Meditationsretreats an der medizinischen Fakultät von Schuppenflechte und der Phototherapie. Beim Mittagessen saß ich zufällig neben einem jungen, fröhlich aussehenden Mann, und wie sich herausstellte handelte es sich um Dr. Jeff Bernhard, den Leiter der dermatologischen Abteilung. Wir kamen ins Gespräch, und als er hörte, dass ich die Stress Reduction Clinic leitete und wir unsere Patienten buddhistische Praktiken lehrten (wenn auch »ohne den Buddhismus«, wie ich es manchmal formulierte), fragte er mich, ob ich das Buch *Zen-Geist, Anfänger-Geist* von Shunryū Suzuki kenne.

Ich war erstaunt zu hören, dass er das Buch gelesen hatte, und noch erstaunter, dass er es liebte. Also wandte sich unser Gespräch der Meditation und dem Zen zu, und ich erzählte, dass wir (die medizinische Fakultät der Universität) unseren Patientinnen in rudimentärer Form das anboten, was wir für die Essenz jener Schulung und jener Praktiken hielten, von denen Suzuki sprach (natürlich in modifizierter Form, die dem säkularen Rahmen eines Krankenhauses und unserer westlichen Kultur angepasst war). Ich sah das sprichwörtliche Licht in seinem Kopf angehen, als er mich fragte, ob wir seinen Patienten, die mit Phototherapie behandelt wurden, beibringen könnten, sich zu entspannen, während sie in der Lichtbox standen.

Er beschrieb die Krankheit und ihre Behandlung dann so ähnlich, wie ich es gerade getan habe. Er wies auch darauf hin, dass die Phototherapie für die Patientinnen aus verschiedenen Gründen eine sehr stresshafte Prozedur sei. Zuerst einmal mussten die Patienten dreimal in der Woche zu sehr kurzen Behandlungen in das Krankenhaus kommen; diese Behandlungen waren so kurz, dass es wesentlich länger dauern konnte, einen Parkplatz zu finden, als die Behandlungen selbst in Anspruch nahmen. Dann mussten die Patientinnen und Patienten sich ausziehen und ihren Körper einölen, eine ziemlich schmierige Angelegenheit. Dann mussten sie die schwarze Schutzbrille anlegen und sich den Kopfkissenbezug überziehen, nackt in der engen Lichtbox stehen, in der Hitze und der stickigen Luft, in der aggressiven Intensität des Lichts, das ihre Haut versengte, umgeben von Maschinengeräuschen. Schließlich mussten sie duschen, um das Öl abzuwaschen (oder auch nicht), mussten sich wieder anziehen und ihr Auto auf dem großen Parkplatz wiederfinden. Die Behandlungen fanden nur tagsüber statt, und bis zu drei Monate lang dreimal wöchentlich zur Behandlung zu kommen, das war für die meisten Patienten ziemlich lästig und eine enorme Störung ihres normalen Tagesablaufs, besonders, wenn sie berufstätig waren. Außerdem konnten sie dabei keine Zeitschrift lesen oder sich auf andere Weise ablenken, wie es sonst bei anderen Behandlungsformen möglich ist. Die ganze Sache hatte etwas Entwürdigendes und Belastendes an sich.

Wäre es möglich, fragte Jeff Bernhard, dass das, was wir mit unseren Patientinnen in der Stress Reduction Clinic machten, seinen Patienten helfen würde, sich zu entspannen und besser mit dem Stress der Phototherapie zurechtzukommen? Er machte sich Gedanken, weil viele seiner Patientinnen nicht länger regelmäßig zur Behandlung kamen, auch wenn ihre Haut noch nicht abgeheilt war, und andere die Therapie ganz aufgaben, weil sie ihnen einfach zu unangenehm war und die Motivation, sich dieser aufwendigen Prozedur zu unterziehen, nicht immer groß genug war. Schließlich war die Krankheit ja nicht lebensbedrohlich. Die meisten Patienten kamen aus kosmetischen Gründen. Außerdem war die Wirkung der Behandlung nur vorübergehend und brachte keine dauerhafte Heilung.

Könnte die Meditation, wollte Jeff wissen, die ganze Erfahrung der Phototherapie für seine Patientinnen vielleicht angenehmer machen und ihre Motivation erhöhen, die Behandlung ordnungsgemäß zu Ende zu führen?

Als er mir die Situation beschrieb und ich sie mir vorstellte, leuchteten auch in meinem Kopf einige Lichter auf. Ja, antwortete ich, wir würden seinen Patienten sicherlich effektive Entspannungsmethoden für die Behandlung in der Lichtbox beibringen können, Praktiken, die ihnen helfen würden, mit den unangenehmen Aspekten der Behandlungsmethode besser umzugehen. Da die Patientinnen in der Lichtbox ohnehin stehen mussten, schien die Situation gut geeignet, um sie die Praxis der Stehmeditation zu lehren. Das konnte Atemmeditation und Hörmeditation mit einschließen, die Das-Licht-auf-der-Haut-spüren-Meditation, die

Beobachten-wie-der-Geist-immer-mehr-gestresst-wird-Meditation, mit einem Wort: ein volles Spektrum an Achtsamkeitspraktiken, die genau auf ihre Erfahrung in der Lichtbox von Moment zu Moment zugeschnitten waren. Und, so sagte ich, ich sei sicher, dass zumindest einige seiner Patienten als Resultat dieser Praktiken entspannter sein würden und tatsächlich mehr Freude an ihrer Behandlung hätten, da sie mittels ihrer eigenen Aufmerksamkeit aktiv daran würden mitwirken können, sodass wahrscheinlich einige der unangenehmen Aspekte der Behandlung neutralisiert und weniger Patientinnen die Therapie abbrechen würden.

Aber, so fuhr ich fort, wir könnten vielleicht noch etwas viel Abenteuerlicheres tun. Der ganze Ablauf der Phototherapie schien mir nämlich perfekt dazu geeignet, die wichtige Frage, ob und wie der Geist die Heilung zu beeinflussen vermag, wissenschaftlich zu untersuchen, in diesem Fall ein Heilungsprozess, dessen Verlauf wir beobachten, fotografieren und dokumentieren konnten. Warum also nicht Schuppenflechte-Patienten im Rahmen einer kontrollierten Studie achtsamkeitsbasierte Techniken beibringen, um herauszufinden, ob der Geist selbst Einfluss auf den Heilungsprozess der Haut haben kann? Wir würden seine Patientinnen nach dem Zufallsprinzip in zwei Gruppen aufteilen. In einer Gruppe würden die Patienten unter Anleitung auf einer speziell auf ihre Situation zugeschnittenen Audiokassette in der Lichtbox Stehmeditation üben. Die Patientinnen der anderen Gruppe würden die übliche Phototherapie ohne Meditationsanweisungen erhalten. Um die Chance zu vergrößern, ein signifikantes Ergebnis zu erhalten, schlug ich vor, in den späteren Stadien der Behandlung – wenn die Behandlungen also länger dauerten, sodass es genügend Zeit gab, dabei den Anleitungen zu folgen –, zu der Meditationsübung noch eine Visualisierungsübung hinzuzufügen, bei der die Patienten sich vorstellten, das Licht habe heilende Wirkung auf ihre Haut.

Unter diesen Bedingungen nahmen wir also eine Pilotstudie in Angriff. Dabei fanden wir heraus, dass die Haut der meditierenden Patientinnen sich im Durchschnitt viel schneller besserte als die der nicht meditierenden. Mit diesem ermutigenden Resultat in der Tasche machten wir uns daran, eine zweite Studie durchzuführen, um uns davon zu überzeugen, dass wir uns auch nichts vormachten. Diesmal sollten mehr Patientinnen und Patienten beteiligt sein, und die Bedingungen sollten strenger kontrolliert werden. Wir wollten zum Beispiel unterschiedliche Methoden zur Beurteilung des Verlaufs der Hautveränderungen benutzen, unter anderem die stärksten Läsionen regelmäßig fotografieren und die Fotos zur unabhängigen Beurteilung zwei Dermatologen vorlegen, die nicht wussten, um welche Patienten es sich handelte und zu welcher Gruppe sie gehörten.

Wieder fanden wir, dass die Haut der Meditierenden schneller heilte als die der Nichtmeditierenden. Diesmal konnten wir auch sagen, um wie viel schneller. Wie die Statistiken zeigten, verschwanden die Hautprobleme bei den Meditierenden beinahe viermal so schnell wie bei den Nichtmeditierenden.* Während diese Studie noch lief, machte Bill Moyers in der Stress Reduction Clinic Aufnahmen für eine Fernsehendung des PBS mit dem Titel *Healing and the Mind*.** Es war frustrierend, dass wir in dieser Sendung nicht über unsere Studie, in der es um

* Kabat-Zinn, Jon et al., *Influence of a mindfulness-based stress reduction intervention on rates of skin clearing in patients with moderate to severe psoriasis undergoing phototherapy (UVB) and photochemotherapy (PUVA).* In: Psychosomatic Medicine, 60 (1998), S. 625–632.

** PBS (Public Broadcasting Service) ist ein von den verschiedenen amerikanischen Fernsehstationen gemeinsam getragener und öffentlich finanzierter Fernsehkanal, der ein im ganzen Land zu empfangendes Kultur- und Erziehungsprogramm von einer für das US-Fernsehen ungewöhnlichen Qualität ausstrahlt; Bill Moyers gehört zu den bekanntesten Moderatoren des PBS (Anm. d. Übers.).

ebendieses Thema ging, sprechen konnten. Sie musste erst mit einer ausreichend großen Zahl von Patienten abgeschlossen sein. Hätten wir die Studie damals schon publik gemacht, hätte dies ihren Ausgang beeinflussen können und die Chancen, sie als wissenschaftliche Studie zu publizieren, verringert. Außerdem warteten wir noch darauf, dass die Zahl der Teilnehmerinnen groß genug würde, um die Daten auswerten und analysieren zu können, sodass wir damals noch nicht wussten, was die Studie ergeben würde. Als wir schließlich genügend Patienten hatten und mit der Datenanalyse beginnen konnten, waren die Dreharbeiten längst abgeschlossen.

Als die Studie dann veröffentlicht wurde, konnten wir öffentlich darüber sprechen und diskutieren, was ihre Ergebnisse über die möglichen Einflüsse des Geistes auf Heilungsprozesse aussagen, zumindest auf Heilungsprozesse wie in diesem Fall.

Weil die Heilung bei den Meditierenden so viel schneller voranschritt als bei der Kontrollgruppe, wurde uns von Fachleuten oft die Frage gestellt: »Was ist denn auf diesen Audiokassetten zu hören?«, so als müsse es eine ganz spezielle Magie geben, die zu diesen Resultaten führte. Doch der Inhalt dieser Kassetten ist ganz gewöhnlich: Sie enthalten nur Achtsamkeitsanleitungen, eine Visualisationsübung und kurze Phasen der Stille dazwischen. Deshalb sage ich manchmal spaßeshalber, es befinde sich nichts auf dem Band, nur Stille und Anleitungen dazu, wie man in der Stille verweilen und sie sich zunutze machen könne. Das ist vom Geist der Sache her wahr, doch unter praktischen Gesichtspunkten muss man in einem Zeitraum von weniger als fünfzehn Minuten und unter den gegebenen Bedingungen (keine Kursstunden, keine Anleiterinnen, keine Hausaufgaben und somit ein ganz anderes Setting als im MBSR) natürlich eine ganze Menge gesprochener Instruktionen geben, um die verschiedenen Aspekte der Meditationspraxis zu behandeln.

Bei den Anleitungen auf der Kassette ging es im Grunde darum, eine tiefe innere Stille und Offenheit sogar jenseits der Anleitungen zu kultivieren, eine Offenheit, in der man sich mit voller Aufmerksamkeit und mit voller Präsenz von Körper und Geist den Momenten in der Lichtbox und dem Licht überlassen konnte, mit der Intention, dass es seinen Zweck erfüllen und die Heilung der Haut begünstigen würde.

Da es sowohl bei der Krankheit als auch bei der Behandlung um die Haut ging, war es nur natürlich, dass die Meditationsanleitungen sich darauf konzentrierten, ein erhöhtes und ausdauerndes Gewahrsein der Hülle des Körpers, also der Haut, zu kultivieren, zu fühlen, wie die Haut »atmet«, und alle Empfindungen wahrzunehmen, die mit der Bestrahlung durch das Licht verbunden waren, also die intensive Hitze, das Gefühl der von der Ventilation um den Körper herum bewegten Luft.

Wenn auch sicherlich Replikationen und weitere Forschung notwendig sind, lieferte unsere Studie doch Hinweise darauf, dass die geistige Ausrichtung einen signifikanten Einfluss auf den Heilungsprozess haben kann. Wir hoffen, dass andere Dermatologinnen unsere Studie wiederholen und sie über den uns damals möglichen Rahmen hinaus erweitern werden, insbesondere da inzwischen neue molekulare Technologien zur Verfügung stehen.

Meiner Ansicht nach spiegeln die Ergebnisse der Studie ein Potenzial wider, das uns allen innewohnt, ein Potenzial, das in unserer Stress Reduction Clinic immer wieder auf unterschiedlichste Weise zum Ausdruck gekommen ist, wenn wir unsere Patienten dazu einluden und ermutigten, aktiv an ihrer Gesundheit und ihrer medizinischen Behandlung mitzuwirken.*

* Der im Vorwort zitierte Brief von Margaret Donald an mich ist ein Beispiel hierfür.

Sei es nun allein in der Lichtbox oder bei der Meditation als einem Teil des Programms der Stress Reduction Clinic, ich betrachte die aktive Einbeziehung der Patientinnen in ihre eigene Gesundheitsfürsorge als Beispiel für das, was wir »partizipatorische Medizin«* nennen könnten, eine Medizin, in der die Ärztin ihre Rolle hat, aber auch der Patient seine Aufgaben und seine Verantwortung wahrnimmt. Manchmal führt diese Kombination von Bemühungen und Absichten zu interessanten Ergebnissen, zu denen es sonst nicht gekommen wäre. Sowohl bei unserer Studie mit den Schuppenflechte-Patientinnen als auch bei den inzwischen gut belegten Wirkungen des MBSR ergibt sich der klinische Nutzen aller Wahrscheinlichkeit aus etwas, was wir *Präsinn* (*Presencing)* nennen könnten,** aus dem verkörperten Gewahrsein von Moment zu Moment, das durch die Kultivierung von Achtsamkeit katalysiert wird.

Die Schuppenflechte-Studie ist ein Beispiel für das, was man heute »integrative Medizin« nennt, da sie Geist/Körper-Interventionen wie die Meditation unmittelbar in konventionellere Behandlungsmethoden integriert. In diesem Falle findet die Geist/Körper-Behandlung (die Meditation und Visualisation) zur gleichen Zeit und am gleichen Ort wie die allopathische Behandlung (die UV-Bestrahlung) statt. Man könnte sagen, dass sie orthogonal zueinanderstehen, im gleichen Raum und zur gleichen Zeit.

Es ist in diesem Kontext interessant, dass die Patienten in der Schuppenflechte-Studie die Kassetten für die geführte Meditation nicht nach Hause mitnahmen, anders bei einem MBSR-Kurs, bei dem von den Patientinnen verlangt wird, dass sie täglich zu Hause mithilfe von Anleitungen auf Kassetten, CDs oder

---

* Vgl. Kabat-Zinn, Jon, Participatory Medicine. In: *Journal of the European Academy of Dermatology,* 14 (2000), S. 239–240.

** Ein Kunstbegriff, der aus den Worten *Presence* (Präsenz) und *Sensing* (Spüren) zusammengesetzt ist (Anm. d. Übers.).

mittlerweile digitalen Geräten üben, praktizieren sie von sich aus und allein auch keinerlei formelle Meditation. Das legt nahe, dass selbst kurze Phasen der Meditation unter den richtigen Bedingungen bereits eine tiefgreifende Wirkung auf den Körper und wahrscheinlich auch auf den Geist haben. Diese möglicherweise enormen Auswirkungen von selbst kurzen Phasen der Achtsamkeitspraxis auf Geist und Körper sind in letzter Zeit in einer ganzen Reihe verschiedener Studien untersucht worden, mit sehr interessanten Ergebnissen.*

Nebenbei sei noch angemerkt, dass MBSR selbst ein weiteres Beispiel für integrative Medizin ist. Zuerst einmal ist die Stress Reduction Clinic ein integraler Bestandteil der Medizinischen Abteilung der Universität. Ärzte aus vielen anderen Abteilungen der Allgemeinmedizin und mit den unterschiedlichsten Spezialisierungen können ihre Patienten dorthin überweisen, wenn sie es als angemessenen Bestandteil des jeweiligen Behandlungsplans betrachten. Zweitens werden ihre Dienste als gut abgestimmte Ergänzung zu den anderen Behandlungen angeboten, denen sich die Patientinnen bereits unterziehen. Man könnte sagen, dass die integrative Medizin ein Vorbote dessen ist, was man in der Zukunft einmal schlichtweg gute Medizin nennen wird. In vielen Krankenhäusern und für viele Patienten ist diese Zukunft in gewissem Ausmaß bereits Gegenwart. Um noch einen Schritt weiterzugehen wurde in der medizinischen Fakultät an der Universität von Massachusetts im Jahr 2017 die unseres Wissens weltweit erste Abteilung für Achtsamkeit innerhalb einer medizinischen Fakultät gegründet.

---

* Siehe zum Beispiel Zeidan, F. et al., *Mindfulness Meditation Improves Cognition: Evidence of Brief Mental Training*. In: Consciousness and Cognition, 19 (2), 2010, S. 597–605.

Unsere Studie über Heilung und Bewusstsein an Menschen mit Schuppenflechte hat eine Reihe von Implikationen. Die offensichtlichste davon ist, dass der Geist, zumindest unter bestimmten Umständen, den Heilungsprozess positiv beeinflussen kann. Etwas, was die Schuppenflechte-Patientinnen in der Meditationsgruppe taten, dachten, hofften oder praktizierten, war mit größter Wahrscheinlichkeit dafür verantwortlich, dass sich der Zustand ihrer Haut schneller verbesserte. Es mag die Meditationspraxis an sich gewesen sein oder die Visualisation, es mögen die Erwartungen, die Überzeugungen, die Absichten der Patienten gewesen sein oder eine Kombination aus all dem. Das können wir erst mit Sicherheit sagen, wenn weitere Studien durchgeführt werden. Doch was immer der beschleunigten Verbesserung zugrunde lag, wir können sagen, dass es auf irgendeine Weise mit den Aktivitäten des Geistes zu tun hatte.

Eine andere Implikation könnte sein, dass durch partizipatorische Medizin in manchen Fällen sehr viel Geld eingespart werden kann. Unsere Studie war im Grunde gleichzeitig eine Kosteneffizienzstudie. Schnelle Heilung bedeutet, dass weniger Behandlungen bis zur Hautklärung nötig sind und deshalb geringere Behandlungskosten für die Meditierenden anfallen. Da die Gesundheitsfürsorge und das ganze System der medizinischen Versorgung unter einer Kostenexplosion leiden, könnte diese Beteiligung der Patientinnen an ihrem Heilungsprozess dort, wo es möglich und angemessen ist, zu einer deutlichen und nachhaltigen Reduzierung der Gesundheitskosten führen, zu einer merklich größeren Zufriedenheit der Patienten mit ihrer medizinischen Versorgung sowie zu einer größeren allgemeinen körperlichen und psychischen Gesundheit und zu mehr Wohlergehen in unserer Gesellschaft.

Hinzu kommt in obigem Beispiel noch, dass ultraviolettes Licht ja an sich ein Risikofaktor für Hautkrebs ist; weniger

Behandlungen würden also bedeuten, dass die Haut weniger UV-Strahlung ausgesetzt ist und das Risiko von Hautkrebs als Nebenwirkung der Phototherapie verringert wird.

Da Schuppenflechte ein Beispiel für unkontrollierte Zellvermehrung ist, die in gewisser Weise dem Krebs verwandt ist – tatsächlich scheinen manche der für die Schuppenflechte relevanten Gene auch eine Rolle für das basale Zellkarzinom zu spielen – lässt der Beweis, dass der Geist die Hautklärung bei Schuppenflechte positiv beeinflussen kann, die Vermutung zu, dass ähnliche Meditationsübungen und ähnliche Motivationen auch die viel gefährlichere unkontrollierte Zellvermehrung bei Hautkrebs positiv beeinflussen könnten.

Da die Meditierenden während der Behandlung in der Lichtbox allein waren, nur einer Kassette mit geführten Meditationen zuhörten und die Person, die die Kassette erstellt hatte, niemals persönlich trafen, wird man die Resultate unserer Studie wohl auch nicht sozialer Unterstützung zuschreiben können, einer wohlbekannten und sehr machtvollen Einflussgröße im Hinblick auf unsere Gesundheit, die sich aus dem Gefühl ergibt, zu einer größeren Gruppe von Menschen zu gehören, sei es eine Familie oder eine Kirchengemeinde, eine ethnische oder eine kulturelle Gruppe oder selbst die Zugehörigkeit zu einer temporären Gruppe wie etwa der Gruppe der Teilnehmerinnen an einem MBSR-Kurs. Aufgrund der Gesamtsituation bei der Phototherapie-Behandlung, bei der die Patienten, während sie sich in der Lichtbox befinden, sowohl voneinander als auch von den Krankenschwestern und Ärztinnen isoliert sind, sind die Resultate den inneren mentalen Bemühungen und der Einstellung der einzelnen Patienten zuzuschreiben.

Wie viel soziale Unterstützung kann es schließlich geben, während man nackt und ganz allein in einer zylindrischen Lichtbox eingeschlossen dasteht, mit einer schwarzen Schutzbrille auf der Nase und einem Kopfkissenbezug über dem Kopf?

In einer ähnlichen Studie wurde nicht die Achtsamkeitspraxis Einzelner untersucht wie in der Schuppenflechte-Studie, sondern das in der Gruppe durchgeführte MBSR-Programm mit einer aktiven Kontrollintervention verglichen, die in allen Aspekten dem MBSR glich, bis auf das Achtsamkeitstraining an sich. In dieser Studie ging es um etwas, was man neurogene Entzündung nennt. Anstatt Menschen mit einer chronischen entzündlichen Hauterkrankung wie Schuppenflechte zu untersuchen, induzierten die Forscherinnen eine schmerzfreie Entzündungsreaktion im Labor, indem sie Capsaicin, den in Chilischoten enthaltenen Wirkstoff, der für ihre Schärfe sorgt, unter die Haut der Studienteilnehmer injizierten. Nachdem die Haut in Reaktion darauf eine oberflächliche (schmerzlose) Blase entwickelte, wurde die Größe dieser Blase systematisch gemessen und die Flüssigkeit in dem entzündeten Hautbereich auf Bestandteile getestet, die Entzündungen begünstigen, die sogenannten entzündungsfördernden Zytokine. Diese Studie wurde von Melissa Rosenkranz geleitet, einer Wissenschaftlerin an der Universität von Wisconsin, die zu dieser Zeit Richard Davidsons Arbeitsgruppe angehörte, und sie konnte zeigen, dass bei denjenigen Menschen, die an einem MBSR-Kurs teilnahmen, der Rückgang der entzündungsfördernden Zytokine größer war als bei den Menschen in der Kontrollgruppe.*

In einer ähnlichen Studie mit Menschen, die seit langer Zeit Achtsamkeit praktizierten, in etwa neuntausend Stunden im Verlauf ihres bisherigen Lebens – denken Sie daran, dass sich die Teilnehmer in der Schuppenflechte-Studie jeweils nur für einige Minuten in der Lichtbox befanden, und das drei Mal in

* Vgl. Rosenkranz, M. et al., *A comparison of mindfulness-based stress reduction and an active control in modulation of neurogenic inflammation.* In: Brain, Behavior, and Immunity, 27, 2013, S. 174–184.

der Woche über einige Wochen hinweg, und dass sie damit insgesamt höchstens eine oder zwei Stunden Praxiszeit während der Studiendauer hatten – konnte Melissa Rosenkranz zeigen, dass erfahrene Meditierende ebenfalls kleinere entzündete Flächen in Reaktion auf die induzierte Blase hatten.* Interessanterweise nahmen diese Menschen während des Studienverlaufs nicht an einem Meditationskurs oder Retreat teil. Das deutet darauf hin, dass eine regelmäßige und beständige Achtsamkeitspraxis Entzündungen reduziert, und zwar nicht nur während intensiven Zeiten der Meditation, wie man sie beispielsweise in einem MBSR-Kurs hat. Mit anderen Worten, wenn man in seinem Leben regelmäßig Achtsamkeit kultiviert, wird man weniger anfällig für entzündliche Prozesse im Körper. Da es deutliche Hinweise darauf gibt, dass Entzündungen möglicherweise vielen verschiedenen chronischen Krankheiten zugrunde liegen, kann man annehmen, dass die Integration von Achtsamkeit ins alltägliche Leben und die Entwicklung einer regelmäßigen formalen Meditationspraxis ein effektiver Weg sein könnte, im gesamten Leben für mehr Gesundheit zu sorgen, insbesondere in stressigen Phasen. Das liefert weitere Hinweise darauf, wie wichtig es ist, effektive Maßnahmen zu ergreifen, um den stressreichen Umständen etwas entgegenzusetzen, die oft einen so großen Teil unseres Lebens ausmachen.

---

* Rosenkranz, Melissa et al., *Reduced stress and imflammatory responsiveness in experienced meditatiors compared to a matched healthy control group.* In: Psychoneuroendocrinology, 68, 2016, S. 117-125.

Glück erforschen: Meditation, das Gehirn und das Immunsystem

In Zusammenarbeit mit Richard Davidson von der University of Wisconsin in Madison führten wir eine weitere Studie zu den Auswirkungen von Achtsamkeit auf Wohlergehen und Gesundheit durch. Bei dieser Studie wurden die Auswirkungen von MBSR selbst untersucht, wobei die Menschen natürlich in relativ großen Gruppen Meditation erlernen und praktizieren, und zwar unter Anleitung einer Lehrerin und nicht isoliert in einer Lichtbox wie in der Schuppenflechte-Studie, in der sie die Anleitungen nur auf einer Kassette erhielten.

Stellen Sie sich einmal Folgendes vor: Die Angestellten eines hochmodernen Biotechnologie-Unternehmens in Madison wurden dazu eingeladen, an einer Studie darüber teilzunehmen, wie Meditation die Reaktion des Gehirns und des Immunsystems auf Stress beeinflusst. Ganz zu Beginn wurden diejenigen, die sich für den Versuch gemeldet hatten, im Labor vier Stunden lang einem Test unterzogen, in dem verschiedene Aspekte der Gehirnfunktion bewertet wurden, während die Personen einer Reihe emotionaler Reize ausgesetzt wurden und verschiedene angenehme oder stressige Aufgaben erfüllen sollten. Nach diesen anfänglichen Tests wurden die Teilnehmer nach dem Zufallsprinzip in zwei

Gruppen eingeteilt. Die erste Gruppe nahm an dem achtwöchigen MBSR-Programm teil, das im Frühherbst desselben Jahres begann. Die zweite Gruppe wartete darauf, im Frühjahr des kommenden Jahres an dem Programm teilzunehmen. Nach Abschluss des Herbstprogramms wurden die Teilnehmerinnen beider Gruppen, also jene, die das Programm mitgemacht hatten, und jene, die es noch vor sich hatten, wiederum im Labor demselben Test unterzogen. Vier Monate nach dem zweiten Test wurden dann alle ein drittes Mal getestet.

In der Studie war die zweite Gruppe eine sogenannte Wartelisten-Kontrollgruppe, sodass wir die Resultate derjenigen, die an dem MBSR-Kurs teilgenommen hatten, mit den Resultaten jener vergleichen konnten, die noch nicht teilgenommen hatten. Auch wenn es theoretisch eine gute Idee gewesen wäre, bei der Frühjahrsgruppe ebenfalls die Wirkung des MBSR-Kurses zu messen, taten wir das nicht, weil dies der erste Anlauf zu einer solchen Studie war und die ganze Prozedur zu zeitaufwendig und zu teuer geworden wäre.

Das besagte Unternehmen ist ziemlich progressiv, und ohne die Unterstützung der Geschäftsführerin hätte die Studie nicht durchgeführt werden können. Sie gestattete, dass der Kurs während der Arbeitszeit innerhalb des Unternehmens angeboten wurde. Allerdings mussten die zweieinhalb Stunden pro Woche, die die Teilnehmer in dem Kurs verbrachten, irgendwie wieder hereingeholt werden. Das setzte die im Herbst an dem MBSR-Programm teilnehmende Gruppe potenziell einem größeren Stress aus als die Wartelisten-Kontrollgruppe, da die Teilnehmerinnen ihre Zeitpläne ändern mussten, um die zusätzlichen Kursstunden darin unterzubringen.

Zusätzlich hatten alle Teilnehmer beider Gruppen noch den Stress, sich drei Mal jeweils vier Stunden lang in Dr. Davidsons Labor für affektive Neurowissenschaft einzufinden. Die Testpersonen mussten mit einem Elektrodenhelm für das EEG (Elektroenzephalogramm) auf dem Kopf in einem dunklen Raum sitzen, ohne etwas essen und trinken oder auf die Toilette gehen zu können, während die Technikerinnen sie einer ganzen Reihe stressreicher und emotional herausfordernder Tests unterzogen, um zu sehen, wie ihr Gehirn mit all dem umging. Manche dieser Tests, die zum Beispiel darin bestanden, unter Zeitdruck in Dreierschritten von hundert rückwärts zu zählen, während andere Personen die Gehirnfunktionen überwachten, konnten regelrecht beschämend sein.

Lassen Sie mich den Hintergrund ein wenig erläutern: Der Cortex Cerebralis, die Großhirnrinde, ist der größte Teil unseres Gehirns. Dieser Teil, der sich zuletzt entwickelt hat und an all unseren kognitiven Fähigkeiten höherer Ordnung und an der Verarbeitung von Gefühlen beteiligt ist, besitzt zwei Hemisphären, eine linke und eine rechte. Neben zahllosen anderen Funktionen kontrolliert die linke Gehirnhälfte die motorischen und sensorischen Funktionen auf der rechten Seite des Körpers und die rechte Gehirnhälfte kontrolliert diese Funktionen auf der linken Körperseite.

Jahrzehntelange Forschungen von Dr. Davidson und seinen Kolleginnen sowie von anderen Wissenschaftlern haben gezeigt, dass es in Bezug auf den Gefühlsausdruck eine ähnliche Asymmetrie zwischen der linken und der rechten Gehirnhälfte gibt. Aktivitäten in spezifischen Regionen auf der linken Seite des frontalen und präfrontalen Kortex (der Region des Gehirns, die sich mehr oder weniger hinter der Stirn befindet) pflegen mit dem Ausdruck positiver Gefühle wie Glück, Freude, Energiegeladenheit und Wachheit assoziiert zu sein. Im Gegensatz dazu scheinen Aktivitäten in ähnlichen Regionen auf der rechten Seite mit dem Ausdruck schwieriger und verstörender Gefühle wie Angst und Traurigkeit verbunden zu sein. Jede von uns hat eine Art Angelpunkt ihres

Temperaments, der durch die grundlegende Ratio zwischen den beiden Seiten definiert ist und für ihre emotionale Disposition und ihr Temperament charakteristisch ist. Bevor diese Studie durchgeführt wurde, nahm man an, dass dieser Angelpunkt für die Lebenszeit eines Menschen ziemlich festgelegt sei.

Interessanterweise wird eine rechtsseitige Aktivierung in diesen frontalen Regionen der Gehirnrinde im Allgemeinen mit **Vermeidung** assoziiert. Das gilt nicht nur für Menschen, sondern für Primaten im Allgemeinen und vielleicht auch für andere Säugetierarten wie etwa Nagetiere. Andererseits verbindet man linksseitige Aktivierung mit **Annäherung** und mit lustbetonten Reaktionen. Annäherung und Vermeidung... zwei der grundlegendsten Verhaltensmuster aller lebenden Systeme, selbst von Pflanzen, die ja nicht einmal ein Nervensystem besitzen. Diese beiden Muster gehören zu denen, die uns am meisten prägen, da sie für jegliches Leben so grundlegend sind, aber auch da sie durch Erfahrung und soziale Normen so stark konditioniert werden. Deshalb können wir so leicht von unseren gewohnheitsmäßigen und unbewussten Gefühlsreaktionen auf verschiedene Ereignisse in unserem Leben gefangen oder gar zur Geisel genommen werden, je nachdem, wie wir die Dinge, die uns widerfahren, interpretieren. Wenn wir ein Ereignis oder eine Situation als bedrohlich, gefährlich oder feindlich erleben, dann neigen wir dazu, sie instinktiv zu vermeiden, da unsere primäre Motivation das Überleben ist und unsere Konditionierung noch zu dieser instinktiven Reaktion beiträgt. Wenn ein Ereignis oder eine Situation andererseits als angenehm wahrgenommen wird – sei es nun etwas Gutes zu essen, eine erfreuliche soziale Situation oder einfach nur Umstände, die uns ein wenig Seelenfrieden versprechen, dann tendieren wir dorthin, denn angenehme Erfahrungen bringen das Verlangen nach weiteren angenehmen Erfahrungen hervor oder auch den Wunsch, herauszufinden, welche Dinge uns ein gewisses Maß an Lust bereiten können. Könnte man zeigen, dass wir durch Achtsamkeit ein gewisses Maß an weiser Kontrolle über diese eingefleischten und zutiefst konditionierten Gefühlsreaktionen ausüben können, dann würde das darauf hinweisen, dass Achtsamkeit den Menschen zu helfen vermag, effektiver mit gewissen sehr grundlegenden emotionalen und motivierenden Konditionierungen umzugehen, die mit Festhalten und Zurückweisen verbunden sind und praktisch auf alles abfärben, was wir tun.

Aus all diesen Gründen waren wir sehr gespannt darauf, zu sehen, was nach acht Wochen MBSR-Schulung mit diesem Angelpunkt des Temperaments im Gehirn – also mit der Ratio zwischen rechtsseitiger und linksseitiger Aktivierung in spezifischen Regionen des frontalen und präfrontalen Kortex – geschehen würde, besonders in einer stressreichen Arbeitssituation. Würden die Menschen lernen, besser mit Stress umzugehen? Würden sich solche Veränderungen im Gehirn widerspiegeln? Würden wir eine Korrelation solcher Veränderungen mit biologisch signifikanten Indikatoren für Gesundheit, etwa mit der Reaktionsbereitschaft des Immunsystems auf die Konfrontation mit einem Virus, aufzeigen können? Das waren Fragen, auf die wir mit dieser Studie eine Antwort finden wollten. Doch bevor wir zu den Ergebnissen der Studie kommen, lassen Sie uns kurz einige der Herausforderungen betrachten, welche die Durchführung einer solchen Studie mit sich bringt.

Wir machten uns von Beginn des Planungsprozesses an viele Gedanken darüber, ob es angemessen sei, eine solch umfängliche und teure Studie mit berufstätigen Menschen durchzuführen, die im Grunde gesund waren und in einem geradezu fantastischen Umfeld arbeiteten. Die klinischen Wirkungen von MBSR waren bisher nur im Kontext eines Krankenhauses nachgewiesen worden, mit Patientinnen, die an chronischen Krankheiten und allen möglichen Schmerz- und Stresszuständen litten. Diese Patienten wurden uns von ihren Ärzten eben wegen dieser medizinischen Befunde überwiesen, und so waren sie potenziell sehr viel stärker motiviert, sich mit vollem Engagement auf die Übung der Meditation und die Kultivierung von Achtsamkeit einzulassen als eine Gruppe von Angestellten, die sich einfach freiwillig zur Teilnahme an dieser Forschungsstudie gemeldet hatten. Ihre Motivation bestand einerseits in dem Wunsch, zur Erweiterung unseres wissenschaftlichen Verständnisses des Gehirns und der Gefühle beizutragen, andererseits aber auch in der Hoffnung, für sich selbst etwas aus dem Erlernen neuer Methoden zum Umgang mit Stress zu gewinnen. Allerdings machte ich mir Sorgen, dass diese Motivationen vielleicht nicht von der gleichen Größenordnung sein würden wie die Motivation der Patientinnen, die in unsere Stress Reduction Clinic kamen, eine Motivation, die auf starker emotionaler und körperlicher Überlastung durch eine Krankheit, gekoppelt mit einem alles durchdringenden Unwohlsein, beruhte, mit anderen Worten: auf dem ständigen Kampf dieser Patienten mit chronischem Stress, Schmerzen und Krankheit. Würden die Angestellten dieses Unternehmens motiviert genug sein, tatsächlich zu üben, statt nur so zu tun als ob?

Als man uns bei unserem ersten Besuch eine VIP-Führung durch das Unternehmen gab, hatten wir tatsächlich ernste Zweifel daran, ob die Angestellten, Wissenschaftler, Techniker, Manager und anderen Mitglieder der Belegschaft, die vielleicht als Testpersonen an der Studie teilnehmen würden, angesichts des offensichtlich so stressfreien Arbeitsklimas überhaupt irgendwelchen nennenswerten Stress erlebten. Hier waren wir also: kurz davor, eine kostspielige Studie zu beginnen, ohne irgendwelche Pilotdaten, die darauf hinwiesen, dass es in dieser Umgebung überhaupt eine positive Reaktion auf das MBSR-Programm geben würde, sowohl was die Motivation der freiwilligen Teilnehmerinnen anging, während der Studie bei der Sache zu bleiben und ernsthaft Meditation zu praktizieren, als auch was die Frage betraf, ob die Teilnehmer bei ihrem offenbar sehr niedrigen Stressniveau überhaupt von dem Programm profitieren würden. Ihre Arbeitsumgebung schien fast zu gut, um wahr sein zu können, und das hätte sich für unsere Studie unter Umständen nicht gerade als ein Vorteil erweisen können.

Gleichzeitig waren wir uns natürlich darüber im Klaren, dass Menschen nun einmal Menschen sind, dass Arbeit Arbeit ist, und dass der menschliche Geist der menschliche Geist ist. Also vermuteten wir, dass es auch in dieser Umgebung mehr Stress geben könnte, als nach außen hin sichtbar war. Und wie sich herausstellte, war das tatsächlich der Fall.

Kommen wir nun auf die Studie selbst zurück. Am Ende ließ sie doch einige interessante Dinge erkennen.* Vor der Meditationsschulung waren die beiden Gruppen hinsichtlich der Muster ihrer Gehirnaktivierung nicht zu unterscheiden. Nach acht Wochen Achtsamkeitsschulung ließ die Gruppe der Meditierenden eine deutliche Verschiebung hin zu einem größeren Anteil an linksseitiger Aktivierung in gewissen Regionen erkennen, während es bei der Kontrollgruppe tatsächlich eine Verschiebung in die Gegenrichtung, also hin zu rechtsseitiger Aktivierung gab.**

* Davidson, Richard et al., *Alterations in Brain and Immune Function Produced by Mindfulness meditation.* In: Psychosomatic Medicine, 65 (4), 2003, S. 564–570.

** Auch wenn wir es nicht mit Sicherheit sagen können, interpretierten wir diese Verschiebung der Ratio bei der Kontrollgruppe in die andere Richtung als ein Resultat von zunehmender Frustration darüber, dass sie ein zweites und ein drittes Mal ins Labor gehen mussten, um sich dort Stress aussetzen zu lassen, während Wissenschaftler in ihr Gehirn hineinsahen. Eine solche Frustration würde sich als eine höhere rechtsseitige Aktivierung gegenüber der linksseitigen manifestieren.

Der höhere Grad der Aktivierung in den linken Frontalregionen der Gehirnrinde bei den Meditierenden im Vergleich zu den Versuchspersonen der Kontrollgruppe zeigte sich in einem bleibenden Grundzustand und in der Reaktion auf verschiedene stressreiche Aufgaben. Diese Veränderungen im Gehirn gingen mit einer Verschiebung hin zu positiveren Emotionen und einer effektiveren Verarbeitung schwieriger Emotionen unter Stress einher.

Wir stellten auch fest, dass die Verschiebung in der Ratio zwischen linksseitiger und rechtsseitiger Aktivierung, die wir bei den Meditierenden nach acht Wochen MBSR-Schulung beobachteten, noch weitere vier Monate anhielt, während bei der Kontrollgruppe keine solche Veränderung beobachtet wurde. Das wies darauf hin, dass das, was man bisher für ein im Gehirn angelegtes und gewissermaßen festgelegtes Temperament bei der Kontrolle und Regulierung von Gefühlen gehalten hatte, vielleicht doch nicht so festgelegt ist und sich durch die Kultivierung von Achtsamkeit verändern lässt.

Diese neurologischen Befunde am Ende des Kurses und nach den darauffolgenden vier Monaten stimmten mit den persönlichen Aussagen der Meditierenden überein, die von einer geringeren Neigung zu Angstreaktionen und weniger mentalen und physischen Reaktionen auf Stress berichteten, sowohl zur Zeit der beiden Tests als auch im Vergleich zu ihrem Zustand vor Beginn der Studie.

Zudem gaben wir allen Teilnehmerinnen in beiden Gruppen am Ende des Kurses eine Grippeimpfung, um zu sehen, wie das Immunsystem reagiert. Würden die Meditierenden eine stärkere Immunreaktion als die Kontrollgruppe zeigen, eine Reaktion, die sich an der Menge der produzierten Antikörper gegen die mit der Impfung verabreichten Grippeviren ablesen ließe? Sie zeigten tatsächlich eine stärkere Immunreaktion. Und nicht nur das. Als wir den Grad der Veränderung im Gehirn (die Verschiebung von rechts nach links) in Relation zur Antikörperreaktion im Immunsystem der Meditierenden setzten, fanden wir eine lineare Relation zwischen den beiden. Je höher die Veränderung im Gehirn, desto stärker war auch die Immunreaktion. Bei der Kontrollgruppe gab es keine solche Relation.

Was bedeutet das nun alles? Es weist darauf hin, dass die Teilnahme an einem MBSR-Programm und einer Schulung in Achtsamkeit und ihre Anwendung im Alltag messbare Konsequenzen haben, die für die geistige und körperliche Gesundheit von Bedeutung sein können. Es zeigt auch, dass Menschen sich in einem solchen Programm engagieren und, zumindest kurzfristig gesehen, davon profitieren können, während sie unter einigermaßen stressreichen Bedingungen ihrer Arbeit nachgehen.

Es ist außerdem ein Hinweis darauf, dass Meditationstraining sich zumindest auf einige der Regelkreise im Gehirn auswirkt, die für die Emotionsverarbeitung verantwortlich sind. Das ist ein Beispiel für die tiefgreifende Neuroplastizität des Gehirns, also seine Fähigkeit, sich in Reaktion auf Lebenserfahrungen und Trainings zu verändern. In der Zeit, die seit unserer Studie vergangen ist, haben Richard Davidson und seine Kolleginnen am Center for Healthy Minds eine enorme Anzahl an weiteren Studien an meditierenden Menschen durchgeführt, zumeist an Mönchen und Nonnen, die in ihrem Leben bereits Zehntausende Stunden meditiert hatten. Diese Studien und deren spektakuläre Ergebnisse sind in dem Buch *Altered Traits* von Daniel Goleman und Richard Davidson beschrieben. Wie Sie darin lesen können, ist noch immer nicht ganz klar, welche Bedeutung der Verschiebung von rechts nach links beizumessen ist, die wir in unserer Studie infolge des MBSR-Trainings beobachtet haben, da diese Studie nie repliziert oder der Effekt an Langzeit-Meditierenden festgestellt wurde. Es mag sich um eine tatsächliche Auswirkung gehandelt haben, aber es wird noch sehr viel mehr Forschung notwendig sein, um die Bedeutung unserer vorläufigen Befunde zu klären.*

Unsere Studie lieferte erste Hinweise darauf, dass die Praxis von Achtsamkeit dazu führen kann, dass ein Mensch sich weniger in destruktive Gefühle verstrickt und diesen ausgeliefert ist, dass sie uns zu größerer emotionaler Intelligenz und Ausgewogenheit und letztlich auch zu größerem Glück prädisponiert, neben den verschiedenen positiven Auswirkungen auf das Immunsystem. Dieses Glück, auf Aristoteles zurückgehend manchmal *Eudaimonie* genannt, ist vielleicht so tief und so sehr ein Teil unserer Natur, dass es wie die Sonne ist, die immer scheint. Allerdings kann auch die uns angeborene Befähigung zum Glücklichsein durch Wolken und Unwetter überschattet werden, durch die oft stark konditionierten Wetterbedingungen unseres eigenen Geistes. Aber genau so, wie die Sonne durch die Wetterbedingungen auf der Erde nicht beeinflusst wird, so mag die uns angeborene Glücksfähigkeit von den Ursachen und Bedingungen, die in unserem Alltagsleben um uns herum wirbeln, unbeeinflusst bleiben, auch wenn wir uns nicht immer daran erinnern, dass dem so ist. Die uns innewohnende Glücksfähigkeit mag angesichts der ganzen Katastrophe nicht immer offensichtlich sein, doch wie diese Studie zu zeigen scheint, ist sie immer zugänglich, und wenn wir uns in Achtsamkeit üben, können wir mit ihr in Kontakt kommen, sie uns erschließen und immer mehr zu einem Teil unseren täglichen Lebens machen.

---

* Kral, Tammi et al., *Impact of short- and long-term mindfulness meditation training on amygdala reactivity to emotional stimuli.* In: NeuroImage 181, 2018, S. 301–313.

Homunkulus

Wir sind diesem seltsamen Wort (lateinisch für »Männlein«, wir könnten auch sagen »Menschlein«) schon früher begegnet, nämlich im Zusammenhang mit Francis Cricks Behauptung, dass es keinen solchen »kleinen Mann« in unserem Kopf gibt, der für unser Bewusstsein verantwortlich ist und die Tatsache, dass wir Bewusstsein besitzen, erklären könnte – auch wenn es sich manchmal so anfühlen mag, wenn wir uns in die Empfindung von »ich, mich und mein« verstricken und nicht so recht darauf achten, von wem wir da sprechen und wer diese Gedanken (oder unsere Gedanken im Allgemeinen) denkt.

Es gibt in Ihrem Kopf ganz gewiss kein irgendwie geartetes »Menschlein«, das Ihre Wahrnehmungen wahrnimmt, Ihre Gefühle fühlt und Ihr Leben lenkt. Es gibt allerdings die nicht zu leugnende Tatsache und Erfahrung von Gewahrsein, von Bewusstsein – aber das ist, wie wir gesehen haben, ein großes Mysterium; außerdem ist es im Grunde unpersönlich, solange wir nicht darauf bestehen, an unserer konventionellen Wahrnehmung unserer selbst als unabhängige Wesenheiten festzuhalten, auch wenn sich diese bei näherer Nachforschung eher als illusorisch denn als wirklich erweist.

Doch interessanterweise spielt ebendieses Wort »Homunkulus« dennoch eine wichtige Rolle in der Gehirnforschung.

Es wird verwendet, um bestimmte Landkarten des Körpers im Gehirn zu beschreiben, wie wir sie in den folgenden Abbildungen sehen können.

Dieses Thema ist bereits im Zusammenhang mit dem Body-Scan angeklungen (siehe Band 2: *Wach werden*).

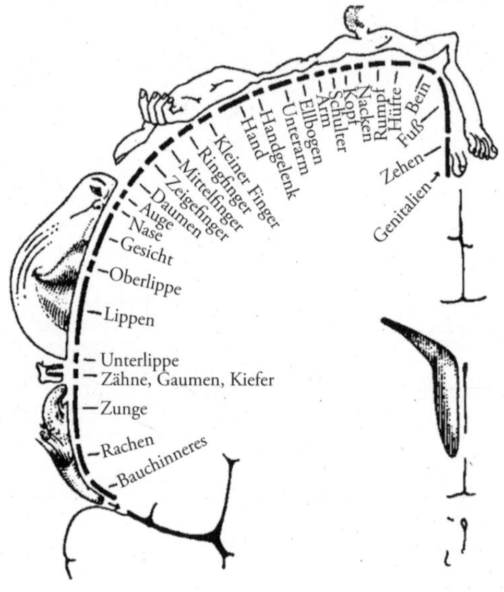

Der sensorische Homunkulus: Darstellung einer proportionalen somatooptischen Repräsentation im somatosensorischen Kortex. (Nach Wilder Penfield und Theodore Rasmussen, *The Cerebral Cortex of Man*. New York: Macmillan, 1950.)

In Ihrem Gehirn gibt es etwas, was wir eine Reihe topologischer Karten nennen könnten, die Ihren gesamten Körper abbilden. Sie sind in dem Sinne Pläne, dass so gut wie jede Region der Oberfläche des Körpers und der darunterliegenden Muskulatur eine korrespondierende Region im Gehirn hat, mit der sie verbunden ist und in einer engen wechselseitigen Beziehung steht.

Es ist schon interessant genug, nur über diese Tatsache nachzudenken, aber noch viel interessanter, sie von der Erfahrung her zu erkunden. Das ist etwa so, als hätte der Stadtplan der Stadt, in der Sie zu Hause sind, direkte Verbindungen von jedem einzelnen Punkt auf dem Stadtplan zu dem entsprechenden Ort in der Stadt selbst. Eine ziemlich ungewöhnlicher Plan! Und mehr

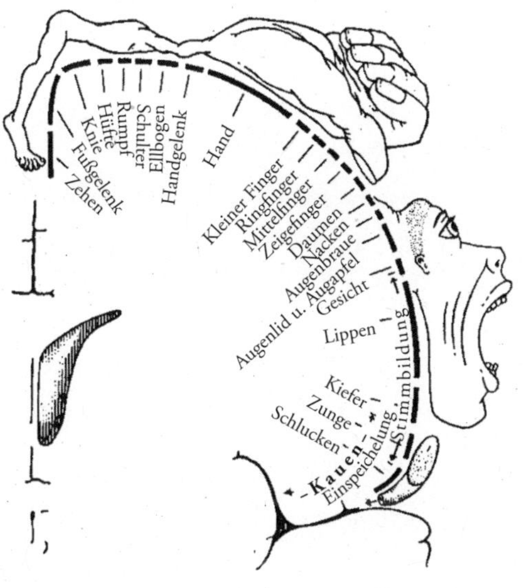

Der motorische Homunkulus: Darstellung einer proportionalen somatooptischen Repräsentation im primären motorischen Kortex. (Nach Wilder Penfield und Theodore Rasmussen, *The Cerebral Cortex of Man*. New York: Macmillan, 1950.)

noch: Wenn Sie den Stadtplan nicht hätten, hätten Sie auch keine Stadt. Die Möglichkeiten der Technologie im Bereich der virtuellen Realität werden dem Zusammenwirken des Plans und des Erlebens eine völlig neue Dimension hinzufügen, indem es möglich werden wird, jedes nur erdenkliche Territorium zu simulieren. Man könnte sagen, dass die Evolution dies vor Millionen von Jahren herausgefunden hat und es auf vielerlei Ebenen stetig weiter verfeinert, einschließlich der unserer Technologien. Doch am wertvollsten für unser Leben und unsere Gesundheit ist das Potenzial, das in der Kultivierung von mehr Bewusstsein in unserem Gewahrsein liegt – in unserem Körper und allem anderen in dem Universum unserer Erfahrung.

Eine der topologischen Karten in der Gehirnrinde betrifft den Tastsinn, den Sinn der Berührung. Auf einer weiteren Karte finden sich all die Gebiete des Körpers, die mit willkürlicher Bewegung zu tun haben. Der Berührungssinn ist in einer Region des Gehirns lokalisiert, die man den *somatosensorischen Kortex* nennt; er erstreckt sich in einem Band über die Gehirnrinde, von einer Seite des Gehirns bis zur anderen. Die willkürliche Bewegung ist im sogenannten *motorischen Kortex* lokalisiert, der hinter der Frontalregion liegt; er erstreckt sich ebenfalls in einem Band gleich vor dem *somatosensorischen Kortex*, ist von diesem jedoch durch eine der tiefen Spalten im Gehirn getrennt. Entsprechend den anderen Sinnen, dem Sehen, Hören, Riechen und Schmecken, gibt es andere spezialisierte Gehirnregionen, die primär für diese Sinne verantwortlich sind. Der visuelle Kortex zum Beispiel liegt im hinteren Bereich des Gehirns (der *Okzipitalregion*), der auditive Kortex, der für das Hören zuständig ist, auf den Seiten des Gehirns (den *Temporallappen*). Da bei Berührung und Bewegung jedoch sämtliche Regionen des Körpers beteiligt sind, sind ihre Landkarten im Gehirn das, was man die *Homunkuli* nennt. Wenn man diese Karten oder Pläne – die die Körperoberfläche und die willkürliche Muskulatur widerspiegeln, über den entsprechenden Gehirnregionen proportional zu den Regionen, die sie kontrollieren, darstellt – dann erhält man die verzerrten Figuren, die in den obenstehenden Abbildungen zu sehen sind.

Tatsächlich gibt es sowohl für den sensorischen Homunkulus als auch für den motorischen Homunkulus jeweils zwei Karten, eine für jede Gehirnhälfte. Als wir im vorigen Kapitel, in dem es um unsere Studie über die Wirkung von Achtsamkeitsschulung auf das Gehirn und das Immunsystem ging, von der Gehirnrinde sprachen, sagten wir, dass der Kortex zwei Hauptteile hat, nämlich die linke Hemisphäre und die rechte Hemisphäre, die in mancher Hinsicht auf unterschiedliche Funktionen spezialisiert sind.

Bei den topologischen Karten sowohl für den Sinn der Berührung als auch für die Bewegung ist die Karte in der linken Hemisphäre jeweils mit der rechten Seite des Körpers verbunden (oder, so könnten wir sagen, kontrolliert diese), und die Karte in der rechten Hemisphäre ist für die linke Körperseite zuständig.

Die Karten für den somatosensorischen und den motorischen Kortex wurden erstmalig in den Vierziger- und Fünfzigerjahren von dem kanadischen Neurochirurgen Wilder Penfield in Montreal erstellt. Er fand heraus, dass es möglich ist, proportionale Repräsentationen des Körpers auf der Grundlage der Größe jedes Bereichs im Gehirn, der für eine bestimmte Körperregion zuständig ist, zu zeichnen. Auf diese Weise erhalten wir tatsächlich das Bild eines kleinen Mannes (beziehungsweise einer kleinen Frau), wenngleich diese Figur entsprechend der Dichte der motorischen oder sensorischen Neuronen, die verschiedene Körperregionen innervieren, stark verzerrt ist.

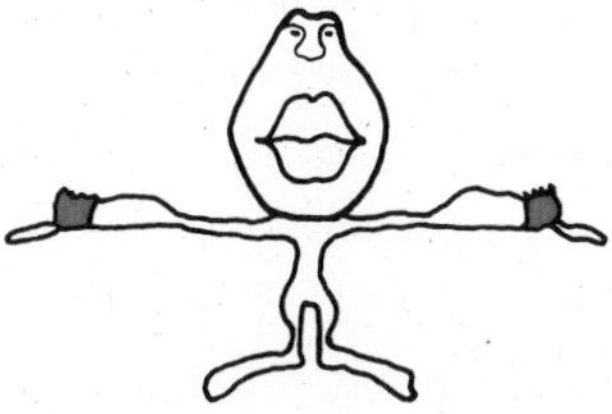

Interessanterweise entdeckte Penfield diese Landkarten des Körpers im Gehirn durch seine Gehirnoperationen an mehr als eintausendzweihundert wachen (d. h. nicht narkotisierten) Patientinnen, die an Formen von Epilepsie litten, welche sich mit Medikamenten nicht kontrollieren ließen. Mit Erlaubnis seiner Patienten, die bei der Operation bei vollem Bewusstsein waren, benutzte Penfield eine Elektrode, um verschiedene Regionen des freigelegten Kortex zu stimulieren (das freigelegte Gehirn spürt keinen Schmerz, da es auf der Oberfläche des Gehirns keine Nervenenden gibt), zum Teil, um sicherzugehen, dass der chirurgische Eingriff, den er vornehmen wollte, die Fähigkeiten der Patientin zur Verbalisierung nicht beeinträchtigen würde. Auf diese Weise entdeckte er, dass die Stimulation bestimmter Gehirnregionen Empfindungen eines Kribbelns in verschiedenen Teilen des Körpers auslöste. Indem er die Elektrode vorsichtig umherbewegte und verbale Rückmeldungen von seinen Patienten erhielt, konnte Penfield eine Karte des gesamten Körpers auf dem somatosensorischen Kortex erstellen, welche zur Entstehung des Bildes vom sensorischen Homunkulus führte.

In anderen Regionen, die vor jenen lagen, welche diese Empfindungen hervorbrachten, führte die elektrische Stimulation des Gehirns zu einem Zucken und anderen Muskelbewegungen in verschiedenen Körperregionen. Indem Penfield auf diese Weise allmählich eine Karte des Körpers auf der Oberfläche des motorischen Kortex erstellte, wurde der motorische Homunkulus entdeckt.

Aus den Abbildungen auf Seiten 114 und 115 können Sie sofort ersehen, dass die Karte des Körpers im Gehirn nicht völlig zusammenhängend, sondern auf eine Weise aufgeteilt ist, die nicht den anatomischen Gegebenheiten entspricht. So kommt zum Beispiel die Repräsentation der Hand zwischen dem Gesicht und dem Kopf; die Genitalien finden sich auf dieser Karte irgendwo unterhalb der Zehen. Auch entsprechen die Größenverhältnisse auf der Karte nicht denjenigen des Körpers. Die beiden Homunkuli sehen eher aus wie Karikaturen. Der Mund, die Zunge und die Finger sind übergroß, während Rumpf, Arme und Beine winzig sind. Das liegt daran, dass die Karte im Gehirn in Relation zur Anzahl der sensorischen oder motorischen Neuronen steht, die mit den jeweiligen Körperregionen in Verbindung stehen. So haben wir zum Beispiel sehr viel mehr Empfindung und sehr viel mehr Vermögen zur Unterscheidung zwischen verschiedenen Arten der Empfindung in unseren Händen und Fingern sowie in unserer Zunge und unseren Lippen (erinnern Sie sich daran, dass Dinge in den Mund zu stecken, für uns als Babys eine der ersten Methoden war, die Welt und unsere Verbindung zu ihr zu erkunden und herauszufinden, wie und was die Dinge waren) als in unseren Armen oder Beinen. Und was die Bewegung angeht, so haben Finger und Hände sowie Lippen und Zunge sehr viel mehr Bewegungsfreiheit und Subtilität in der Bewegung als andere Körperregionen, etwa die Mitte unseres Rückens oder die Rückseite der Beine. Was etwa die Zunge und den Mund betrifft, so ist es doch zum Beispiel geradezu wunderbar, wie sie ohne Weiteres zwischen der Hervorbringung des »K« in den Wörtern »Käse« und »Korb« differenzieren können, die sich geringfügig voneinander unterscheiden. Die Zunge macht das mühelos und ohne Nachdenken. Sprache und Vokalisierung brauchen deshalb sehr viel motorische Innervation.

Die Größe der verschiedenen Regionen der somatosensorischen Karte hat auch mit der relativen Wichtigkeit des Inputs aus dem jeweiligen Teil des Körpers zu tun und damit, wie oft er gebraucht wird. Vom Standpunkt des Überlebens aus gesehen, ist es sehr viel nützlicher, Informationen aus unserem Zeigefinger zu erhalten als etwa aus unserem Ellbogen. Im selben Sinne sind taktile Empfindungen aus dem Mund, den Lippen und der Zunge für das Hervorbringen eines verständlichen Sprechens von größter Wichtigkeit, und deshalb nehmen sie, wie wir bereits angemerkt haben, auf der Karte viel mehr Platz ein als zum Beispiel der Hinterkopf. Das ist natürlich auch der Grund, warum wir beim Küssen so viel Lust und ein so großes Gefühl der Verbundenheit empfinden können.

Die somatosensorischen Karten des Körpers im Gehirn und weitere Karten, die in einer anderen spezialisierten Region der Gehirnrinde – *Insula* genannt – angesiedelt sind, lassen vermuten, dass es immer dann, wenn wir irgendwo im Körper eine Empfindung fühlen – sagen wir ein Jucken, einen Nadelstich oder ein Prickeln – eine korrespondierende Aktivität im somatosensorischen Kortex und der *Insula* gibt, die für diesen spezifischen Teil des Körpers zuständig ist. Wir »fühlen« und »wissen«, wo unser Körper berührt wird, ohne dass wir hinsehen müssen, weil dies auf unseren Karten des Körpers im Gehirn aufleuchtet. Ohne enge Verbindungen zu diesen Karten im Kortex sowie zu anderen Regionen im Gehirn, die die Erfahrung für uns interpretieren und abrunden und ihnen eine gewisse emotionale Färbung verleihen, würde der rein sensorische Input aus dieser Körperregion für sich allein noch nicht annähernd zu etwas führen, was wir als Fühlen, Wahrnehmen oder Wissen bezeichnen könnten. Es ist so, als würden diese Systeme im Körper und Gehirn die Pfade bereitstellen, über die wir in jedem gegebenen Moment wissen, was wir fühlen, wie wir uns fühlen und wo wir es fühlen.

Selbst wenn uns ein Körperteil fehlt, können wir ihn trotzdem fühlen, als wäre er noch vorhanden, weil es ihn auf der Karte im Gehirn tatsächlich noch gibt. Wenn spontane Aktivitäten in den Nervenenden im Stumpf eines amputierten Armes oder Beins jene Region auf der Karte stimulieren, mit der diese Nervenenden verbunden sind, dann erzeugt das die Empfindung, als sei der Arm oder das Bein noch vorhanden; dies ist das Phänomen der Phantomgliedmaßen.

Jüngere Forschungen haben gezeigt, dass die Karten des Körpers im Gehirn sehr stark formbar sind. Sie reorganisieren sich selbst in Reaktion auf ein erfahrungsorientiertes Training oder auf Lernen oder auch dann, wenn man sich von einer Verletzung erholt. Das nennt man heute die *Plastizität* des Nervensystems oder auch *Neuroplastizität.* Im Falle des Verlusts von Gliedmaßen oder eines Fingers kann die Gehirnregion, die mit diesem Körperteil assoziiert ist, schließlich dazu gebracht werden, sich mit einer anderen, angrenzenden Region des Körpers zu verbinden. Der somatosensorische Kortex arrangiert sich in der Tat neu, um sich veränderten Bedingungen im Körper anzupassen. Nach einiger Zeit kann die Stimulation der Oberfläche oder einer anderen Region in der Nähe des fehlenden Armes ebenfalls die Region im Gehirn stimulieren, die einst für den Arm zuständig war, und kann auf diesem anderen Weg das Gefühl von Phantomgliedmaßen auslösen.

Während es zwar für einen Menschen mit einem fehlenden Glied problematisch sein kann, wenn einer bestimmten Körperregion mehr somatosensorischer Kortex gewidmet ist, kann dies unter anderen Umständen durchaus vorteilhaft sein. So hat man etwa die Gehirnfunktionen von Musikern, die Streichinstrumente spielen, mit bildgebenden Verfahren untersucht und herausgefunden, dass die Region des somatosensorischen Kortex, welche für die Finger der Hand zuständig ist, mit der die Griffe ausgeführt werden, wesentlich erweitert ist in Relation zu der Region im Gehirn, die für die Hand zuständig ist, mit der sie den Bogen führen und die für das Spiel zwar wichtig ist, aber nicht im gleichen Ausmaß sensorisch stimuliert wird, wie die Finger der linken Hand. Das Gleiche gilt bei Menschen, die Blindenschrift lesen, für den tastenden Zeigefinger im Vergleich mit dem anderen Zeigefinger.

Die allgemeine Schlussfolgerung aus einer ganzen Reihe höchst interessanter Experimente in dieser Richtung läuft darauf hinaus, dass die Landkarten im Gehirn von Menschen und Tieren dynamisch und in der Lage sind, sich mit der Zeit an Veränderungen in der Erfahrung anzupassen, besonders, wenn sie häufig benutzt werden und an Lernprozessen beteiligt sind. Dies gilt nicht nur für den somatosensorischen Kortex, sondern auch für den motorischen Kortex und ebenso für die visuellen und auditiven Landkarten im Gehirn.

Tatsächlich weisen immer mehr Forschungsergebnisse darauf hin, dass unsere Karten des Körpers im Gehirn in mancher Hinsicht außerordentlich flexibel sind und die Fähigkeit besitzen, sich im Laufe unseres Lebens ständig zu verändern, besonders wenn sie in Aktivitäten involviert sind, die wir regelmäßig über Tage, Wochen, Monate oder Jahre hinweg ausführen.* Und

---

* Ein Beispiel für erfahrungsbasierte Neuroplastizität illustriert eine Studie, in der das Gehirn von erfahrenen Londoner Taxifahrerinnen mit dem Gehirn von Fahrern verglichen wurde, die sich gerade erst auf die Prüfung für die Taxifahrerinlizenz vorbereiteten. Der vordere Hippocampus war bei den erfahrenen Fahrern wesentlich größer und der hintere Hippocampus entsprechend kleiner im Vergleich zu jenen Fahrerinnen, die sich noch in der Ausbildung zum Taxifahrer befanden und noch nicht gelernt hatten, sich mit Leichtigkeit in dem mittelalterlichen Irrgarten der Londoner Straßen zurechtzufinden. Wie sich gezeigt hat, spielt der vordere Hippocampus eine wesentliche Rolle für die räumliche Orientierung. Es sieht so aus, als sei er tatsächlich physisch größer geworden, um die Straßenkarte Londons und das damit verbundene Wissen um Kreisverkehre, Einbahnstraßen und die komplizierten Muster des Verkehrsflusses »aufnehmen« zu können. Stellen Sie sich nur zum Spaß einmal vor, wir würden dadurch, dass wir wieder und wieder den Body-Scan ausführen, unseren somatosensorischen Kortex und andere damit verbundene Regionen im Gehirn auf ähnliche Weise zum Wachsen bringen und ihn umgestalten. Durch jahrelange Praxis kommen wir natürlich sehr viel direkter in Berührung mit dem Körper, und es ist gut möglich, dass das Gehirn sich in Reaktion auf eine solche tägliche Übung entsprechend umorganisiert. Lassen Sie uns dabei nicht vergessen, dass unser Körper weitaus komplexer ist als die Anlage der Londoner Straßen, die die Taxifahrerinnen interessanterweise »das Wissen« (the knowledge) nennen.

nicht nur das. Jede Karte im Gehirn ist sehr stark mit anderen Gehirnsystemen koordiniert und in diese integriert, damit wir höchst komplexe und verfeinerte Bewegungen ausführen können, die von Augenblick zu Augenblick einer Vielzahl sensorischer und propriozeptiver Inputs bedürfen – wie etwa, wenn wir nach einem Objekt greifen und es in die Hand nehmen, oder wenn wir einen Baseball schlagen, der mit einer Geschwindigkeit von beinahe 160 Stundenkilometern auf uns zufliegt, oder wenn wir Bewegungen ausführen, die einer fein abgestimmten motorischen Sensibilität bedürfen, wie etwa das Aufheben einer Büroklammer, oder wenn wir uns auf eine Weise bewegen, welche Gefühle verkörpert und zum Ausdruck bringt, wie es etwa im Tanz der Fall ist.

Untersuchungen der Gehirnfunktionen mit bildgebenden Verfahren bei buddhistischen Mönchen und anderen Meditierenden mit Tausenden von Stunden intensiver Meditationspraxis, wie sie etwa von Richard Davidson und seinem Team am Center for Healthy Minds an der Universität von Wisconsin seit über einem Jahrzehnt durchgeführt wurden, lassen Ebenen der Gehirnaktivierung, der Kohärenz zwischen verschiedenen Gehirnregionen und der Stabilität von Aktivierungsmustern in Verbindung mit bestimmten Meditationsübungen erkennen, die den Wissenschaftlerinnen noch vor wenigen Jahren völlig unbekannt waren.*

Außerdem haben wir bereits gesehen, dass es bei Menschen, die Meditation in einem achtwöchigen MBSR-Kurs an ihrem Arbeitsplatz erlernt haben, zu positiven Gehirnveränderungen in Regionen kam, die unter Stress negative oder destruktive Emotionen regulieren, und dass diese Veränderungen bis zu vier Monate

---

* Goleman, Daniel und Davidson, Richard, *Altered Traits: Science Reveals How Meditation Changes Your Mind*, Brain, and Body. New York, NY: Avery/Random House, 2017.

anhielten. Das ist ein weiterer Hinweis auf mögliche Verbindungen zwischen Meditationspraxis und Neuroplastizität und darauf, dass sich durch eine systematische Geistesschulung solche Gehirnveränderungen zu unserem Wohl erreichen lassen.

Kehren wir zurück zur reinen Erfahrung von Empfindungen, und erinnern wir uns daran, dass es, wie bei allen Sinneswahrnehmungen ein absolutes Rätsel ist, wie aus der Aktivierung von Nervenenden etwa in der Schulter, die einen sensorischen Stimulus aufnehmen, worin immer dieser bestehen mag, das Fühlen der Empfindungen als eine *Berührung* in dieser bestimmten Körperregion entsteht. Die Kognitionswissenschaft hat keine umfassende Erklärung dafür, wie Körperempfindung als Gesamtes erzeugt wird und auch nicht, wie innerhalb dieser einzelne Empfindungen bestimmter Körperregionen entstehen. Es gehört zum Mysterium des Bewusstseins, wie wir wissen, was wir wissen, und wie wir die innere Erfahrung eines Körpers und die äußere Erfahrung einer bewohnbaren Welt erzeugen.* Wenn wir den Body-Scan praktizieren, dann bewegen wir unsere Aufmerksamkeit systematisch und willentlich durch den Körper und achten auf die verschiedenen Empfindungen in unterschiedlichen Regionen. Dass wir überhaupt auf diese Körperempfindungen achten können, ist schon ziemlich bemerkenswert: ein Wunder, letzten Endes ein großes Mysterium. Und dass wir es willentlich tun können, entweder einem Impuls folgend oder auf diszipliniertere und systematischere Weise, ist noch erstaunlicher. Ohne einen Muskel zu bewegen, können wir unseren Geist auf irgendeine von

---

* Chomsky, Noam, *Was für Lebewesen sind wir?* Berlin: Suhrkamp Verlag, 2016 (orig. ders., *What Kind of Creatures Are We?* New York, NY: Columbia University Press, 2016) und darin besonders Kapitel 2: »Was können wir verstehen?«).

uns gewählte Stelle im Körper ausrichten und fühlen und dessen gewahr sein, welche Empfindungen dort in diesem Moment vorhanden sind.

Die Erfahrung beim Body-Scan könnten wir als eine *Einstimmung* auf oder eine *Öffnung* für diese Empfindungen beschreiben, bei der wir uns selbst gestatten, dessen gewahr zu werden, was sich bereits entfaltet, von dem wir aber im Allgemeinen das meiste ausblenden, weil es so offensichtlich, so gewöhnlich und so vertraut ist, dass wir kaum bemerken, dass es da ist... vielmehr dass es *hier* ist. Und dementsprechend könnten wir auch sagen, dass wir die meiste Zeit in unserem Leben kaum wissen, dass wir *hier* sind und den Körper *erfahren,* uns *im* Körper erfahren, *als* Körper erfahren... es ist einfach nicht möglich, die Essenz dieser Erfahrung in Worte zu fassen. Wenn wir davon sprechen möchten, so sind wir, wie bereits angemerkt, von unserer Sprache her dazu gezwungen, von einem separaten »Ich« zu sprechen, das einen Körper »hat«. Das hört sich am Ende hoffnungslos dualistisch an.

Und doch gibt es zweifellos auf irgendeine Weise ein separates Ich, das einen Körper »hat«, zumindest gibt es den sehr starken Anschein, dass dies der Fall ist. Wir haben dies als die Ebene der konventionellen Realität bezeichnet, als die relative Wahrheit, die Ebene der Erscheinungen. Im Bereich der relativen Wirklichkeit gibt es einen Körper und seine Empfindungen (Objekt), und es gibt den diese Empfindungen Wahrnehmenden (Subjekt). Diese erscheinen als getrennt und voneinander verschieden. Sie *fühlen* sich getrennt und voneinander verschieden an.

Dann gibt es aber auch Momente des reinen *Wahrnehmens,* und wir alle begegnen ihnen gelegentlich. Manchmal tauchen sie in der Meditationspraxis oder in anderen besonderen Momenten unseres Lebens auf. Allerdings sind uns solche Momente potentiell jederzeit zugänglich, da sie einfach Attribute des Gewahrseins selbst sind. Das Wahrnehmen vereint das scheinbare Subjekt und das scheinbare Objekt im Erfahren selbst. Subjekt und Objekt lösen sich in das Gewahrsein auf. Gewahrsein ist größer als die Sinneswahrnehmung. Es führt gewissermaßen ein eigenes Leben, getrennt vom Leben des Körpers und doch in enger Abhängigkeit vom Körper.

Das Gewahrsein ist jedoch zutiefst beeinträchtigt, wenn es aufgrund von Krankheit oder Verletzung, insbesondere einer Verletzung des Nervensystems, nicht mit dem ganzen Körper zusammenwirken kann. Ein intaktes Nervensystem stattet uns mit all den außerordentlichen Pforten zur Welt der Sinneswahrnehmung und des Fühlens aus. Doch wir halten, wie bei fast allem anderen auch, diese Fähigkeiten für dermaßen selbstverständlich, dass wir kaum noch bemerken, dass jeder kostbare Moment unseres Lebens in seinen inneren und äußeren Beziehungen von ihnen abhängt. Wir könnten nicht nur stärker zur Besinnung kommen. Wir könnten auch erkennen, dass wir nur durch unsere Sinne wissen – wenn wir den Geist oder das Gewahrsein ebenfalls als einen Sinn, wie man sagen könnte, den »letzten Sinn«, betrachten.

Wenn wir also den Body-Scan durchführen, dann scannen wir, wie inzwischen offensichtlich sein sollte, de facto gleichzeitig und eng damit verbunden auch die Karte des Körpers im somatosensorischen Kortex und in anderen Bereichen des Gehirns wie der Insula. Die Karten und der »Körper« sind nicht voneinander getrennt. Sie sind nicht wirklich voneinander verschiedene »Dinge«, sondern sind Teil ein und desselben nahtlosen Ganzen, das wir (und hier versagen wieder die Worte) als den Körper erfahren, wenn wir tatsächlich damit in Kontakt sind. Wir würden wahrscheinlich keine Erfahrung von Sinneswahrnehmung oder eine ganz andere Erfahrung von Sinneswahrnehmung haben, wenn entweder die Karten des Körpers selbst beschädigt wären oder wenn die Verbindung zwischen den Karten und dem Körper unterbrochen wäre.

Allerdings wird die Sinneswahrnehmung verstärkt, wenn Gewahrsein in dieses Zusammenspiel kommt, zudem findet eine stärkere Integration von Gehirn und Körper sowie einer umfassenderen Sichtweise der Erfahrung selbst statt. Zumindest fühlt es sich so an. Vielleicht ordnet sich der somatosensorische Kortex tatsächlich in Reaktion auf eine regelmäßige Meditationspraxis dieser Art neu. Ganz gewiss aber machen wir die *Erfahrung*, dass das Gewahrsein unseres Körpers feiner wird, subtiler, sensibler und emotional nuancierter, während wir uns auf die verschiedenen Dimensionen der Körperlandschaft einstimmen. Und dieses Gefühl wird bestätigt durch die Erfahrungsberichte einer großen Zahl von Patientinnen und Patienten, die an einem Achtsamkeitskurs teilgenommen haben, und die, nachdem sie über einen Zeitraum von mehreren Wochen hinweg täglich den Body-Scan praktiziert hatten, von tiefgreifenden Veränderungen in ihrer *Beziehung* zu chronischen Schmerzzuständen, zu Krebs oder Herzkrankheiten, zu ihrem Angstempfinden und zu ihrer Sicht des Körpers berichteten.

Es ist nichts Ungewöhnliches, wenn während der Praxis des Body-Scans die Körperempfindungen stärker gespürt werden; es kann sogar so sein, dass mehr Schmerz empfunden wird, weil die Empfindung in bestimmten Körperregionen einfach intensiver wird. Gleichzeitig kommt es jedoch im Kontext der Achtsamkeitsübung dazu, dass wir mit den Sinneswahrnehmungen, worin immer sie bestehen und wie intensiv sie auch sein mögen, besser und angemessener *umgehen* können; dass wir sie weniger mit Interpretationen, Urteilen und Reaktionen wie tiefer Abneigung oder dem Impuls, davonzulaufen überlagern.

Beim Body-Scan entwickeln wir eine stärkere Vertrautheit mit der bloßen Sinneswahrnehmung; wir öffnen uns für das Geben und Nehmen, das in die wechselseitige Beziehung zwischen den Sinneswahrnehmungen selbst und unserem Gewahrsein dieser Wahrnehmungen eingebettet ist. Ein nicht ungewöhnliches Resultat davon ist, dass wir weniger von diesen Wahrnehmungen verstört werden, oder dass wir auf eine andere, klügere Weise davon verstört werden, selbst wenn sie sehr unangenehm sind. Das Gewahrsein lernt, sie so sein zu lassen, wie sie sind, und bei ihnen zu bleiben, ohne es zu übermäßigen emotionalen Reaktionen und zu einem allzu aufgeregten Nachdenken darüber kommen zu lassen.

Wir sprechen manchmal davon, dass Gewahrsein und Unterscheidungsvermögen uns helfen, zwischen der sensorischen Dimension der Erfahrung von Schmerz und der emotionalen und kognitiven Dimension von Schmerz zu unterscheiden, und diese sich mitunter von allein voneinander entkoppeln. In diesem Prozess kann manchmal auch die Intensität der Sinneswahrnehmungen selbst nachlassen. Auf jeden Fall kann es dazu kommen, dass man sie als weniger quälend und weniger beherrschend und beeinträchtigend empfindet.

Es scheint so zu sein, dass Gewahrsein selbst, wenn es bei den Sinneswahrnehmungen verweilt, ohne sie zu beurteilen oder auf sie zu reagieren, unsere Sichtweise auf den Körper heilen und es uns ermöglichen kann, wenigstens in einem gewissen Ausmaß mit den momentanen Umständen zurechtzukommen, sodass sie nicht mehr auf überwältigende Weise unsere Lebensqualität aushöhlen, nicht einmal im Angesicht von Schmerzen und Krankheit. Das Gewahrsein über Schmerz ist in der Tat etwas ganz anderes als das Festhängen im und Kämpfen mit dem Schmerz, und wenn es uns gelingt, im Gewahrsein zu verweilen, erleben wir etwas Linderung und Erleichterung. Dies ist an sich eine Erfahrung von Befreiung: eine tiefgreifende Freiheit, zumindest einen Moment lang, von einer spannungsvollen Erfahrung von Schmerz, in der wir ihn eben nicht als bloße Sinneswahrnehmung betrachten. Damit sind die Schmerzen selbst natürlich nicht aus der Welt geschafft, aber es kommt zu einem Lernen, einer Öffnung und einem Akzeptieren, sodass wir mit dem Auf und Ab einer Situation umzugehen vermögen, die zuvor extrem schwierig, ja unerträglich erschien.

Was wir den Menschen, die zu einem MBSR-Kurs kommen, sagen, ist Folgendes: Ganz gleich, in welcher Situation, in welchem Zustand sie sich befinden, welches Leiden und welchen Schmerz sie bisher auch zu ertragen hatten, ganz gleich, wie verzweifelt sie sein mögen – wenn sie sich mit vollem Einsatz auf die Meditationsübungen einließen, dann werden sie höchstwahrscheinlich feststellen, dass es Möglichkeiten gibt, mit der Situation einigermaßen umzugehen. Und manchmal ist dieses »einigermaßen« etwas sehr Großes und Erhellendes.

Das Leben antwortet auf bemerkenswerte Art auf weise Aufmerksamkeit; das liegt vielleicht zum Teil an der tiefreichende Plastizität des Nervensystems. Doch weise Aufmerksamkeit setzt voraus, dass wir dann, wenn wir uns mit großen Herausforderungen konfrontiert sehen, besonders mit solchen, die enormes Leiden und großen Kummer mit sich bringen, bereit sind, im Angesicht all unserer Schmerzen und allen inneren Aufruhrs und sogar angesichts von Verzweiflung auf gewisse Weise mit und an uns selbst zu arbeiten – eine Arbeit, die niemand auf diesem Planeten für uns tun kann, ganz gleich, wie gern sie oder er das auch tun würde, ganz gleich, wie groß seine oder ihre Liebe für uns ist, ganz gleich, wie diese Menschen mit uns mitfühlen, ganz gleich, wie sehr sie uns auch dort, wo das möglich ist, helfen und beistehen mögen.

Es ist erstaunlich, wie gut der Mensch mit Umständen in der inneren und äußeren Erfahrung umzugehen vermag, aber das gilt umso mehr oder manchmal auch *nur* dann, wenn man bereit ist, es anzupacken und die Arbeit zu tun. Es mag die schwierigste Arbeit auf der Welt sein, und ich jedenfalls glaube tatsächlich, dass das Kultivieren von Achtsamkeit und das Schmecken des Freiseins vom konditionierten Geist in der Tat die allerschwierigste Arbeit auf der Welt ist.

Aber was würde sich mehr lohnen als diese Arbeit? Es ist immerhin Ihr eigenes Leben, um das es dabei geht, und allein schon aus diesem Grund ist die Arbeit zutiefst befriedigend, selbst wenn sie sehr herausfordernd ist. Wir entdecken, dass es tatsächlich ausgesprochen erfüllend ist, völlig präsent zu sein, auf nichtreagierende und nichturteilende Weise präsent zu sein, auch wenn das und gerade wenn das, wofür wir präsent sind, vielleicht Angst, Einsamkeit, Verwirrung und die seelischen Schmerzen sind, die mit solchen Bewusstseinszuständen einhergehen. Wir entdecken, dass es tatsächlich möglich ist, mit solchen Bewusstseinszuständen und solchen körperlichen Zuständen umzugehen, und das heißt, dass sie letztlich auf sehr profunde Weise heilbar sind.

Wenn ich den Body-Scan praktiziere, dann habe ich, ob ich nun gerade Schmerzen im Körper empfinde oder nicht, manchmal das Gefühl, dass ich, wenn ich den Körper und somit auch den somatosensorischen Kortex und andere damit verbundene Karten, die das Gefühl erzeugen, dass man sich »im« Körper befindet, auf diese Weise scanne, tatsächlich mein Gehirn *nähre,* dass ich es auf eine Weise trainiere, wie mein Hund seinen olfaktorischen Kortex trainiert, wenn er die Welt erschnuppert.

Ich halte mich also in meinem eigenen Leben an den Body-Scan und an die Atembewusstheit sowie daran, mich meinen Sinnen hinzugeben, auch wenn es in manchen Momenten schmerzlich oder bitter sein mag, während mein Hund auf den Wiesen und am Straßenrand umherschnüffelt. Meine Straßen und Gassen sind die Pfade der Propriozeption und der Interozeption, der gefühlten Empfindung der Gegenwart und Position des Körpers im Raum und seiner inneren Befindlichkeit sowie natürlich der Antriebe meines Geistes im jeweiligen Augenblick.

Ich kann es durchaus genießen, mein Gewahrsein in meine Füße zu lenken, in meine Fußgelenke, Knie, Beine, meinen Bauch und den ganzen Körper, wie er hier liegt. Das nährt mich, und zweifellos ist es eine Feinabstimmung des somatosensorischen Kortex, und vielleicht wird dieser sogar angeregt oder aktiviert, wie die Neurologinnen sagen. Vielleicht vergrößern sich durch diese regelmäßigen Besuche auch gewisse Regionen des somatosensorischen Kortex und die damit in Verbindung stehenden Bereiche.

Ob weitere Studien das nun bestätigen werden oder nicht, ich halte es für eine gute Sache, diese Verbindungen zu entwickeln, sich mit dem Homunkulus anzufreunden, den sensorischen und motorischen Kortex zu massieren und das Nervensystem zu nähren. Ich meine, es ist eine gute Sache, den Geist darin zu trainieren, im Körper zu wohnen, unsere Erfahrung des Lebendigseins sich in den ganzen Körper ausdehnen zu lassen, im Körper verankert, nicht als einen fixierten Zustand, sondern als einen vitalen und sich von Moment zu Moment entfaltenden Fluss.

Auf diese Weise kann die Erfahrung, verkörpert zu sein, sich zu einem stabilen, verlässlichen Gefühl entwickeln, das nicht länger Gefahr läuft, durch die Dumpfheit unserer gewohnheitsmäßigen Unbewusstheit und ständigen Missachtung dessen, was uns am allernächsten ist, untergraben und ausgehöhlt zu werden, durch eine Unbewusstheit, die uns am Ende nur von unserem eigenen Leben und unseren Möglichkeiten abschneidet und uns in einer tiefgehenden Entfremdung von der Natur und von unserem eigenen Inneren gefangenhält.

Wie James Joyce es in einer seiner Kurzgeschichten in *Dubliner* formuliert: »Mr. Duffy lebte nicht weit von seinem Körper entfernt.« Und das mag auf so einige Menschen zutreffen. Wenn man das Wunder der Verkörperung für selbstverständlich hält, ist das ein schrecklicher Verlust. Und es würde eine tiefgehende

Heilung unseres Lebens bedeuten, wenn wir wieder Kontakt mit unserem Körper aufnehmen könnten.

Alles, was dazu nötig ist, ist die Übung, zu unseren Sinnen zurückzukommen, zu all unseren Sinnen.

Und... eine gewisse Abenteuerlust.

Propriozeption – Die gefühlte Empfindung des Körpers

Wir wissen, dass es möglich ist, durch eine traumatische Verletzung die gefühlte Empfindung des gesamten Körpers oder von Teilen davon zu verlieren. Bei Verletzungen des Rückenmarks kann die Nervenverbindung zwischen Körper und Gehirn schwer beeinträchtigt oder ganz unterbrochen werden. In einer solchen Situation ist die Person in der Regel in den Bereichen, die von den Rückenmarksnerven unterhalb der Unterbrechung kontrolliert werden, gelähmt und nicht in der Lage, ihren Körper zu spüren. Sowohl die sensorischen als auch die motorischen Pfade zwischen Körper und Gehirn und zwischen Gehirn und Körper sind davon betroffen. Der im Jahr 2004 verstorbene Schauspieler Christopher Reeve erlitt eine solche Verletzung im Nacken, als er von einem Pferd abgeworfen wurde. Wir werden im folgenden Kapitel über diesen bemerkenswerten Fall sprechen.

Der Neurologe Oliver Sacks, der 2015 verstarb, beschrieb eine Begegnung mit einer jungen Frau, die aufgrund einer ungewöhnlichen und sehr seltenen Polyneuritis (Entzündung) der sensorischen Wurzeln ihrer spinalen und kranialen Nerven lediglich die sensorische Dimension ihrer Körpererfahrung verloren hatte. Diese Entzündung erstreckte sich unglücklicherweise auf das gesamte Nervensystem der Frau. Höchstwahrscheinlich war sie durch eine Behandlung mit Antibiotika ausgelöst worden, die man ihr in einem Krankenhaus prophylaktisch vor einer Routineoperation wegen Gallensteinen verabreicht hatte.

Alles, was diese Frau, die Sacks Christina nannte, noch zu fühlen vermochte, war leichte Berührung. Sie konnte den Luftzug auf ihrer Haut spüren, wenn sie in einem offenen Cabriolet fuhr, und sie fühlte Temperatur und Schmerz, doch dies nur in einem stark reduzierten Maß. Sie hatte jedoch jedes Gefühl dafür verloren, einen Körper zu haben, in ihrem Körper zu sein, also das, was man als *Propriozeption* bezeichnet und was Sacks den »vitalen sechsten Sinn« nennt, »ohne den ein Körper unwirklich und unbewohnt bleiben muss«. Christina hatte nicht das geringste Gefühl für ihre Muskeln, Sehnen oder Gelenke und auch keine Worte, um ihren Zustand zu beschreiben. Interessanterweise konnte sie, ähnlich wie wir es bei Menschen gesehen haben, die blind oder taub sind, nur von anderen Sinnen abgeleitete Analogien benutzen, um ihre Erfahrungen zu beschreiben.*

»Es ist, als sei mein Körper sich selbst gegenüber blind und taub… Er hat kein Gefühl für sich selbst.« In den Worten von Oliver Sacks: »Wann immer sie Gelegenheit dazu hat, geht sie ins Freie; sie genießt es, in einem offenen Wagen zu fahren, in dem sie den Wind auf ihrer Haut spüren kann (die Empfindung der Haut für leichte Berührung ist nur wenig beeinträchtigt).« – »Es ist herrlich«, sagt sie. »Ich spüre den Wind auf der Haut, auf den Armen und im Gesicht, und dann merke ich undeutlich, dass ich *tatsächlich* Arme und ein Gesicht habe. Es ist nicht das

* Siehe: »Die körperlose Frau«, in: Sacks, Oliver, *Der Mann, der seine Frau mit einem Hut verwechselte.* Reinbek bei Hamburg: Rowohlt Verlag, 1987, S. 69 ff (orig. ders., *The Man Who Mistook His Wife for a Hat.* New York, NY: Touchstone Books, 1970).

echte Gefühl, aber es ist immerhin etwas – es nimmt eine Zeit lang diesen schrecklichen Todesschleier von mir.«

Mit dem Verlust der Propriozeption ging der Verlust dessen einher, was Sacks die grundlegende Verankerung der Identität nennt – jener verkörperte Sinn des Daseins, der Sinn dafür, eine körperliche Identität zu besitzen. »Für Christina existiert dieses allgemeine Gefühl – dieses ›Fehlen der egoistischen Empfindung von Individualität‹ –, auch wenn es im Laufe der Zeit durch Gewöhnung abgenommen hat.« Interessanterweise stellte sich heraus, dass ihr die Sinne des Sehens und Hörens halfen, sich wieder ein gewisses Maß an äußerer Kontrolle über die Positionierung ihres Körpers und seine Fähigkeit zur Vokalisierung anzueignen, doch sie muss all ihre Bewegungen mit extremer Absichtlichkeit und bewusster Aufmerksamkeit ausführen. Gleichzeitig bleibt jedoch »ein spezifisches organisch begründetes Gefühl der Körperlosigkeit, das noch ebenso stark und unheimlich ist wie am ersten Tag«. Doch anders als bei Menschen, die infolge einer Durchtrennung des Rückenmarks im oberen Bereich der Wirbelsäule gelähmt sind und ebenfalls die Propriozeption verloren haben, ist Christina zwar »körperlos«, kann sich aber noch bewegen.

Verstehen Sie das nicht falsch. So wie der Verlust des Wissens darum, wer man selbst ist, bei Menschen, die an Alzheimer leiden, keineswegs ein Abkürzungsweg zur Selbstlosigkeit ist, ist auch dieser Verlust der propriozeptiven Verankerung in keinem Sinn des Wortes eine Befreiung. Das ist weder Erleuchtung noch eine Auflösung des Egos und auch nicht das Loslassen von einer übermäßigen Verhaftung an den Körper. Es ist ein pathologischer und äußerst zerstörerischer Prozess, der das Individuum all dessen beraubt, was Sacks, der hier den Philosophen Ludwig Wittgenstein zitiert, »den Ausgangspunkt und die Basis allen Wissens und aller Gewissheit« nennt. Wir haben keine Worte zur Beschreibung der Gefühle, die uns angesichts eines solchen

Verlusts verbleiben, denn der Verlust des gefühlten Sinns für den Körper, besonders dann, wenn der Körper sich noch bewegen kann, ist für uns unvorstellbar.

> Die für uns wichtigsten Aspekte der Dinge sind durch ihre Einfachheit und Alltäglichkeit verborgen. (Man kann es nicht bemerken – weil man es immer vor Augen hat.) Die eigentlichen Grundlagen seiner Forschung fallen dem Menschen gar nicht auf.

Diese Worte Wittgensteins hat Oliver Sacks seiner Geschichte über diesen »sechsten Sinn« als Motto vorangestellt, diesen Sinn, von dem wir keine Ahnung haben, dass wir ihn besitzen, weil er so selbstverständlich ist, nämlich das unmittelbare Gefühl des Körpers im Raum. Er ist so eng mit unserer Körperlichkeit verbunden, mit unserer physischen »Präsenz«, unserem Sinn dafür, dass der Körper uns eigen ist und deshalb uns gehört, dass er uns überhaupt nicht auffällt und wir seine zentrale Rolle für unsere Konstruktion der Welt und dessen, was wir zu sein glauben, nicht zu schätzen wissen.

Wenn wir den Body-Scan praktizieren, umfängt unser Gewahrsein eben jenen Sinn der Propriozeption, den Sacks beschreibt und den Christina auf so tragische Weise verlor, die gefühlte Empfindung, einen Körper zu haben, sowie, innerhalb des Universums des Körpers als ein nahtloses Ganzes, der gefühlte Sinn all seiner verschiedenen Regionen, die wir in unserem Geist zu einem gewissen Maß isolieren können, auf die wir uns ausrichten und die wir »bewohnen« können. Wenn wir den Body-Scan praktizieren, eignen wir uns die Lebendigkeit des Körpers, wie er ist, wieder an, wir gewinnen sie zurück aus der Wolke der Unbewusstheit, die daher rührt, dass wir den Körper für selbstverständlich halten, einfach weil er uns dermaßen vertraut ist. Ohne zu versuchen, irgendetwas zu verändern, wenden wir ihm einfach unsere Aufmerksamkeit zu und damit auch unsere Wertschätzung und unsere Liebe. Wir sind Forschungsreisende in diesem geheimnisvollen, sich ständig verändernden Körper-Universum, das wir auf eine sehr profunde Weise sind, und das wir auf ebenso profunde Weise nicht sind.

Wenn wir also auf irgendeine Form von Heilung hoffen und diese eine Möglichkeit bleibt, wie fern sie auch zu sein scheint, so ist die Bereitschaft, den Körper aus der Vergessenheit der Selbstverständlichkeit oder aus einer narzisstischen Egozentrik zurückzuholen, eine Grundvoraussetzung. Indem wir Tag für Tag daran arbeiten, verbinden wir uns wieder mit der eigentlichen Quelle des Menschseins, mit dem elementaren Zentrum des Seins.

Wenn das Gewahrsein die Sinne umfängt, dann belebt es sie. Wir haben das alle schon in gewissen Momenten erfahren, in Augenblicken außerordentlicher Lebendigkeit. Im Falle der Propriozeption ist es unmöglich vorherzusagen, was geschehen kann, wenn wir uns wirklich auf eine disziplinierte und liebevolle Weise dem Lauschen auf den Körper hingeben und für Tage, Wochen, Monate und Jahre dabeibleiben, auch wenn wir anfangs vielleicht nicht viel hören. Eines ist auf jeden Fall gewiss. So gut er nur kann, lauscht der Körper ebenfalls, und er antwortet auf seine eigene, mysteriöse und sehr erhellende Art.

Neuroplastizität und die unbekannten Grenzen des Möglichen

Schwieriges wird sofort erledigt.
Das Unmögliche braucht etwas länger.

MOTTO DES INGENIEURKORPS DER US-ARMEE

Lassen Sie uns dieses Motto der Armee-Ingenieure für einen Moment nicht als Ausdruck einer arroganten Macho-Haltung und totaler Überheblichkeit betrachten, sondern als Widerspiegelung der potenziellen Macht eines wirklich offenen Geistes und einer Einstellung, die nicht bereit ist, klein beizugeben, einer Bereitschaft, es mit jeder Situation aufzunehmen, die unsere alten konditionierten Denkgewohnheiten zu vorschnell als etwas Unmögliches einstufen mögen. Wir wissen ja aus eigener Erfahrung nur zu gut, dass unser Verstand manchmal etwas für unmöglich hält, was sich später als durchaus möglich erweist.

Und lassen Sie uns nicht vergessen, dass auch die Überquerung des Ozeans einst für unmöglich gehalten wurde. Fliegen hielt man einst für unmöglich. Ohne einen schrecklichen Krieg zwischen den Rassen die Apartheid in Südafrika zu beenden und dort eine Demokratie zu installieren, auch das galt einst als unmöglich.

Ich wohne in der Möglichkeit –
Und nicht im Prosahaus –
Sie ist an Fenstern reicher –
Hat Türen – übergroß –
Und Zimmer wie die Zedern –
Von keinem Blick durchschaut –
Als ewges Dach der Himmel –
Die Giebel drüber baut –
Besuch – der allerschönste –
Beschäftigung – nur Dies –
Ich spreiz die schmalen Hände weit
Und fass das Paradies –

Emily Dickinson,
Ich wohne in der Möglichkeit (I dwell in possibilty)

Wir können niemals wirklich wissen, was in der Landschaft unseres Geistes und der Landschaft unseres Körpers möglich ist, auch nicht angesichts schwerwiegender Verletzungen oder Krankheiten und des großen Schadens und der Störungen, die diese hervorrufen mögen. Das gilt besonders, wenn wir diesen scheinbar nicht zu bewältigenden Herausforderungen, worin auch immer sie bestehen mögen, mit äußerster Aufmerksamkeit und Entschlossenheit begegnen.

Nehmen Sie zum Beispiel den Fall des verstorbenen Schauspielers und Regisseurs Christopher Reeve, der wohl besonders für seine Darstellung des Superman in dem gleichnamigen Film bekannt geworden ist. Sein Mut und seine Entschlossenheit sowie sein Großmut angesichts dessen, was ihm widerfahren ist, scheint diesem Namen, der an ihm haften geblieben ist, auf seltsame Weise angemessen. Nach einem Reitunfall im Jahr 1995 war er vom Nacken abwärts gelähmt, und seine Ärztinnen sagten ihm immer wieder, dass er niemals mehr in der Lage sein werde, einen Teil seines Körpers unterhalb des Nackens zu bewegen. Seine Situation wurde als »das Szenario des schlimmstmöglichen Falls« beschrieben. Doch mit den Worten von Michael Merzenich von der University of California in San Francisco, einem Pionier der Forschung auf dem Gebiet der Neuroplastizität sowie der Veränderungen, zu denen es in Gehirnkarten im somatosensorischen Kortex und im auditiven Kortex infolge von Lernen und wiederholtem Gebrauch kommen kann, hat Christopher Reeve »sämtliche Annahmen über die Fähigkeiten des menschlichen Gehirns und des Rückenmarks, sich nach einer katastrophalen Verletzung wieder zu erholen, in Frage gestellt«.

Bis vor Kurzem lautete das Dogma der Neurologie, dass es unmöglich ist, sich von einer schweren neurologischen Verletzung des Rückenmarks zu erholen, weil die auseinandergerissenen oder zerstörten Nervenzellen nicht nachwachsen und sich nicht wieder verbinden können, um wieder Leitungsbahnen für Nervenimpulse zwischen Körper und Gehirn bilden. Diese Leitungsbahnen müssen intakt sein, damit der motorische Kortex und andere Bewegungszentren im Gehirn die Muskeln des Körpers kontrollieren können, damit der Körper propriozeptives Feedback darüber geben kann, was in der Bewegung geschieht, und damit von Berührung ausgelöste Empfindungen jeder Art an den somatosensorischen Kortex und andere Gehirnzentren, die dafür verantwortlich sind, die physische Welt zu begreifen, weitergeleitet werden können. Doch die Erfahrung von Christopher Reeve und anderer Patientinnen und Patienten mit Verletzungen des Rückenmarks und Schädigungen durch einen Gehirnschlag haben infolge der Veränderungen, die sie als Resultat neuer Therapieformen erlebten, dieses Dogma widerlegt und treiben eine stille Revolution im Bereich der Rehabilitationsmedizin voran.

Dadurch wird auch das Verständnis für die klinischen Implikationen und die Relevanz der Neuroplastizität für den Körper und seine sensorischen und motorischen Funktionen erweitert.

Im Fall von Christopher Reeve waren mindestens zwei Drittel der Nervenbahnen in seinem Rückenmark auf der Höhe des Nackens durchtrennt, und was noch übrig geblieben war, funktionierte nicht mehr. Er war vom Nacken abwärts komplett gelähmt, konnte dort nichts mehr fühlen oder bewegen, und er konnte nicht einmal mehr ohne ein Beatmungsgerät atmen, da die Verletzung auch die Nerven beeinträchtigt hatte, die das Zwerchfell kontrollieren. Während der ersten fünf Jahre nach dem Unfall machte er von passiver elektrischer Stimulation Gebrauch, um seine Muskelmasse aufrechtzuerhalten und den Kreislauf anzuregen. Er verbrachte auch Zeit auf einem Tisch liegend, der ihn in die Vertikale kippte, um die Knochendichte zu erhöhen und den Blutkreislauf weiter zu stimulieren. Und er probierte aus, in einem Geschirr aufgehängt über einem eingeschalteten Laufband zu hängen. All diese Bemühungen, seinen Körper wieder aufzuwecken, fruchteten klinisch nichts. Er stellte keinerlei Verbesserung fest. Aber er weigerte sich, aufzugeben.

Nach fünf Jahren ohne Veränderung seines körperlichen Zustands und einer Vielzahl lebensbedrohlicher medizinischer Komplikationen führte Reeve mit Hilfe seiner Ärztinnen und Pflegerinnen ein Trainingsprogramm durch, das man nur als »übermenschlich« bezeichnen kann; es wird ABR: *Activity-Based Recovery* (»Wiederherstellung auf der Grundlage von Bewegung«) genannt. Im Rahmen dieses Programms wurde sein Körper durch computergestützte elektrische Stimulation der Hauptmuskelgruppen in seinen Beinen auf einem stationären Fahrrad passiv bewegt. Er machte dieses Training dreimal in der Woche eine Stunde lang mit einem festgelegten Leistungsoutput (dreitausend Umdrehungen pro Stunde). Zusätzlich ließ er täglich abwechselnd wichtige Muskelpartien in den Armen und im Rumpf elektrisch stimulieren. Dann kam noch eine wöchentliche Wassertherapie hinzu, bei der er sich in einem Schwimmbecken bewegen und von einer Therapeutin bewegen lassen konnte, gegen den Widerstand des Wassers, aber ohne gegen die Schwerkraft kämpfen zu müssen. Und er begann mit Atemübungen. Reeve blieb bei diesem intensiven passiven Trainingsprogramm, weil es, wie er sagte, seine Muskeln stark hielt und seine Stimmung hebe.

Eines Morgens, nach beinahe sechs Jahren ohne Gefühl in seinem Körper und ohne willkürlich kontrollierte Bewegungen, und fast ein Jahr, nachdem er das intensive ABR-Programm begonnen hatte, fiel ihm auf, dass er willkürlich ein spastisches Zucken seines linken Zeigefingers auszulösen vermochte.

Dieser winzige Vorbote, dass Bewegung möglich war, war der Beginn einer langsamen Wiedergeburt motorischer Kontrolle und Empfindung während der nächsten drei Jahre. Rückblickend sagte Reeve:

> »Meine erste Reaktion war, meinen Enthusiasmus zu dämpfen. Doch innerlich hoffte und glaubte ich, dass ich, wenn ich plötzlich meinen Finger auf Kommando bewegen konnte, alle anderen Teile meines Körpers erforschen musste, um zu sehen, was möglich war … Daher entschloss ich mich, das Trainingsprogramm noch zu intensivieren.«

Vergessen Sie nicht, dass Christopher Reeve, als er dies sagte, unterhalb des Nackens noch weniger Propriozeption hatte als Christina (im vorangegangenen Kapitel). Wenn er also »mein Körper« sagt, dann war das zu dieser Zeit mehr ein Gedanke und eine Erinnerung als eine im gegenwärtigen Moment vorhandene Beziehung… bis sein Finger sich bewegte.

Durch diese Bewegung entstand eine neue Ebene der Verbindung. Es wurde wieder »sein« Finger im Gegensatz zu einem gefühllosen, unbeweglichen Fortsatz seines Körpers, den er zwar sehen, aber nicht fühlen konnte, und der nicht im Geringsten auf seinen Willen reagierte. Als er sich an jenem Tag kontrolliert bewegte, erwachte der Finger, wie man sagen könnte, wieder zum Leben. Und in den folgenden Jahren wurden mehr und mehr Teile seines Körpers wieder lebendig. Traurigerweise verstarb er 2004 inmitten dieser vielversprechenden Entwicklung im Alter von 52 Jahren an Herzversagen.

Stellen Sie sich vor, wie viel Glaube, Entschlossenheit, Disziplin und nicht erlahmende Ausrichtung des Geistes nötig waren, um tagaus, tagein weiterhin einen Körper zu trainieren, der nicht zu fühlen war – ohne wahrnehmbaren »Fortschritt« und während er, sinnbildlich gesprochen, stromaufwärts gegen die Strömung des vorherrschenden klinischen Verständnisses anschwimmen musste, eine Sichtweise, die ganz klar sagte, dass es keinen Fortschritt geben könne.

Doch wie die klinischen Aufzeichnungen belegen, waren Reeves Fortschritte ganz außerordentlich. In den Jahren, nach dem er mit der aktivitätsbasierten Rehabilitation begonnen hatte, verbesserte sich sein Zustand auf der Skala der Rückenmarksverletzungen um zwei Grade, ein Ausmaß von Wiederherstellung, das noch nie zuvor bei einem Patienten mit einer derart schwerwiegenden Verletzung beobachtet wurde. Zunächst hatte sein Körper selbst ohne jede funktionale Verbesserung sehr positiv auf das Training reagiert. Dazu gehörte eine Zunahme der Muskelmasse und der Knochendichte, größere kardiovaskuläre Ausdauer und eine Abnahme von Muskelkrämpfen. Diese körperlichen Veränderungen verbesserten seine Gesundheit und seine Lebensqualität beträchtlich. Die Anzahl an Infektionen, die den Einsatz von Antibiotika nötig machten, nahm drastisch ab. Seine schwere Osteoporose, die zu pathologischen Brüchen zweier der größten Knochen in seinem Körper, dem Femur und dem Humerus, beitrug, ging komplett zurück bis auf den Grad, den sie vor dem Reitunfall hatte.

Etwas später konnte Christopher Reeve erste funktionelle Verbesserungen feststellen. Von jenem Tag an, an dem er seinen Finger bewegen konnte, kehrten ganz langsam Empfindungen und motorische Kontrolle zurück. Diese Veränderungen nahmen auch weiterhin zu. Nachdem sein Übungsprogramm 22 Monate lief, hatte die Empfindung von leichter Berührung sich auf 52 Prozent des Normalzustands verbessert; nach weiteren sechs Monaten waren 66 Prozent des Normalzustands erreicht. Zusätzlich zur Wiederherstellung der Empfindung von leichter Berührung und von Nadelstichen (Schmerz) nahm die Fähigkeit zu, Vibration zu erkennen, und warm von kalt zu unterscheiden, und erstaunlicherweise nahm auch sein Sinn der Propriozeption zu, der ihm schließlich zu wissen erlaubte, wann seine Lage verändert werden musste, damit seine Haut nicht wund wurde, oder weil die Blutzufuhr in eine Körperregion abgeschnitten war. Zum Zeitpunkt des klinischen Berichts, den seine Ärzte im Jahr 2002 veröffentlichten,* waren etwa 70 Prozent von Reeves Körper aktiv in seinem Gehirn repräsentiert, was bedeutet, dass die sensorische Information wieder von der Peripherie, also von seiner Haut, den Muskeln, Knochen und Gelenken, zu seinem Gehirn floss und dass motorische Informationen von seinem motorischen Kortex in seine Arme und Beine sowie andere Körperbereiche flossen.

Es gab zudem eine Verbesserung um 20 Punkte (von 0 auf 20 auf einer Skala von 100 Punkten) bei den motorischen Werten,

* McDonald, J. et al., *Late Recovery Following Spinal Cord Injury. Case report and review of the literature*. In: Journal of Neurosurgery: Spine, Nr. 97, 2002, S. 252–265.

die sich als Bewegung in den meisten Gelenken, einschließlich Ellbogen, Handgelenke, Finger, Hüften und Knie, zeigte. Die meisten Muskeln in den Beinen waren noch nicht in der Lage, der Schwerkraft standzuhalten, aber es wurde ihm möglich, im Pool zu stehen und sogar zu gehen. Außerdem konnte er daran arbeiten, seine Arm-, Bein- und Rumpfmuskulatur selbstständig gegen angemessenen Widerstand zu trainieren. Er war auch in der Lage, mehr als eine Stunde lang ohne Beatmungsgerät zu atmen, auch wenn er weiterhin darauf angewiesen war.

»Durch mein Training über lange Zeiträume sind, wie ich glaube, schlafende Nervenbahnen wieder erwacht«, sagte Reeve. Seine Ärzte stimmten ihm zu und versuchten, Theorien zu entwickeln, die erklären sollten, wie er in Reaktion auf das intensive Trainingsprogramm solche Fortschritte machen konnte, ähnlich wie die komplexe neurologische Vernetzung bei Säuglingen und Kleinkindern sich ja bekanntermaßen in Reaktion auf Bewegung entwickelt. Diese natürliche Plastizität des Nervensystems nimmt im Erwachsenenalter beträchtlich ab, aber offensichtlich geht sie nicht ganz verloren. Nach Ansicht von John McDonald von der medizinischen Fakultät der Washington University in St. Louis, Missouri, dem Neurologen von Reeve, bleiben bei vielen Verletzungen des Rückenmarks einige aufsteigende (vom Körper zum Gehirn) und absteigende (vom Gehirn zum Körper) Nervenbahnen lebendig, wenn auch betäubt. Ohne Aktivität verkümmern diese Bahnen und die Person landet im Rollstuhl. Doch wenn die Muskeln mit Elektroden stimuliert und trainiert werden, dann können diese Nervenbahnen manchmal teilweise wiederbelebt werden.

Eine Möglichkeit, die Plastizität im erwachsenen Gehirn und Körper anzuregen, besteht darin, das, was zu lernen ist, in kleine Schritte aufzuteilen. Außerdem muss die Aktivität, wie Michael Merzenich sagt, für den Menschen Bedeutung haben. Wenn sie langweilig und geistlos ist, dann werden die Mechanismen der Plastizität im Gehirn nicht greifen. Wenn eine Person sich sammelt und aufmerksam ist, so berichtet die New York Times in einem Artikel vom 22. September 2002, aktivieren Moleküle im Gehirn den Belohnungs-Kreislauf, der die Plastizität fördert.

Der Grad der Wiederherstellung, der bei Christopher Reeve zu beobachten war, hat, wie wir uns vorstellen können, sein Leben beträchtlich verändert. Acht Jahre nach dem Unfall und drei Jahre nach Beginn des ABR-Programms notiert seine Ärztin in ihrem medizinischen Bericht, dass Reeve seit mehr als dreieinhalb Jahren nicht mehr ins Krankenhaus musste:

> »Vorher hatte ich Blutgerinnsel, eine Lungenentzündung, eine kollabierte Lunge, sehr ernste Dekubitus-Geschwüre und ein infiziertes Fußgelenk, weshalb man mir beinahe mein Bein amputieren musste. Ich lebte mein Leben sehr zögerlich, weil ich nie wusste, was als Nächstes schiefgehen würde. Doch während der letzten paar Jahre habe ich hinsichtlich meiner Gesundheit viel Mut geschöpft. Ich musste keine Antibiotika mehr nehmen. Mein Gewicht ist unter Kontrolle. Ich kann ohne Probleme bis zu fünfzehn oder sechzehn Stunden in meinem Stuhl sitzen. Wenn man bedenkt, dass ich ein von Beatmungsgerät abhängiger C2-Fall [Grad der Verletzung des Rückenmarks] bin, dann kann man sagen, dass ich mich in der bestmöglichen Verfassung befinde. Ich kann auf eine Weise arbeiten und reisen, die sehr befriedigend ist. Der nächste kleine Schritt, den ich mir als Ziel gesetzt habe, ist, ohne das Beatmungsgerät auszukommen.«

Und in der Tat ist ihm dies eine Zeit lang gelungen, nachdem man ihm in einer experimentellen Operation einen Zwerchfellstimulator gelegt hatte, im Wesentlichen eine Art Schrittmacher für die Lunge, der ihm erlaubte, für gewisse Zeiträume ohne das Beatmungsgerät zu atmen und so die Muskulatur des Zwerchfells zu kräftigen. Das führte dazu, dass er nach acht Jahren zum ersten Mal wieder durch Nase und Mund atmen und ohne das Atemgerät normal sprechen konnte. Er erlangte auch seinen Geruchssinn wieder, den er nach dem Unfall gänzlich verloren hatte, und konnte, wie sein Ärzteteam bei einem Test feststellte, ohne weiteres den Duft von Kaffee, Pfefferminze und Orangen identifizieren.

> »Ich wünsche mir eine noch nützlichere funktionale Wiederherstellung. Ich bin in der Lage, meine Arme, Finger und Beine zu bewegen, aber ich sitze noch immer in diesem Rollstuhl. Ich hoffe, dass meine Rehabilitation in diesem Sinne in kleinen Schritten weitergeht, damit ich in einem anderen Rollstuhl sitzen kann, der mir mehr Bewegungsfreiheit erlaubt, sodass ich weniger von anderen abhängig bin.«

Und er fährt fort:

> »Es ist leichter geworden, die Ziele in meinem Leben zu verwirklichen, denn ich kann der Produzentin eines Films jetzt sagen, dass ich zum Drehort reisen kann, um Regie zu führen, was ja mein Beruf ist. Ich kann auch Vorträge halten, was ebenfalls Teil meines Berufs ist. Man kann mit mir rechnen. In der Vergangenheit haben Infektionen und andere Krankheiten mich daran gehindert, meinen Verpflichtungen nachzukommen. Es ist eine enorme Erleichterung, zu wissen, dass ich eine Verpflichtung eingehen und sie dann aufgrund meines Gesundheitszustands auch einhalten kann.
>
> Die Bedeutung [der Genesung] für mein tägliches Leben bestand in größerer Mobilität und leichterer Atmung. Noch

1995, 1996 oder 1997 wäre ein Versagen des Beatmungsgeräts furchtbar gewesen, denn ich konnte wirklich nicht atmen. Jetzt kann ich recht gut atmen.

Wenn ich atme, benutze ich die richtige Technik. Ich bin in der Lage, mein Zwerchfell zu bewegen, eine Fähigkeit, die ich durch Übung und Training erlangt habe. Das ist der tröstlichste Aspekt meiner Wiederherstellung, dieser Sicherheitsfaktor.

Die Empfindung unterhalb meines Nackens hat sich von null auf etwa 65 Prozent [des Normalwerts] verbessert. Was am Fühlen so wichtig ist, ist der Kontakt zu anderen Menschen. Es macht einen riesigen Unterschied aus, wenn jemand dich an der Hand berührt und du das fühlen kannst. Man stellt eine sehr viel tiefere Verbindung her.

Ich betrachte den Aufbau von Muskelmasse als eine Vorbereitung für die Genesung, die mein langfristiges Ziel ist. Wichtiger aber ist, dass die Muskelmasse wesentlich für alle Bewegungen ist, die man machen muss, um das kardiovaskuläre System funktionstüchtig zu erhalten, und sie hat auch mit der Aufrechterhaltung einer angemessenen Knochendichte zu tun. Sagen wir einmal, Sie hätten sehr schwache Beinmuskeln. Auf einem Kipptisch zu stehen, wäre gefährlich für die Knochen in Ihren Beinen, da sie von der Muskulatur zu wenig gestützt werden. Ich habe auch das durchgemacht. Ich wusste nicht, dass ich eine schwere Osteoporose hatte. Durch Training und hohe Dosen von Kalzium konnte ich die Osteoporose völlig rückgängig machen. Ich habe heute wieder die Knochen, die ich im Alter von dreißig Jahren hatte. [Reeve war zum Zeitpunkt dieses Interviews fast fünfzig.] Es ist wichtig, dass die Medizinerinnen wissen, dass die Osteoporose bei Rückenmarksverletzungen rückgängig gemacht werden kann. Aber auch was mein Selbstbild angeht, ist es sehr wichtig für mich, auf meine Beine hinabsehen zu können und keine Spaghetti

> zu erblicken. Tatsächlich ist der Umfang meiner Beinmuskulatur und meines Bizeps wieder beinahe wie vor meinem Unfall. Das ist jetzt sieben Jahre her, und es trägt sehr viel dazu bei, dass ich mich wohlfühle in meiner Haut.
>
> Ich bin in der Lage, mit meiner Familie auszugehen … und ich kann meinen Kindern und meinen Freunden beim Spielen zusehen. Ich kann so nahe wie möglich an das Spielfeld herangehen, ohne selber teilzunehmen, aber ich habe auch gelernt, aus dem Beobachten der Freizeitbetätigungen meiner Kinder und Freunde Befriedigung zu gewinnen. So bin ich dabei und habe teil daran, auch wenn ich nicht so mitmachen kann wie früher.
>
> Ich habe das Gefühl, dass der Fortschritt, den ich bisher gemacht habe, symbolisch ist für den Fortschritt, der noch kommen wird … Ich möchte mich im Prozess der Rehabilitation dem Normalzustand soweit wir nur möglich annähern und ich halte an diesem Ziel fest. Ich lasse nicht davon ab, und vielleicht ist es ein psychologischer Indikator für das, woran ich glaube, dass ich in den sieben Jahren seit meiner Verletzung niemals einen Traum gehabt habe, in dem ich behindert war. Ich will mein Leben zurückhaben.«

Ab April 2004 hat Reeve dann etliche entmutigende Rückschläge erlitten. Sein Körper stieß den Zwerchfell- Schrittmacher nach einer Reihe von Infektionen und einer Lungenentzündung ab, und als Folge davon war er wieder von dem Atemgerät abhängig. Er konnte nicht mehr im Pool üben und konnte sein Wiederherstellungsprogramm deshalb nicht fortsetzen. Er konnte auch nicht auf dem Laufband trainieren, da sein Oberschenkelknochen infolge von Osteoporose bei seinem ersten Versuch entzweigebrochen war und er nun eine Metallplatte und fünfzehn Schrauben in seinem Bein hatte. Aber er hat die Hoffnung nicht aufgegeben, und es machte ihm Freude, dass er Pionier sein konnte, dessen Erfahrungen für alle, die nach ihm in eine ähnliche Situation kommen, sehr wichtig waren. Er wies darauf hin, dass er erst der zweite Mensch auf der Welt war, dem ein solcher Zwerchfell-Schrittmacher eingesetzt wurde, und auch wenn das bei ihm nicht funktioniert hat, machte das, was die Ärzte aus seinem Fall gelernt haben, es doch den nächsten sieben Patientinnen möglich, ohne das Beatmungsgerät auszukommen. Seine Erfahrung trug auch dazu bei, dass man Patientinnen mit Rückenmarksschäden heute routinemäßig auf Osteoporose untersucht, bevor man sie auf dem Laufband trainieren lässt. Darum war es ihm eine Befriedigung und ein Trost, dass er dazu beitragen konnte, die Lebensqualität von Menschen, die sich in einer ähnlichen Situation befinden, zu verbessern.

Es ist offensichtlich, dass Reeve sein Rehabilitationsprogramm nicht nur für sich selbst verfolgt hat. Nach seinem Unfall ist Reeve zu einer Inspiration und einem Fürsprecher für Menschen mit Rückenmarksverletzungen geworden, und er brachte ihnen die Botschaft, dass »das Leben mit einer physischen Verletzung nicht zu Ende ist und sie immer noch ein erfülltes und interessantes Leben leben können«. Er hat eine Stiftung zur Förderung weiterer Forschung auf diesem Gebiet gegründet und betätigte sich im Kongress als Lobbyist für die Behandlung von Lähmungen. Trotz seiner offensichtlichen Einschränkungen reiste er viel, traf sich mit Menschen, die von Rückenmarksverletzungen betroffen waren und deren Angehörigen, und er hielt öffentliche Vorträge.

Wie wir alle es nicht wissen können, konnte auch Christopher Reeve nicht wissen, was die Grenzen des Möglichen sind. Er war unerschütterlich in seiner Entschlossenheit, nicht von seinem Kurs abzuweichen, und von Moment zu Moment, von Tag zu Tag an den Grenzen des für seinen Körper und seinen Geist

Möglichen zu arbeiten, wobei er sein langfristiges Ziel im Auge behielt, sich aber stets auf den heutigen Tag und die Herausforderungen dieses Augenblicks fokussierte. Angesichts der Tragödien in seinem Leben und der Hindernisse und Rückschläge, die er erfahren musste, hätte er nur allzu leicht der Verzweiflung, der Hoffnungslosigkeit, dem Selbstmitleid und der Isolation anheimfallen können. Dass er die Herausforderung annahm, mit seiner Situation zu arbeiten, die Hoffnung aufrechtzuerhalten und in den Beziehungen zu seinen Lieben und zu seiner Arbeit verankert zu bleiben, ist ein bewegendes Zeugnis dafür, welche Kraft zur Heilung in Geist und Körper steckt, wenn sie im Einklang mit einer angemessenen medizinischen Versorgung und Unterstützung arbeiten, und kreative Ansätze zur Mobilisierung und Verstärkung der natürlichen Fähigkeiten des Körpers zur Selbstregulierung und Wiederherstellung ins Spiel gebracht werden und man auf diese vertraut, selbst wenn ein positives Ergebnis ungewiss ist oder als Möglichkeit sogar ausgeschlossen wird.

Und Christopher Reeve ist kein Einzelfall. Menschen, die Rückenmarksverletzungen, einen Gehirnschlag oder andere neurologische Verletzungen erlitten haben, machen in Rehabilitationszentren auf der ganzen Welt unerwartete Fortschritte, wobei neue Rehabilitationsmethoden angewendet werden, wie zum beispielsweise das Ruhigstellen eines funktionierenden Arms, damit die Patientin gezwungen ist, bei ihren alltäglichen Verrichtungen den verletzten Arm zu benutzen, oder das Aufhängen in einem Geschirr über einem Laufband, wobei die Füße der Patientin zu einer Laufbewegung gebracht werden. Die Rehabilitationsmedizin benutzt heute sogar Roboter, um gelähmten Patienten zu helfen, das Gehen zu üben. Mithilfe solcher Techniken ist es tausenden Querschnittsgelähmten, die eine eingeschränkte Empfindungsfähigkeit im Unterkörper und keine motorischen Funktionen mehr hatten, möglich geworden, kurze Distanzen ohne Unterstützung oder mit Gehhilfen zu gehen, ein bemerkenswerter Meilenstein auf dem Pfad der »Wiederbewohnung des Körpers«, die tiefere Bedeutung des Wortes »Rehabilitation«.

Gibt es hieraus etwas für jene von uns zu lernen, die im Vergleich dazu einen relativ funktionstüchtigen Körper haben? Ich glaube schon. Bewegung und ein Training für die Muskeln und den gesamten Bewegungsapparat, das den Körper fit hält, erhalten ganz offensichtlich ebenso den Tonus des Nervensystems und erhöhen seine Feinabstimmung. Es besteht kein Zweifel daran, dass dies für jedes Alter gilt, und dass es besonders wichtig ist, wenn wir älter werden. Aber über ein solches Training hinaus könnte das Zusammenbringen von Aufmerksamkeit, Entschlossenheit und Liebe zum Leben in dem Bemühen, in den Grenzbereichen unser physischen und psychischen Fähigkeiten zu arbeiten, das entscheidende Element dafür sein, den Mut aufzubringen, mit schwierigen Situationen, ganz gleich, worin sie bestehen mögen, zu arbeiten. Dabei können wir das Engagement und die Liebe ins Spiel bringen, die es uns erlauben, das Leben zu leben, das zu leben uns gegeben ist, uns selbst nie aufzugeben und an das zu glauben, was möglich ist, wenn wir unseren Kurs nicht aufgeben und durch dick und dünn mit dem in Kontakt bleiben, was das Allerwichtigste ist. Ob wir nun durch bewusste Kultivierung dazu gelangen oder, wie im Fall von Christopher Reeve, durch schiere Entschlossenheit und Willenskraft, so stellt doch die Bereitschaft, in jedem Moment an der Grenze des Möglichen zu arbeiten und für jeden Moment mit Geduld, Entschlossenheit, Demut und großer Aufmerksamkeit präsent zu sein, den Kern der Achtsamkeitspraxis dar, und schenkt uns die Motivation, um seiner selbst willen nicht von unserem Kurs abzuweichen und zu wachsen.

Christopher Reeve vertraute auf seine Eingebundenheit in Beziehungen und auf Wechselseitigkeit – in Bezug auf seinen

Körper, seine Familie, seine Freunde und seinen Beruf – selbst als er die physische Berührung anderer nicht fühlen konnte und sein Körper ihm zunächst nicht antwortete. Indem er seine Verfassung nach dem Unfall akzeptierte, Verantwortung übernahm und jahrelang so gut er konnte, daran arbeitete, mit äußerster Beharrlichkeit, Entschlossenheit und sehr viel Hilfe von anderen, war er ein großartiges Beispiel für den Glaube an das Mögliche, ohne die tagtäglichen emotionalen Schwierigkeiten und schweren Beeinträchtigungen zu leugnen, die mit seiner Lähmung einhergingen, die ja schließlich auch das Leben aller Angehörigen und die Beziehungen innerhalb der Familie veränderten.* In einem öffentlichen Vortrag sechs Monate vor seinem Tod hörte ich Reeve im April 2004 sagen: »Wenn die Dinge nicht so gut laufen, dann halte ich trotzdem an der Disziplin fest, komme, was wolle. Unser Geist hat eine unglaubliche Fähigkeit, den Körper zu beeinflussen.«

Bevor wir dieses Kapitel schließen, möchte ich einen weiteren unerschütterlichen Menschen erwähnen, der im Jahr 2018 verstorben ist und der weitaus länger lebte als irgendjemand es für möglich gehalten hätte, und der ebenfalls eine unglaubliche Beharrlichkeit und Hingabe an den Tag legte, im Angesicht einer unvorstellbar kräftezehrenden und potenziell entmutigenden

---

* Und auch ohne die tagtäglichen zermürbenden emotionalen Schwierigkeiten zu leugnen, die mit einer solchen Situation einhergehen. Reeves Frau Dana sagte dazu: »Ich möchte nicht als diese hingebungsvolle, geradezu heilige Ehefrau wahrgenommen werden, die alles für ihren Mann tun würde. Das ist zwar vielleicht ein Teil von mir, aber ich bin auch viele andere Dinge. Ich liebe meinen Mann und bin loyal mit ihm, und ich verspüre eine Verpflichtung, von deren Existenz ich immer gewusst habe seit dem Tag, an dem ich sagte ›Ich will.‹ Seine körperliche Pflege liegt jetzt in der Verantwortung der Krankenschwestern. Ich halte mich da inzwischen raus, weil wir Mann und Frau sein müssen, nicht Patient und Pflegerin.« 3. Mai 2003, Interview in *The Daily Mail, UK* – aus dem Internet.

Krankheit sein Leben in aller Fülle zu leben. Ich spreche von Stephen Hawking, dem britischen Astrophysiker, der an amyotropher Lateralsklerose litt, seit er Anfang zwanzig war, und doch 76 Jahre alt wurde (als er einundzwanzig war, sagte man ihm, dass er nur noch wenige Jahre zu leben hätte). Er ging seiner Arbeit im Rollstuhl sitzend nach, den er im fortschreitenden Verlauf seiner Erkrankung schließlich mit seinem kleinen Finger und willentlichen Augenbewegungen steuerte, und Augenbewegungen nutzte er auch, um mithilfe eines Stimmcomputers zu sprechen. Doch sein Geist, unberührt von der Erkrankung, leistete Beiträge zu den bedeutendsten Durchbrüchen und Einsichten in einigen der grundlegendsten Gebieten der Physik und der Kosmologie, von denen am bemerkenswertesten sicherlich die Entdeckung ist, dass schwarze Löcher eine Strahlung aussenden, die inzwischen als Hawking-Strahlung bekannt ist, und dass diese Löcher daher irgendwann explodieren und ihre Substanz und ihre Energie in das sie umgebende Universum zurückgeben werden. Er lebte in einem Körper, der für jeden Menschen unvorstellbar schwierig zu bewohnen wäre – stellen Sie sich einmal vor, Sie könnten keinen einzigen Teil Ihres Körpers bewegen, außer einem Finger und Ihren Augen – und doch gelang es ihm, ein Leben in Fülle zu leben, zu heiraten, Kinder zu bekommen, Bücher zu schreiben und viele muntere und sogar ausgesprochen riskante Unternehmungen zu verfolgen* Er wurde zu einer »gefeierten Ikone der Pop-Kultur«, wie die New York Times in ihrem Nachruf schrieb, und wurde oft im selben Atemzug mit Albert Einstein genannt. Als man ihn fragte, warum er sich in solch riskante

* Wie etwa im Alter von 65 Jahren der Flug in einer Boeing 747, bei dem Schwerelosigkeit simuliert wurde. Er hoffte, tatsächlich noch in einer Rakete in den Weltraum reisen zu können, ein Traum, der sich zu seinen Lebzeiten allerdings nicht mehr erfüllen ließ. Kaum jemand mit einem völlig gesunden Körper wäre wohl für solche Abenteuer geeignet.

und schwierige Unternehmungen stürzte, sagte Hawking: »Ich möchte zeigen, dass Menschen sich nicht von körperlichen Handicaps einschränken lassen müssen, solange sie im Geiste nicht eingeschränkt sind.« Er sagte auch: »Wenn man sich der Möglichkeit eines frühen Todes gegenüber sieht, wird einem klar, dass das Leben lebenswert ist und dass es viele Dinge gibt, die man tun möchte.«

Während einer kurzen Zeit in den frühen 2000er-Jahren kannte ich einen jungen College-Professor, Philip Simmons, der an der gleichen Krankheit litt wie Hawking und der mit Unterstützung seiner Familie und Freunde »lernte zu fallen«, wie er so treffend und eindrücklich sagte.* Auch ihm gelang es, immer wieder das Mögliche auszuschöpfen, bis ganz zum Schluss, als er im Alter von 44 Jahren starb.

Emily Dickinson lässt ihren Worten »Ich wohne in der Möglichkeit«, eine Art Anrufung des Mysteriösen, Transzendenten und Heiligen, die Zeile folgen »Und nicht im Prosahaus«. Ich verstehe »Prosahaus« als das Domizil des Vernünftigen, des Rationalen, des Linearen, diese Gedanken und Ansichten, mit denen wir uns so oft selbst einschränken und die uns so überzeugend sagen, was wir nicht können; – die damit das Unmögliche unmöglich machen, selbst da, wo es das in Wahrheit gar nicht ist.

Wie ist das mit unserem eigenen Geist und unseren manchmal ungewollten oder erschreckenden Umständen, wie gehen wir damit um, wenn wir uns dem Undenkbaren gegenübersehen?

Können wir das Gleiche sagen? Können auch wir dafür sorgen, immer wieder mit dem Möglichen in Kontakt zu bleiben? Können auch wir in der Ungewissheit des Nicht-Wissens verweilen und dennoch lebensbejahende Risiken eingehen, sogar angesichts

---

* Simmons, Philip, *Learning to Fall: The Blessings of an Imperfect Life.* New York, NY: Bantam Books, 2003.

der Neinsager in Gestalt unserer eigenen inneren entmutigenden Stimmen und auch derjenigen anderer Leute?

Wie ist es jetzt gerade, in genau diesem Moment? Wie wäre es, mit den Dingen zu sein, genau so, wie sie jetzt sind – und es einen Moment lang aufzugeben, sie irgendwie anders haben zu wollen?

Wie fühlt sich das an?

Teil zwei

An der eigenen Tür ankommen

Die Zeit wird kommen,
da du voller Überschwang
dich selbst als Ankömmling
an deiner eigenen Tür begrüßen wirst…

Derek Walcott,
aus: »Love After Love«

»Ich kann meine eigenen Gedanken nicht hören!«

Ist Ihnen schon einmal ein solcher Satz herausgeplatzt? Gewöhnlich sagt man so etwas verärgert und frustriert, wenn man sich konzentrieren will, aber jemand im Raum zu viel Krach macht. Man will sagen: »Ich kann bei dem Lärm nicht klar denken. Kannst du nicht etwas leiser sein?«

Doch wenn wir uns zur Meditation hinsetzen und in die Stille eintauchen wollen, dann passiert manchmal etwas Erstaunliches – dann sind unsere Gedanken alles, was wir noch hören, und die können lauter, störender und ablenkender sein als alle Geräusche von außen. Der Lärm unseres Denkens kann geradezu ohrenbetäubend und scheinbar endlos sein. Er kann uns daran hindern, eine auch nur annähernd stabile Konzentration und Sammlung zu entwickeln. Dieser Lärm überdeckt den Frieden und die Stille, die wir direkt unter diesem Aufruhr im Geist vorfinden können, sobald der Geist gelernt hat, zur Ruhe zu kommen und still zu werden, oder zumindest etwas stiller.

Wenn wir beginnen, dem Strom des Denkens als bloßes Denken zu lauschen, wenn wir die Gedanken als Ereignisse im Feld des Gewahrseins zur Kenntnis nehmen, wie wir das in der in Band zwei: *Wach werden und unser Leben wirklich leben* beschriebenen formalen Meditationspraxis tun, und äußerlich eine gewisse Ruhe und Stille entwickeln, dann gelingt es uns, unser Denken sehr viel klarer zu beobachten. Wir sind dann in der Lage, uns dem Denken zuzuwenden und jeden Gedanken als das zu erkennen, was er ist, ein Gedanke und nicht etwa die Wahrheit, und somit genau zu sehen, was in unserem Geist vor sich geht und wie viel davon einfach nur mentaler Lärm ist. Sobald wir das aus allernächster Nähe erkannt haben, können wir neue Wege erkunden, damit umzugehen.

Zuerst mögen wir über das, was wir dabei entdecken, ziemlich schockiert sein, darüber, wie chaotisch unser Denken manchmal ist, und wie kleingeistig und repetitiv es sein kann, geprägt von unserer persönlichen Geschichte und unseren Gewohnheiten. Und doch ist es wohl besser, dies aus erster Hand zu erfahren, als gar nicht darum zu wissen. Wenn wir nicht darauf achten, dann geht das Denken mit uns durch und beherrscht unser Leben, ohne dass wir uns dessen bewusst sind. Achten wir jedoch mit voller Aufmerksamkeit darauf, dann haben wir nicht nur die Chance, uns selbst besser kennenzulernen und zu wissen, was in unserem Geist vor sich geht, sondern können unser Denken auch besser zügeln, sodass es unser Leben nicht mehr beherrscht. So können wir einige sehr reale Momente von Freiheit schmecken, die nicht davon abhängig sind, ob um uns herum gerade Stille herrscht oder nicht, oder von den einschränkenden Geschichten, die wir uns über uns selbst erzählen, an denen vielleicht sogar etwas Wahres dran ist, oft aber nicht viel verglichen mit dem, was sein könnte, wenn wir uns mit den größeren Dimensionen des Seins verbinden, die sich uns eröffnen, wenn wir uns unserem eigenen Geist annähern und Freundschaft mit ihm schließen.

Ich bin nicht einen Moment zum Durchatmen gekommen

Sind Sie gestresst? Sind Sie so sehr auf die Zukunft ausgerichtet, dass die Gegenwart nur noch ein Vehikel ist, um dorthin zu gelangen? Stress wird dadurch verursacht, dass wir »hier« sind, aber »dort« sein wollen, oder dass wir uns in der Gegenwart befinden, aber in der Zukunft sein möchten. Das ist eine Spaltung, die uns innerlich zerreißt. Eine solche innere Spaltung zu erzeugen und damit zu leben, das ist der reine Wahnsinn. Die Tatsache, dass alle Leute das so machen, macht es nicht weniger wahnsinnig.

ECKHART TOLLE,
Jetzt! Die Kraft der Gegenwart

Diese Einschätzung von Eckhart Tolle ist eine der besten Beschreibungen der Ursache von psychischem Stress, die ich kenne. Sie benennt das bedauerliche endemische Produkt der Tatsache, dass wir gewöhnlich die Dinge nicht so akzeptieren, wie sie sind, in diesem einzigen Moment, den wir zum Leben haben.

Doch verstehen Sie mich nicht falsch: Mit Akzeptanz ist hier durchaus keine passive Resignation gemeint. Ganz im Gegenteil! Es braucht sehr viel Seelenstärke und Motivation, um das annehmen zu können, was ist, besonders, wenn es uns nicht gefällt, und dann weise und effektiv damit umzugehen – so gut es uns unter dem Umständen, in denen wir uns gerade befinden, und mit den uns zur Verfügung stehenden inneren und äußeren Mitteln möglich ist –, die Situation zu besänftigen, zu heilen, neu auszurichten und das zu ändern, was sich ändern lässt.

Eine solches Herangehen an die eigene Erfahrung wird manchmal »radikale Akzeptanz« genannt, weil es bis an die Wurzel der Dinge geht. Es ist ein Annehmen der Dinge und Antworten auf die Dinge, wie sie tatsächlich sind, unterhalb der Oberfläche der Erscheinungen und ohne jede Bevorzugung oder Abneigung, die aus Ansichten darüber entstehen, wie die Dinge sein oder funktionieren sollten. Die Geschichten, die wir uns darüber erzählen, wie die Dinge sein sollten und wessen Schuld es ist, dass sie nicht so sind, zu durchschauen und loszulassen, das ist gar nicht so einfach. Doch wenn wir uns darum bemühen, haben wir die Chance, eine tiefere Wahrheit der Dinge zu erkennen, die uns oft enthüllt, wie wir weiser und mit mehr Mitgefühl mit den Dingen umgehen können. Wenn wir so eine intelligentere und treffendere Weise entwickeln, das zu sehen, was ist, darum zu wissen und es zu akzeptieren, dann ändert sich allein dadurch schon die Dynamik des Geschehens, und in der Folge solcher Umbrüche im Bewusstsein kommt es oft zu sehr interessanten Veränderungen. Diese Veränderungen werden möglich, weil Sie jetzt eine tiefere Wahrheit sehen, die Sie vorher nicht zu sehen vermochten, weil die Geschichte, die Sie sich selbst erzählt haben (und die meist nicht ganz richtig ist, wenn überhaupt irgendetwas Wahres an ihr ist), Ihre Sinne mit solcher Macht vernebelt hat, dass Sie gar nichts anderes hereinlassen konnten.

Auch wenn wir es »im Prinzip« besser wissen mögen, unterwerfen wir uns doch im Allgemeinen aus Gewohnheit denselben endlosen, oft frenetischen und nicht hinterfragten Gedanken, die uns sagen, wir müssten erst einmal irgendwohin gelangen, **bevor** wir uns ausruhen können; wir denken, wir müssen erst bestimmte Dinge erledigen, damit wir das Gefühl haben können, etwas geleistet zu haben, **und dann** glücklich sein können… und dabei geben wir die Schuld dafür, dass wir so viel zu tun haben und unglücklich sind, zum größten Teil den äußeren Umständen: Terminplänen, den Anforderungen von Arbeitgebern, Bergen von Arbeit, die abgetragen werden müssen, und Erledigungen, die abzuhaken sind, oder auch dem dichten Verkehr, der uns ganz fürchterlich auf die Palme bringt, wenn er uns daran hindert, rechtzeitig an unser Ziel zu gelangen.

Haben Sie sich schon einmal sagen hören: »Ich bin nicht einen Moment zum Durchatmen gekommen«, wenn Sie rückblickend einen Tag beschreiben, an dem Sie irgendetwas einfach hinter sich bringen wollten, damit Sie zur nächsten Sache übergehen, zum Flughafen fahren oder einfach ins Bett fallen konnten?

Wir sagen das so einfach dahin: »Ich bin nicht einen Moment zum Durchatmen gekommen.«

Aber Moment mal, ist das denn tatsächlich wahr?

Oder ist es nicht vielmehr so, dass wir einfach nicht daran gedacht haben, uns einen Moment Zeit zu nehmen, um uns zu orientieren, uns im Körper zu verankern, den Atem zu fühlen und zu spüren, welche Spannungen gerade im Körper und im Geist vorhanden sind? Wenn es uns möglich ist, in jedem Moment zu erkennen, was wir wirklich tun und was wir wirklich fühlen, dann können wir vielleicht die Art und Weise beeinflussen, wie wir zu dem, was genau in diesem Augenblick oder in dieser Abfolge von Augenblicken geschieht, *in Beziehung* stehen. Wir könnten uns dann entschließen, im selben Tempo weiterzumachen, oder wir könnten feststellen, dass es durchaus zu unserem Vorteil sein könnte, einen Gang zurückzuschalten, sodass wir in der Lage sind, präsenter zu sein und letztlich vielleicht sogar effektiver zu handeln. Vielleicht erkennen wir sogar, wie töricht es ist, uns von dem Wunsch, alles erledigen zu wollen, dermaßen unter Druck setzen zu lassen, dass wir uns chronisch gehetzt und überfordert fühlen, was nur allzu leicht dazu führt, dass alles, was wir unternehmen, mehr oder weniger darunter leidet.

Wir könnten natürlich auch das Gefühl haben, dass wir in diesem Moment einfach nicht innehalten können, selbst wenn uns der Gedanke daran gekommen ist. Vielleicht sind wir der Meinung, dass einfach zu viel auf dem Spiel steht. Aber es ist immer möglich, mit etwas mehr Präsenz und Achtsamkeit zu eilen und damit dem Moment des Wahnsinns, in dem wir total in die »Wichtigkeit« einer Sache verrannt sind, die Spitze zu nehmen, sodass wir wenigstens etwas weniger Stress haben. Wenn im Moment tatsächlich so viel auf dem Spiel steht, dass wir einfach nicht innehalten können, wie wir uns ja so häufig weismachen, dann können wir es uns ganz gewiss nicht leisten, in diesem Moment achtlos und automatisch zu handeln.

Indem wir zu uns selbst zurückkehren, wird uns deutlich, wie töricht es ist, uns dermaßen vergiften zu lassen. Die Geste der Achtsamkeit und der Liebenden Güte kann uns helfen, längerfristige Entscheidungen darüber zu treffen, wie und wo wir unsere Angelegenheiten anders regeln können, sodass wir nicht mehr so sehr unter Druck stehen. Wenn unsere höchste Priorität darin besteht, unter allen Umständen im gegenwärtigen Augenblick zu leben, weil wir uns daran erinnern, dass er alles ist, was wir haben, und weil wir wissen, dass Gewahrsein die wertvollste Ressource ist, derer wir uns bedienen können, dann besteht die Chance, dass wir uns in einer Welt, die oft verrückt zu sein scheint – einer Welt, die das, was in Eckhart Tolles Worten *Wahnsinn* ist, für gesund hält, und die das geistig Gesunde gern als verrückt oder auch langweilig bezeichnet –, wieder auf geistige Gesundheit einstimmen können.

Zu einer solchen Neuausrichtung kann es binnen eines einzigen Augenblicks kommen. Tatsächlich kann sie nur im Augenblick geschehen. Wir müssen einzig und allein die Gelegenheit erkennen und uns daran erinnern, dass die Welt nicht so ist, wie wir meinen, und dass wir deshalb kein zukünftiges Ergebnis zu erzwingen brauchen, indem wir uns im Augenblick selbst betrügen. Wir können damit arbeiten, wie die Dinge jetzt sind, wie immer sie sein mögen, und zwar so achtsam wie möglich.

Auf diese Weise lernen wir vielleicht, gelegentlich zu verschnaufen und damit unsere Augenblicke einzufangen und ihre vielfältigen Möglichkeiten wahrzunehmen. Meinen Sie nicht, dass wir es riskieren könnten, verrückt genug zu sein, um unsere geistige Gesundheit zu finden?

Der Selbstbetrug der Geschäftigkeit

Sich zu viele Dinge vorzunehmen und jedermann bei allem helfen zu wollen, das heißt, sich der Gewalt der modernen Zeiten zu unterwerfen.

Thomas Merton

»Ich halte mich auf Trab.« Viele Rentnerinnen und Rentner sagen so etwas, wahrscheinlich um sich selbst und anderen zu versichern, dass sie sich nicht gehen lassen und langsam in Vergessenheit geraten, nur weil sie nicht mehr jeden Tag zur Arbeit gehen und kein festes Gehalt mehr beziehen.

Eines Tages hörte ich, wie diese Worte während eines Telefonats aus irgendeinem tief verborgenen Winkel meines Geistes aufstiegen, und noch ehe ich mich bremsen konnte, hatte ich sie schon ausgesprochen.

»Moment mal!« wollte ich ausrufen. »Was sage ich denn da, und wer zum Teufel sagt das?« Ich halte mich nicht auf Trab. Wenn ich überhaupt etwas mache, dann doch eher versuchen, Tempo herauszunehmen – und das erweist sich bereits als eine Vollzeitbeschäftigung. Ich habe mich langsam von einem krankhaften Niveau des Beschäftigtseins und des Machens entfernt und habe dabei gemerkt, dass es gar nicht so einfach ist, von den inneren und äußeren Gelegenheiten Abstand zu nehmen, die so attraktiv, so notwendig, so wichtig, so vernünftig und so machbar erscheinen – jede für sich genommen –, und die letztlich doch immer wieder so viel mehr Energie beanspruchen als erwartet, und die es schwierig, wenn nicht gar unmöglich machen zu erfahren, wie schön es sein kann, mehrere Monate lang an einem Ort zu verweilen und in einem nachhaltigen Gleichgewicht zwischen inneren und äußeren Belangen zu leben.

Wenn wir zu zu vielen Dingen Ja sagen, und dann nicht mehr mit Gelassenheit und Integrität gegenwärtig sein können, dann sagen wir damit gleichzeitig Nein zu all den anderen Dingen und Menschen und Orten, zu denen wir zuvor bereits Ja gesagt haben.

Warum das so ist? Nun, ganz einfach weil wir, wenn wir überfordert sind, wahrscheinlich so aufgeregt, so angespannt und so mit uns selbst beschäftigt sind, dass wir keinem Menschen und keiner Situation mehr mit Gelassenheit und aus der Fülle unseres Seins heraus begegnen können – und dazu gehört natürlich auch und vor allem eine authentische Begegnung zwischen uns selbst und den Menschen, die uns besonders am Herzen liegen. Es könnte uns gut tun, einmal die Impulse unter die Lupe zu nehmen, die uns in solch ein unglückseliges Beschäftigtsein hineintreiben.

Doch selbst wenn wir uns sagen, dass wir Achtsamkeit üben und sie so gut wie möglich von Moment zu Moment verkörpern wollen – solange wir uns nicht darum kümmern, ein wahres Gleichgewicht innerhalb der Entfaltung der Dinge in unserem Leben herzustellen, kommt uns das teuer zu stehen. Wenn wir alles so arrangieren, dass es praktisch unmöglich wird, in unserem Leben zu einem echten Gleichgewicht zu finden, dann werden wir dem, was uns am wichtigsten ist, und was unsere Priorität im Leben sein sollte, im Grunde untreu. Damit fallen wir dem anheim, was der Dichter und Unternehmensberater David Whyte eine Art Selbstbetrug und Untreue nennt. Wir betrügen uns selbst, und wahrscheinlich betrügen wir auch unsere Beziehung zu anderen Menschen und sogar zu bestimmten Orten. Und wir verlieren, ohne es zu bemerken, das Gespür für unsere Beziehung zur Zeit.

Wenn wir uns in wichtigen Momenten unserer Prioritäten wirklich bewusst sind, dann fällt es uns vielleicht leichter, Nein zu sagen, auch wenn unser erster Impuls und unsere Gewohnheit uns nahelegen, Ja zu sagen.

Whyte formuliert dieses Dilemma sehr elegant:

> »Ungeachtet dessen, was manche New-Age-Gurus behaupten mögen, ist es nicht so, dass wir unsere eigene Realität erzeugen. Wir haben einen bescheidenen Anteil daran, je nachdem, wie wach wir für die Strömungen und Untiefen der Zeit sind. Realität ist das Gespräch zwischen uns selbst und den nie endenden Manifestationen des Zeitlaufs. Je näher wir der Quelle dieser Manifestationen des Zeitlaufs – also dem Ewigen – sind, desto leichter fällt es uns, genau die Strömungen zu erkennen, in denen wir an einem bestimmten Tag navigieren müssen. Der Fluss der Zeit kann zum Beispiel ganz plötzlich aus einem angenehmen und ruhigen Dahinströmen in eine turbulente Stromschnelle übergehen, wenn unser Chef uns fragt, ob wir ein bestimmtes Projekt übernehmen wollen, von dem wir wissen, dass wir es angesichts der momentan bereits vorhandenen Verpflichtungen kaum noch einigermaßen vernünftig bewältigen können. Da uns die nötige Weite fehlt, sagen wir Ja, in dem Versuch, unsere Identität durch das Machen zu begründen, und aus lauter Angst vor der Stille, die sich in Gegenwart dieser Autoritätsperson auftun könnte. Gehetzt von der Zeit, fühlen wir uns von anderen gehetzt, doch wenn wir uns für

Geräumigkeit und Stille öffnen, kann die Stille, die auf ein freundliches, aber festes Nein folgt, zu etwas sehr Faszinierendem werden. Von außen gesehen, mag diese Weigerung mutig erscheinen, aber vom inneren Standpunkt ist sie einfach Ausdruck einer gesunden Beziehung zur Zeit. Ja zu sagen wäre – wenn wir unsere Beziehung zur Zeit als eine eheliche Verbindung betrachten – eine Art Promiskuität, wäre Untreue und Verrat. Stress bedeutet, dass wir Ehebruch begangen haben. Wenn wir die Besonderheiten unserer Realität verstehen wollen, müssen wir verstehen, wie wir tagtäglich mit unserer Beziehung zur Zeit umgehen. In den Stunden liegt das Geheimnis eines Arbeitstages, und an jedem Arbeitstag ist die Art, wie wir mit unserem Partner Zeit und, daraus folgend, mit unserer Reise durch den Tag umgehen, entscheidend für das Glück, das wir uns wünschen.« (Aus: *Crossing the Unknown Sea*)

Eine der Herausforderungen eines achtsamen Lebens besteht darin, mit den natürlichen Rhythmen der Entfaltung unseres Lebens in Berührung zu sein, auch wenn wir manchmal das Gefühl haben, uns weit von ihnen entfernt oder ganz den Kontakt zu ihnen verloren zu haben. Dann müssen wir wieder ganz frisch hinhören, auf jene inneren Stimmen und Rufe, mit großer Zugewandtheit und großem Respekt.

Was in einem anderen Moment geschehen oder nicht geschehen könnte – manchmal mögen unsere Fantasien mit uns durchgehen, aus Wunschdenken oder aus Angst. In der Tat wird so etwas immer wieder geschehen. Doch diese Wahngebilde sowie die damit einhergehenden Ängste lassen sich durch eine Weisheit, die langsam in uns wächst, konterkarieren und richtig einordnen, eine Weisheit, die aus unserer Treue zur Praxis der Achtsamkeit erwächst und aus der Art und Weise, wie wir mit unseren Momenten, den kleinen und den großen, umgehen. Ob uns das gelingt, ist davon abhängig, dass wir nicht vergessen, was wirklich wichtig ist, und dass wir erkennen, wie süchtig wir danach sind, etwas zu tun, und wie leicht wir untreu werden, indem wir uns einreden, dass wir das alles schon irgendwie hinkriegen werden, obwohl die Tatsachen uns doch ganz deutlich sagen, dass der Preis dafür höher sein wird als der Gewinn. Es hängt davon ab, dass wir uns daran erinnern, wer wir wirklich sind, und dass wir nicht vergessen, dass diese Beschäftigungen im Vergleich zu ebendiesem Augenblick verblassen – womit auch immer wir gerade befasst sein mögen oder was auch immer wir uns vorgaukeln, dass wir es verpassen könnten. Denn all das ist gefärbt von unseren unhinterfragten Wahrnehmungen, die allesamt nichts als Hervorbringungen unseres Geistes sind.

Eines Tages wusstest du endlich,
was du zu tun hattest, und fingst damit an,
auch wenn die Stimmen um dich herum
dir weiterhin
ihre schlechten Ratschläge zuschrieen –
obwohl das ganze Haus zu beben begann
und du dieses altbekannte Zerren
an deinen Fußgelenken fühltest.
»Bring mein Leben in Ordnung!«
schrie jede dieser Stimmen.
Doch du hieltest nicht an.
Du wusstest, was du zu tun hattest,
auch wenn der Wind
mit seinen steifen Fingern
an den Grundmauern rüttelte,
und obwohl ihre Schwermut fürchterlich war.
Es war bereits spät genug

und eine stürmische Nacht,
und der Weg war steinig
und voller abgerissener Äste.
Doch ganz allmählich,
während ihre Stimmen hinter dir zurückblieben,
begannen durch die Wolkendecke hindurch
die Sterne zu funkeln,
und da war eine neue Stimme,
die du ganz langsam
als deine eigene erkanntest,
die dich begleitete,
während du weiter und weiter
in die Welt hinausgingst,
entschlossen, das einzige zu tun,
was du tun konntest –
entschlossen, das einzige Leben,
das du retten kannst, zu retten.

Mary Oliver, Die Reise (»The Journey«)

Sich selber unterbrechen

Ob es nun darum geht, zu unserer Chefin Nein zu sagen, oder darum, uns selbst in schwierigen Situationen gegenläufiger Erwartungen und einander widersprechender Interessen treu zu bleiben – die meisten von uns würden wahrscheinlich davon profitieren, wenn sie das entwickelten, was man »Kommunikationskompetenz« nennt, wenn sie lernten, freundlich und höflich, aber dennoch fest und bestimmt zum Ausdruck zu bringen, wie sie eine bestimmte Situation sehen und, noch wichtiger, wie sie sich in dieser Situation fühlen. Bevor wir aber erfassen können, wie wir etwas wirklich sehen oder fühlen, müssen wir natürlich des Terrains in uns selbst gewahr werden. Und sehr oft sind wir das eben nicht oder nur teilweise, insbesondere wenn wir uns in einem Konflikt befinden und uns zerrissen fühlen. Dann scheinen alle Optionen, an die wir denken können, problematisch und vielleicht gar zu kostspielig. Wir verstricken uns in das Gefühl des Widerstreits und hängen darin fest.

Manchmal können wir uns in einer potenziell schwierigen Kommunikation mit anderen zu Klarheit und beidseitiger Zufriedenheit vorantasten, wenn wir die **Emotionen,** die uns von der anderen Person entgegenkommen, wahrnehmen und darauf antworten, statt uns in den **gedanklichen Inhalt** des Gesprächs zu verwickeln und darauf zu reagieren. Denn in solchen Gesprächen geht es selten gänzlich um diesen Inhalt, und wir umgehen damit das große Risiko, zu denken, dass wir ganz im Recht sind und die andere ganz im Unrecht oder auf dem falschen Gleis ist.

Es kann äußerst aufschlussreich sein und uns bescheiden machen, wenn wir auch nur ein wenig mehr darauf achten, wie unsere Gespräche und unsere Kommunikation sich entfalten und welche Art von Kompetenz nötig sein könnte, um mit mehr Gewahrsein durch die Gewässer dessen zu navigieren, was in uns selbst und in den anderen innerlich und äußerlich vor sich geht. Dann fällt uns beispielsweise vielleicht auf, wie häufig wir von anderen mitten im Satz unterbrochen werden, und dass es uns auffällt, könnte uns helfen, effektive Wege zu finden, damit umzugehen. Ansonsten könnten es passieren, dass wir das Gefühl bekommen – und das ist kein schönes Gefühl, besonders wenn es zu einem Muster wird –, dass das, was wir zu sagen haben, für die Menschen, mit denen wir uns gerade unterhalten, nicht zählt. Das könnte dazu führen, dass wir uns von bestimmten Menschen am Arbeitsplatz oder zu Hause nicht respektiert sehen, uns von ihnen unterschätzt, überrumpelt oder eingeschüchtert fühlen und den Eindruck bekommen, dass wir nie effektiv, klar, überzeugend und authentisch darlegen können, was wir denken und fühlen. Und so werden unsere Gesprächspartnerinnen, die Familie oder die Arbeitsgruppe vielleicht unseres Beitrags beraubt, unserer Kreativität und unserer einzigartigen und potenziell wertvollen Sichtweise. Und dabei fühlen wir uns die ganze Zeit schlecht, nicht für voll genommen, missachtet. Und oft sind wir in einer solchen Situation auch noch wütend auf uns selbst.

Meistens sind die Menschen, die Sie ständig unterbrechen, sich überhaupt nicht bewusst, dass sie Sie nicht ausreden lassen und Ihnen nicht wirklich zuhören. Diese Menschen sind vielleicht überrascht oder sogar beleidigt, wenn Sie andeuten, dass sie dazu neigen, ein Gespräch zu dominieren, und dass sie schlechte Zuhörer sind.

Es könnte aber auch sein, dass sie Ihren Hinweis schnell wieder vergessen, gleich, ob sie nun von Ihrer Aussage überrascht waren oder nicht. Das liegt daran, dass die Gewohnheit, andere zu unterbrechen, so unbewusst, so eingefleischt und so stark konditioniert ist. Vielleicht sind wir alle durch unsere Sozialisation mehr oder weniger darauf getrimmt, einander in einem Gespräch zu unterbrechen. In einer Runde streitlustiger Männer bekommt man manchmal das Gefühl, dass es dabei eigentlich um Rituale der Männlichkeit und der Macht geht, ganz gleich, worum die Diskussion sich dreht. Subtil oder auch recht offensichtlich können Vorurteile im Hinblick auf den kulturellen Hintergrund, das Geschlecht oder das Alter, Machtgefälle oder implizite Vorurteile zum Tragen kommen und zu Missachtung oder Schlimmerem führen. Daher ist es hilfreich, wenn wir uns fragen: »Wessen Stimme wird nicht genug oder gar nicht gehört in dieser Familie, diesem Meeting bei der Arbeit oder in dieser Gesellschaft?« Und nachdem wir diese Frage gestellt und sie innerlich reflektiert haben, können wir das, was uns klar geworden ist, im Gewahrsein halten, vielleicht mit ein wenig mehr Mitgefühl und Güte, als wir sonst auf andere schauen, insbesondere auf diejenigen, die anders aussehen oder sind als wir selbst, und zumindest versuchen, sie in ihrer Ganzheit zu sehen, in ihrer Menschlichkeit, oder aber zu erkennen, wie wir eben das im Moment nicht tun.

Für jemanden, die sich nicht bewusst ist, wie oft sie oder er andere beim Sprechen unterbricht – und das mag von Zeit zu Zeit für die meisten von uns gelten –, braucht es einiges an Seelenstärke und Geistesgegenwart sowie eine große Offenherzigkeit, um einen solchen Hinweis auf die eigenen automatischen Gesprächsmuster anzunehmen. Das gilt besonders dann, wenn dieses Unterbrechen, bewusst oder nicht, im Grunde ein Ausdruck von Egozentrik ist und ich dem anderen damit eigentlich zu verstehen gebe, dass das, was ich sagen möchte, deshalb nicht warten kann, weil es, wenigstens in diesem Moment, wichtiger ist als jede Ansicht oder jedes Gefühl, das die andere zum Ausdruck bringen möchte, ganz gleich, wer diese andere ist und wie sehr ich ihn oder sie mag. Ein Augenblick der Reflexion wird jedoch offenkundig machen, dass ein solches Verhalten in der Tat eine Form mehr oder weniger subtiler Gewalt ist und dass dies den Menschen, den wir unterbrechen und damit missachten, kränken und der Integrität des kollektiven Prozesses, in dem wir uns befinden, schaden kann. Es ist ein Zeichen von Charakterstärke, wenn wir, sobald uns ein solches Muster bewusst geworden ist, bereit dazu sein können, uns davon zu befreien. Und es verlangt sehr viel Achtsamkeit, wenn wir genau auf unser Verhalten im Bereich dessen achten wollen, was die Buddhisten »rechte Rede« nennen.

Doch wenn wir es hassen, von anderen unterbrochen zu werden, und wenn wir sehen, wie oft wir vielleicht andere unterbrechen, dann tun wir sicher gut daran, noch eine ganz andere Dimension des Unterbrechens zu erkennen, derer wir uns im Allgemeinen noch viel weniger bewusst sind – nämlich wie oft wir uns selber unterbrechen.

In der Meditationspraxis können wir uns leichter dabei ertappen, insbesondere in unserer formalen Praxis. Erkennen wir es dort, ist die Wahrscheinlichkeit größer, dass wir es auch in unserem täglichen Leben erkennen.

Wenn wir beginnen, in der formalen Meditationsübung die Entfaltung von Gedanken im Geist und von Empfindungen im Körper zu beobachten, entdecken wir sehr bald, dass neue Ereignisse auftauchen und unsere Aufmerksamkeit von dem ablenken, was wir noch vor einem Augenblick gedacht oder gefühlt haben.

Unsere Erfahrung des Moments wird dadurch unterbrochen und oft im Zuge des nächsten Ereignisses, das unseren Hunger nach Neuem kitzelt oder irgendwelche Gefühlsreaktionen auslöst, vergessen. Auf diese Weise können wir leicht eine Erfahrung, nämlich jene, die wir gerade haben, in der Hoffnung auf eine andere, »bessere« Erfahrung unabsichtlich verraten, ohne dass wir es der ersten gestatten, mit Gewahrsein aufgenommen zu werden und sich zu vollenden. Hier spielt unsere Fähigkeit, die Aufmerksamkeit aufrechtzuerhalten, eine wichtige Rolle.

Die Übung der Achtsamkeit führt nicht nur dazu, dass wir uns dieser starken Neigung bewusst werden, uns selbst zu unterbrechen, uns zu zerstreuen und von dem ablenken zu lassen, worauf wir in ebendiesem Moment achten: von dem, was wir das primäre Objekt unserer Aufmerksamkeit nennen könnten. Wie wir gesehen haben, führt Achtsamkeit auch zu einer stabileren, unerschütterlicheren Aufmerksamkeit, die sich weniger in den unterbrechenden und ablenkenden Energien des Gedankenstroms und der flüchtigen Gefühle verirrt. Auf diese Weise verfeinern wir mit der Zeit das Instrument unserer Aufmerksamkeit, sodass es gut verankert und stabil ist und wie ein Mikroskop funktionieren kann, das sich mit größerer Genauigkeit und größerem Auflösungsvermögen auf das zu konzentrieren und das zu unterscheiden vermag, was unter der Oberfläche der Erscheinungen und unserer eigenen Unbewusstheit vor sich geht. Ohne diese Stabilität werden wir uns auch weiterhin unserer Neigung, uns selbst zu unterbrechen, ergeben, ohne uns dessen überhaupt bewusst zu werden.

Uns selber zu unterbrechen, bedeutet aber nicht weniger, als uns selbst zu unterwandern. Dabei wird eine große Menge Energie zerstreut, und wenn wir nicht aufpassen, kann uns das daran hindern, jemals das volle Spektrum unserer Stärken, unserer Kreativität und unserer Sensibilität zu entfalten. Wir können jahrzehntelang in solchen Mustern vor uns hin trotten und das übersehen, was genau vor unserer Nase oder in uns liegt, weil wir ständig zulassen, dass die Brille, durch die wir sehen, beschlägt. Wir leben dabei unversehens an unserer eigenen Authentizität, der authentischen Ausrichtung unseres Lebens vorbei und fühlen uns im Endeffekt total verloren und ausgelaugt, ohne die geringste Ahnung zu haben, woran das liegen könnte. Es kann also überaus aufschlussreich sein, wenn wir die Momente, in denen wir von unserer größeren Zielsetzung abgelenkt werden – und zwar durch unsere eigenen, selbsterzeugten Ablenkungen, in Fällen also, in denen wir niemand anderen außer uns selbst dafür verantwortlich machen können –, wenn wir solche Ablenkungen in den Momenten, in denen sie auftauchen, innerhalb des Feldes unseres Gewahrseins ins Zentrum unserer Aufmerksamkeit rücken und sie in ebendiesen Momenten zum Objekt unserer Meditation werden lassen könnten.

Dieser innere Prozess der Selbstunterbrechung lässt sich gelegentlich auch in unseren äußeren Verhaltensmustern beobachten, und auch das kann ein lohnendes Objekt der Meditation sein. Ihnen ist vielleicht schon einmal aufgefallen, dass Sie manchmal, wenn Sie mit Familienmitgliedern sprechen, bereits mit der nächsten Sache, die Ihnen einfällt, herausplatzen, noch bevor Sie einen Gedanken oder Satz zu Ende geführt haben. Das tun wir natürlich auch in Gesprächen mit anderen Menschen. Unser Geist geht mit uns durch und wir hören auf, aufmerksam zu sein. Unser Geist ist dermaßen in Fahrt, dass er gar nicht mehr richtig hört, was er selbst sagt, geschweige denn, was die anderen sagen. In solchen Fällen beginnen wir dann, andere **und** uns selbst zu unterbrechen.

Ein wenig Gewahrsein kann in dieser Hinsicht schon viel bringen, aber dennoch sind diese unbewussten Muster in unserer Psyche dermaßen eingefahren, dass es großer Entschlossenheit bedarf, mitzubekommen, wann wir in diese Muster hineinfallen, dann damit aufzuhören und auch dabei zu bleiben. Wie sonst könnten wir uns selbst jemals wirklich erkennen und in der Lage sein, uns selbst zuzuhören und uns zu verstehen, wenn wir damit fortfahren, uns selbst zu unterbrechen, ohne es zu bemerken?

Und wie können wir jemals für andere Menschen präsent sein, wenn wir uns weigern, ihnen zuzuhören, und selber ihre Sätze beenden (weil wir stillschweigend und mit gehöriger Arroganz annehmen, dass wir besser als diese Menschen selbst wissen, was sie zu sagen versuchen), oder wenn wir unbewusst herauströmpeten, was immer uns im Augenblick gerade in den Sinn kommt, auch wenn es vielleicht gar keine Beziehung zu dem hat, was gerade gesagt wurde?

Die Qualität unserer Beziehung zu anderen, ganz zu schweigen von der Qualität der Beziehung zu uns selbst, kann sehr in Mitleidenschaft gezogen werden, wenn wir nicht ein gewisses Maß an Gewahrsein in diesen Bereich einbringen. Das ist etwas, an das ich mich Tag für Tag zu erinnern versuche. Es ist leicht, endlos davon zu sprechen. Es ist viel weniger leicht, es tatsächlich umzusetzen.

All unsere Augenblicke anfüllen

Als Reaktion auf dieselben, oft von flüchtigen Sinneseindrücken ausgelösten chaotischen Turbulenzen im Geist, die uns dazu bringen, uns selbst so oft zu unterbrechen, und die dazu verleiten, andere zu unterbrechen, neigen wir auch dazu, all unsere Augenblicke mit irgendetwas anzufüllen, um nur nicht untätig zu sein, uns zu langweilen oder sogar Stille aushalten zu müssen.

Wir springen den lieben langen Tag von einer Sache zu nächsten, selbst während wir gerade arbeiten. Wir lesen die Zeitung, nehmen eine Zeitschrift zur Hand, zappen durch die Fernsehprogramme, legen einen Film ein, rufen Freundinnen an, gehen zum Kühlschrank, drehen das Radio an, sobald wir ins Auto eingestiegen sind, machen Besorgungen, putzen zwanghaft unsere Wohnung, lesen im Bett oder reden achtlos Dinge daher, die im Moment völlig irrelevant sind und nur die mehr oder weniger zufälligen Gedanken widerspiegeln, die uns ständig überfluten. All diese und viele andere völlig normale Arten, unsere Zeit zu verbringen, von denen zumindest einige durchaus für die Bewältigung des Alltags und unserer Aufgaben nötig sein mögen, können auch zu einem Mittel werden, uns von echtem Wachsein abzulenken.

Wenn wir beginnen, auf diese Impulse bereits zu achten, wenn sie gerade erst aufsteigen, dann fällt uns vielleicht auf, dass wir geradezu süchtig danach sind, uns abzulenken. Und so taumeln wir denn, von unseren Gewohnheiten getrieben, durch unsere Augenblicke und füllen sie mit Aktivitäten und allem möglichen Kram an, ohne wirklich in ihnen anzukommen.

Wir füllen unsere Zeit aus und fragen uns dann, warum wir niemals Zeit haben. Auf diese Weise lenken wir uns ab, so wie man den Lauf eines Flusses ablenken kann, und fragen uns dann, wenn wir einmal wieder für wenige Momente etwas mehr bei uns sind, wo wir in unserem Leben überhaupt stehen und warum wir uns so weit von dem entfernt fühlen, was wir eigentlich suchen, von der Erfüllung unserer tiefsten Wünsche, von Zufriedenheit, Frieden, davon, in uns selbst zu Hause und in tiefer Verbindung mit anderen zu sein. In solchen Momenten mögen wir uns fragen, wohin unser Leben wohl führt, warum es nicht besser darum bestellt ist und wir so wenig Befriedigung finden. Dann verbringen wir möglicherweise ein oder zwei schlaflose Nächte, nur um schon bald wieder in unsere gewohnten Zerstreuungen zurückzufallen, zum großen Teil einfach deswegen, weil sie sich kurzfristig besser anfühlen und wir damit die Zeit herumbringen, die sich andernfalls unendlich lang, leer und beängstigend anfühlen könnte.

Wenn wir es uns recht überlegen, haben wir vielleicht sogar Angst davor, Zeit zu haben, auch wenn wir uns gern über Zeitmangel beklagen. Vielleicht fürchten wir uns vor dem, was passieren könnte, wenn wir die Zeit nicht anfüllten, wenn wir damit aufhörten, uns selbst zu unterbrechen, und uns einfach im Jetzt niederließen, und sei es nur für wenige Augenblicke. Vielleicht haben wir ja genau die richtige Menge an Zeit und haben nur vergessen, klug damit umzugehen.

Wie wäre es wohl, wenn Sie sich einfach in Ihrem Körper niederließen, in einem Gefühl des bloßen Lebendigseins, und sei es auch nur für einige Augenblicke oder, sagen wir, für fünf

Minuten am Ende eines Tages, wenn Sie im Bett liegen oder in Ihrem Sessel sitzen, oder zu Beginn eines Tages, noch bevor Sie aus dem Bett steigen? Wie wäre das wohl? Das können Sie natürlich einfach herausfinden, indem Sie zu sich selbst zurückkommen und den gegenwärtigen Augenblick bewusst nicht mit irgendetwas anfüllen, vor allem nicht mit Sorgen um die Zukunft und all dem, was Sie »eigentlich« tun sollten, oder mit Ärger über das, was bereits geschehen und nicht genau so gelaufen ist, wie Sie es sich gewünscht hätten. Wenn solche Gefühle dennoch auftauchen und in Ihnen herumwabern, insbesondere Angst, Sorgen, Ärger oder Traurigkeit, dann können Sie versuchen, sich dessen bewusst zu sein. Sie können damit spielen, herauszufinden, wie es ist, bei solchen Gefühlen zu verweilen und einfach mit ihnen zu atmen, und zwar ein klein wenig länger, als Sie das aushalten zu können glauben. In solchen Augenblicken können Sie sich dann immer fragen, ob Ihre Empfindung des Unbehagens oder der Unruhe selbst unbehaglich oder unruhig ist. Und selbst wenn Sie nicht unruhig sein sollten, können Sie sich immer wieder einmal daran erinnern – zum Beispiel, wenn Sie unter die Dusche gehen –, einmal nachzuprüfen, ob Sie wirklich unter der Dusche sind oder ob Ihr Geist anderswo herumschwirrt, sich mit allen möglichen Dingen anfüllt und vergisst, im Hier und Jetzt zu sein – und beim Wasser auf Ihrer Haut.

Selbst im Urlaub können wir all unsere Zeit damit anfüllen, uns amüsieren zu wollen, nur um uns irgendwann zu fragen, wo die Zeit geblieben ist, und dann mit dem Gefühl einer vagen Unzufriedenheit nach Hause zurückzukehren. Wir haben ein Fotoalbum, um zu beweisen, dass wir dort waren – aber waren wir es wirklich? Unsere »Postkarte aus der Fremde« könnte den lapidaren Satz tragen:

»Ich amüsiere mich prächtig… ich wünschte, ich wäre hier.«

Ein Teilnehmer des siebentägigen Retreats als Teil der MBSR-Ausbildung beschrieb seine Erfahrung am Ende einmal mit diesem Satz. Das Gelächter war groß, weil wir uns alle bewusst waren, wie gern der Geist sich abmeldet, indem er sich selbst anfüllt. Es ist sehr ernüchternd zu beobachten, wie oft das geschieht, selbst wenn wir Meditation üben. Wir können es in der Tat gerade dann beobachten, wenn wir meditieren, denn natürlich sehen wir es sehr viel klarer, wenn wir den Geist so genau betrachten. Denken Sie an das Haiku von Basho:

Selbst in Kyoto
– Hör ich den Kuckuck rufen –
Sehn' ich mich nach Kyoto.

Selbst in der Einsamkeit, selbst mitten in unberührter Wildnis ist es leicht, die Zeit mit Tagträumen anzufüllen, mit allen möglichen Dingen, die man meint, tun zu müssen, oder mit der Suche nach »Sehenswürdigkeiten«. All dieses Auf und Ab in Geist und Körper kann uns von der Natur trennen oder von dem, was gerade ansteht, indem wir schon vorwegnehmen, was als Nächstes kommen könnte, oder uns in Erinnerungen und Wunschträumen verlieren. Der Geist, der auf Sehenswürdigkeiten aus ist, könnte uns die Sicht auf alles Interessante oder Wichtige versperren, selbst auf die schönsten Ausblicke vor unserer Nase, weil wir immer auf der Suche nach einem besseren Moment, einer besseren Aussicht, einer besseren Erfahrung sind. Sie haben zwar das Bärenjunge gesehen, aber Sie waren nicht nahe genug dran. Oder vielleicht haben Sie die Schwanzflosse des Wals gesehen, aber Ihnen ist der Anblick seines Rumpfes entgangen.

In einem Augenblick, der mit solchen Gedanken angefüllt ist, kann es leicht passieren, dass wir völlig das Geräusch des Blasens des Wals verpassen oder das Bellen eines Fuchses. Und vielleicht entgeht uns auch die Stille, selbst die Stille der unberührten Wildnis, weil unser Geist immer viel zu angefüllt ist von seinem eigenen Lärm, um solche Dinge wahrnehmen zu können. Auf diese Weise vergessen wir leicht den gegenwärtigen Augenblick jenseits des Denkens, jenseits unseres zwanghaften Bedürfnisses, etwas zu tun, jenseits unseres Wunsches, anderswo zu sein und etwas Neues und Aufregendes zu entdecken.

Wir könnten uns in solchen Momenten sogar fragen: »Wer ist das, der da etwas Neues und Aufregendes braucht?« Und auch: »Was ist ›Aufregung‹ eigentlich genau?«

Ob wir uns nun zurücklehnen und die Wolken beobachten, im Vogelgezwitscher oder in der Wüstenbrise baden, die Luft um den Körper herum fühlen und die Hitze, die von den Wänden einer Schlucht zurückstrahlt, das Spiel des Lichts auf dem Fels betrachten, oder ob wir spüren, wie die Muskeln in unserem Nacken sich verkrampfen, während wir in dem Wissen, dass wir sowieso schon zu spät dran sind, in einem Schneesturm einen Parkplatz in der Innenstadt suchen – was immer an dem Ort, an dem wir uns gerade befinden, sei es die Wildnis oder die Innenstadt, auf uns zukommt, warum sollten wir es zurückweisen und anderswo nach Aufregung und Unterhaltung und Ablenkung suchen, wenn sich das Leben doch immer hier und jetzt entfaltet und es keinen besseren Ort und keine andere Zeit gibt? Welchen Sinn macht es, sich selbst abzulenken, wenn uns das, wie bei dem umgelenkten Fluss oder Strom, aus unserem Leben herausdrängt, und die Suche nach Ablenkung unsere vollkommenen Momente und unseren wunderbaren Geist, so schwierig sich diese manchmal darstellen mögen, mit Dingen anfüllt, die einfach unnötig sind?

Könnten Sie nicht einfach hier sein, wo immer Sie sich gerade befinden? Und bei dem sein, was gerade geschieht? Jetzt?

Wenn Sie das können, dann stellen Sie vielleicht fest, dass Sie sich bereits prächtig amüsieren, prächtiger, als Ihnen klar war.

Schließlich und endlich finden Sie sich vielleicht ganz einfach zu Hause vor… in sich selbst, ganz unabhängig von den äußeren Umständen.

Eines der vielen Bonmots, die im Internet zirkulieren und die die Meditationspraxis in einer sarkastischen Formulierung auf den Punkt bringen, lautet:

> Wo immer du hingehst, da bist du. Mit deinem Gepäck ist das eine andere Sache.

Eine Mutter brachte ihrem Kind bei, die Uhr zu lesen: »Wenn die beiden Zeiger zusammen nach oben zeigen, dann ist es zwölf Uhr, Zeit für das Mittagessen. Wenn die beiden Zeiger, so wie jetzt, eine gerade Linie bilden, dann ist es sechs Uhr, Zeit für das Abendessen. Wenn die beiden Zeiger so stehen wie jetzt, dann ist es neun Uhr, Zeit für den Kindergarten. Wenn sie so stehen wie jetzt, dann ist es drei Uhr, Zeit für dein Bad.«

Das Kind antwortete: »Und wo, Mama, ist dann viel Zeit?«

Was, wenn wir alle jede Menge Zeit haben, es aber vergessen? Achtsamkeit hat sehr viel damit zu tun, sich zu erinnern, sich wieder zu verbinden und zu der Unmittelbarkeit unseres Lebens in jedem Moment zurückzukommen. Aber wie viele Momente uns auch gegeben sein mögen, es sind nicht unendlich viele. Das Gesetz der Vergänglichkeit ist allgegenwärtig und wir können ihm nicht entfliehen. Warum also nicht die Augenblicke ergreifen, die wir haben, und aus ihnen eine große Menge Zeit zusammenfügen, in der wir wach sind für das, was ist, uns um das kümmern, um was wir uns kümmern müssen, und auf dieser schmalen Kante balancieren, sodass wir mehr in unserer eigenen Haut zu Hause sind, anstatt durch unsere Augenblicke hindurch zu rasen, nur um später hoffentlich bessere zu erleben? Das ist es. Nur das.

Nur das.

Vor Ort ankommen

Es war während eines Winters in Kalifornien. Ich machte gerade eine Gehmeditation auf einer Terrasse neben der Meditationshalle, von der aus man einen herrlichen Ausblick hatte: hinab auf den Fluss, der in einer steilen Schlucht verschwindet, über die kahlen Hügel von Marin County und Hügelketten, die sich in der Ferne erhoben, als ich plötzlich wie auf einen Schlag, der mir durch alle Sinnestore in die Eingeweide fuhr, wusste, dass ich in Kalifornien war.

Natürlich wusste ich auch vorher schon, dass ich mich in Kalifornien befand; schließlich war ich einige Tage zuvor auf dem Flughafen von San Francisco gelandet. Aber in diesem Augenblick auf der Terrasse war ich erst wirklich in Kalifornien »angekommen«. Kalifornien war erkannt, bezeugt und offenbart worden. Das rief sofort Jugenderinnerungen in mir wach, Ausblicke, Gerüche und Gefühle (so wie man im Alter von sechs oder sieben Jahren einen Ort fühlt, an dem man nicht zu Hause ist und der ganz anders ist als alles, was man kennt). In diesem Moment wurde Kalifornien, oder zumindest dieser Ort, diese Mikro-Umwelt namens Spirit Rock Meditation Center in Marin County mit seinen einzigartigen Eigenschaften von Erde, Luft, Wasser und Leben bis hin zu den Eigenheiten der Vegetation und dem Quaken der Frösche im Fluss gesehen, gerochen, gehört, geschmeckt, gefühlt und erkannt.

Ein schwacher, kühler Hauch
weht frühmorgendlich den Berg herab,
umhüllt mein Gesicht wie ein Schal
und weht verführerisch in empfängliche Öffnungen.
Ich trete aus dem Speisesaal,
erhebe meine Augen (die archaische Formulierung kommt
mir wie eine Offenbarung, und scheint passend für einen
solch archetypischen Moment, genau wie in den Psalmen)
zu den Hügeln,
die golden daliegen im milden Morgenlicht.

Während der Tage vor jenem Augenblick auf der Terrasse befand ich mich, wie mir schien, nur in meiner Vorstellung von Kalifornien. Es brauchte eine Weile, bis ich wirklich dort ankam. Es kann uns überall und jederzeit geschehen, derart an einem Ort anzukommen, wenn wir es nur schaffen, ohne unsere üblichen Filter ganz gegenwärtig zu sein. Wenn uns das nicht gelingt, befinden wir uns vielleicht nur in unserer Vorstellung von diesem Ort – ob er nun in Kalifornien liegt, in Paris, auf einer Ferieninsel in der Karibik oder in Ihrem Büro – und kommen niemals wirklich dort an. Da trifft dann zu, was auf der Postkarte aus der Ferne steht: »Ich wünschte, ich wäre hier.« Aber Sie sind es doch! Sie sind es doch!

Eine andere oft erzählte Geschichte enthält eine ähnliche Mahnung: Mitglieder eines afrikanischen Stammes wurden von einem amerikanischen Fernsehteam angeheuert, sie mit ihrer ganzen Ausrüstung durch den Dschungel in die nächste Stadt zu bringen. Da das Fernsehteam unter Zeitdruck stand, trieb es die Eingeborenen während mehrerer Tagesmärsche ständig zur Eile an. Als sie nur noch einen Tagesmarsch von ihrem Bestimmungsort entfernt waren, weigerten sich die Träger plötzlich weiterzugehen, und alles Bitten und Betteln sowie alle Versprechungen des

Fernsehteams halfen nichts. Sie seien doch schon beinahe am Ziel, meinten die Fernsehleute, und eine einzige letzte Anstrengung würde den Marsch beenden – aber die Eingeborenen waren nicht zum Weitermarschieren zu bewegen. Der Grund? Sie waren, wie sie sagten, in einem solch unnatürlichen Tempo marschiert, dass sie jetzt für eine Weile Rast machen mussten, damit ihre Seele ihren Körper einholen konnte.

Denn nur, wenn wir ganz präsent sind, außerhalb des Denkens und völlig in unseren Sinnen, können wir an einem Ort ankommen. Vielleicht ist dies das ständige Puzzle, die Herausforderung und das Rätsel unseres Lebens. Können wir schließlich und endlich »am Ende all unseres Forschens… dort ankommen, von wo wir ausgegangen sind, und den Ort zum ersten Mal erkennen«? Dieser Satz von T. S. Eliot ist eine Bestätigung. Wir werden es. Wir werden es!

Wir lassen niemals vom Entdecken
Und am Ende allen Entdeckens
Langen wir, wo wir losliefen, an
Und kennen den Ort zum ersten Mal.
Durchs unbekannte, erinnerte Tor
Wenn der letzte unentdeckte Flecken
Der ist, der am Anfang war;
An der Quelle des längsten Stroms
Die Stimme des versteckten Wasserfalls
Und die Kinder im Apfelbaum,
Unbekannt, weil unerwartet,
Aber gehört, halb gehört in der Stille
zwischen zwei Wellen der See.

T. S. Eliot,
»Little Gidding«
(Vier Quartette)

Doch was würde es bedeuten, dort anzukommen, von wo Sie ausgegangen sind, und den Ort zum ersten Mal zu erkennen? Und was würden wir dazu brauchen? Wann werden wir es erkennen? Und wissen wir, dass wir bereits haben, was wir dazu brauchen und dass wir es sind? Wissen wir, dass wir bereits dort sind… ich meine, hier?

In der letzten Strophe der »Vier Quartette« fährt Eliot fort, ohne das Versmaß und den Rhythmus zu unterbrechen:

Rasch jetzt, hier, jetzt, immer –
Ein Zustand völliger Einfachheit,
(Kostet nicht weniger als alles)
Und alles wird gut sein und
Jede Art Ding wird bald gut sein,
Wenn die Flammenzungen sich zusammenfalten
Im gekrönten Feuerknoten
Sind das Feuer und die Rose eins.

»Ein Zustand völliger Einfachheit.« Wo glauben Sie, könnten wir ihn finden?

»Kostet nicht weniger als alles.« Dies ist wirklich ein lebenslanges Abenteuer. Und nicht weniger, weil es in Klammern steht.

»Und alles wird gut sein.« Vielleicht ist ja schon längst alles gut… vollkommen das, was es ist. Hier. Jetzt. Ankommend.

Hier ankommen. Im Jetzt ankommen. Und hier und jetzt zum ersten Male erkennen, von Moment zu Moment zu Moment.

Von hier aus kommen Sie dort nicht hin

An diesem »Langen wir, wo wir losliefen an, und kennen den Ort zum ersten Mal« ist mehr dran, als wir vielleicht auf den ersten Blick sehen. Zuerst einmal besteht die Gefahr, dass es niemals geschieht. So viele Dinge können dazwischenkommen, besonders unsere Art, zu denken, oder auch die Vorstellungen, an denen wir festhalten, ohne sie jemals zu hinterfragen. An einem Ort oder bei einer Sicht anzukommen, an irgendeinem Ort, bei jeder authentischen Sicht, das erfordert Offenheit. Letztlich erfordert es einen Zustand völliger Einfachheit, damit wir sehen können, was es zu sehen gibt, und erkennen können, was es zu erkennen gibt, was beides unmöglich ist, wenn wir weiter darauf beharren, nur durch den Filter unserer eigenen Ideen und Meinungen zu sehen, so wundervoll und gelehrt diese auch sein mögen.

Radikale Offenheit für das, was wir noch nicht erfahren haben, kostet uns nicht weniger als alles. Manchmal wollen wir diesen Preis nicht zahlen, weil wir so sehr daran hängen, unseren Willen zu bekommen, oder dermaßen konditioniert sind, dass wir glauben zu wissen, was unser Wille ist, wo doch ein jeder von uns in Wirklichkeit immer ein Neuling ist, der sich ständig dem

Horizont des Gerade-jenseits-des-Bekannten, des Unbekannten annähert. Und ich betone *immer*, ob wir es im jeweiligen Moment wissen oder nicht. In diesem Terrain ist das Vertrauen auf unsere eigene tiefste Intuition, selbst dann, wenn sie gegen den Strich des vorherrschenden konventionellen Denkens geht, entscheidend für Kreativität und Entdeckung.

Wenn wir tatsächlich ständig lernen, werden wir letztlich, wie schwierig und schmerzlich das manchmal auch sein mag und wie sehr es auch auf und ab gehen mag, von unserer Erfahrung dazu gezwungen, die Grenzen unserer eigenen stillschweigenden Annahmen – die oft das Produkt unserer beruflichen Ausbildung sind und natürlich der Konditionierung, die wir von früher Kindheit an erfahren haben – sowie die Muster der Wahrnehmung und des Denkens, in die wir so leicht verfallen, weil sie uns so vertraut und gewohnt sind und weil sie unter bestimmten Umständen so gut funktionieren, zu erkennen und sie zu überschreiten. Solche gewohnheitsmäßigen geistigen Muster und stillschweigenden Annahmen können uns manchmal auf Denk- und Verstehensweisen festlegen, die jedes orthogonale Denken unmöglich machen, so sehr wir auch versuchen mögen, unseren Geist intellektuell in neue Richtungen umzulenken. Das gilt zu bestimmten Zeiten für uns alle, ganz gleich, wie tüchtig, einsichtig oder gelehrt wir sind. Für mich ist das eine unablässige Lektion in Demut und Nicht-Anhaften, und es ist eine harte Lektion, an der ich immer wieder scheitere. Letztlich ist es die Lektion, dass alles im Leben Teil der Praxis ist, nicht nur die Dinge, die wir mögen oder die so laufen, wie wir es uns wünschen. Es ist eine unablässige Einladung, unserer eigenen Intuition und Erfahrung zu vertrauen und offen zu bleiben für das Nichtwissen, selbst oder gerade angesichts unserer eigenen Blindheit und unserer Mängel.

In solchen Momenten ist etwas völlig anderes, etwas ungemein Tapferes und Wagemutiges nötig, denn es geht darum, ein

Terrain, das wir kennen und auf dem wir uns wohlfühlen, aufzugeben zugunsten der Länder des Ungewohnten, des noch nicht Gekannten jenseits des Horizonts dessen, was wir sehen können; von denen uns unsere Intuition aber sagt, dass es wichtig sein könnte, sie aufzusuchen. Das zu tun ist wahrscheinlich nicht leicht und jagt uns Angst ein. Tatsächlich gibt es nichts Schwierigeres. Ich will nun von einem im Rahmen der kognitiven Therapie neu entwickelten Feld berichten: von einer Entwicklung, die ein völliges Umdenken in Hinsicht auf das verlangte, was man unter »psychologischer Behandlung« versteht. Ich berichte davon, weil Achtsamkeit heute in Kreisen der traditionellen Psychologie immer populärer wird, was zum Teil der Stressbewältigung durch Achtsamkeit (MBSR), zum Teil der im Folgenden dargestellten Arbeit der achtsamkeitsbasierten kognitiven Therapie (*mindfulness-based cognitive therapy*, kurz MBCT) zuzuschreiben ist. Inzwischen haben MBCT und andere achtsamkeitsbasierte Ansätze wie DBT (Dialektisch-behaviorale Therapie), ACT (Akzeptanz und Commitment-Therapie), Achtsames Selbstmitgefühl (MSC, Mindful Self-Compassion) und zahlreiche sogenannte »achtsamkeitsbasierte« Psychotherapien die Landschaft von Psychotherapie und Psychologie verwandelt. MBCT jedoch war wegweisend dafür, eine psychologische Therapie auf der Grundlage formaler und intensiver Meditationspraxis zu entwickeln.

Das zunehmend breite Interesse ist für mich einfach ein Ausdruck für den Hunger nach Authentizität und Klarheit und Frieden mit uns selbst, der sich in der Welt heute in so vielen Bereichen bemerkbar macht. Das wachsende Interesse und der Enthusiasmus für Achtsamkeit ist eine sehr positive Entwicklung, eine potenziell ungemein heilsame Entwicklung in unserer Welt. Doch während die Achtsamkeit – zwangsläufig zuerst einmal als bloßes Konzept – immer populärer wird, kann ihre Verankerung in der Praxis und damit ihr transformatives Potenzial leicht verloren gehen. Weil es auf den ersten Blick eine so gute und faszinierende *Idee* ist, im eigenen Leben präsenter und weniger urteilend zu sein, nehmen manche Psychologinnen an, dass man Achtsamkeit rein intellektuell begreifen und anderen auf diese Weise auch lehren kann, nämlich als ein Konzept, und dass man dies tun kann ohne die feste Basis persönlicher Praxis. Doch wie klug, wortgewandt, sensibel oder therapeutisch das, was man anbietet, auch sein mag, ohne Praxis ist es einfach keine Achtsamkeit, ist es kein *Dharma*. Denn es ist die Praxis selbst,* die uns Zugang zum Raum des orthogonalen Denkens gibt, das über die konventionellen Ansichten hinausgeht, in denen wir gewöhnlich festsitzen. Es ist, wie wir wieder und immer wieder gesehen haben(vgl. die Bände 1 und 2), die Praxis selbst, durch die wir zur Besinnung kommen und zum vollen Spektrum dessen erwachen, was ist und was möglich sein könnte.

Zindel Segal, Mark Williams und John Teasdale von den Universitäten von Toronto, North Wales (heute Oxford) und Cambridge, angesehene Kollegen auf dem Gebiet der klinischen Psychologie und Kognitionswissenschaft, berichten in ihrem Buch *Die Achtsamkeitsbasierte Kognitive Therapie der Depression* von ihrem ersten Besuch in der Stress Reduction Clinic im Jahr 1993. Sie hatten von Marsha Linehan, einer Verhaltenstherapeutin, die eine wissenschaftlich fundierte und erfolgreiche Methode namens dialektische Verhaltenstherapie (*dialectical behavior therapy*, kurz DBT) zur Behandlung von Menschen mit einer Borderline-Persönlichkeitsstörung entwickelt hat, zum ersten Mal von unserer Arbeit gehört. Marsha ist nicht nur eine äußerst erfolgreiche Wissenschaftlerin, sie praktiziert zudem seit Langem in der Zen-Tradi-

---

* Vgl. Band 2: *Wach werden und unser Leben wirklich leben* für ausführliche Praxisanleitungen und Beschreibungen.

tion. Die dialektische Verhaltenstherapie verkörpert den Geist und die Prinzipien der Achtsamkeit und leitet zu formaler Meditationsübung an, soweit es Menschen mit dieser besonders schwierigen Problematik überhaupt möglich ist, diese zu praktizieren.

Damals arbeiteten Segal, Williams und Teasdale bereits seit achtzehn Monaten gemeinsam daran, eine neue Form der kognitiven Therapie zu entwickeln, die Rückfälle in heftige Depressionen verhüten sollte, eine lähmende Störung, die sehr häufig vorkommt und die Fähigkeit, zu arbeiten, zu schlafen, zu essen und sich an zuvor angenehmen Aktivitäten zu erfreuen, enorm beeinträchtigen kann. Aus naheliegenden theoretischen, aber auch aus wichtigen und sehr praktischen klinischen Gründen hatten sie beschlossen, dass ihre Arbeit an diesem Punkt einer logischen und potenziell entscheidenden Ausweitung bedurfte, nämlich der Einführung eines Übungsprogramms für Gruppen, welches die Achtsamkeitsmeditation und ihre Anwendung im täglichen Leben einschließen sollte.

Sie hatten vor, die Auswirkungen von Achtsamkeit als Strategie zur Regulierung von Aufmerksamkeit in Synergie mit traditionelleren Aspekten der kognitiven Therapie zu erforschen. Sie hofften, damit eine innovative Lösung für ein sehr ernstes Problem im Zusammenhang mit heftiger Depression zu finden, nämlich, dass es bei Menschen, die erfolgreich mit Antidepressiva behandelt wurden und folglich nicht mehr im klinischen Sinne depressiv sind, sehr häufig zu Rückfällen kommt, sobald die medikamentöse Behandlung beendet ist.

Aus einer Reihe von Gründen nahmen sie an, dass der Ansatz der Achtsamkeitsschulung in Gruppen in Verbindung mit Methoden der kognitiven Therapie, die größtenteils in Einzeltherapie angewendet wird, geeignet sein könnte, die starke Tendenz depressiver Menschen zu konterkarieren, nach Abschluss einer erfolgreichen Behandlung in negatives Grübeln zu verfallen. Solches

Grübeln kann selbst nämlich wieder depressives Denken auslösen und dann verstärken, sodass die Person wieder in eine Abwärtsspirale hineinrutscht, die zu einem ausgewachsenen Rückfall führt.

Die Begründung für ihren Wunsch, Achtsamkeit als Gegenmittel gegen die Tendenz zum Grübeln zu erkunden, war ausgesprochen einleuchtend: Achtsamkeit könnte ein wirksamer Rahmen sein, um ihre Patientinnen das zu lehren, was sie in ihrer Fachterminologie die »Fähigkeit zur Dezentrierung« nannten. Damit meinten sie die Fähigkeit eines Menschen, einen Schritt zurück zu tun und das eigene Denken auf eine weniger egozentrische Weise zu beobachten, die eigenen Gedanken bei ihrem Auftreten einfach als Gedanken zu erkennen und sie nicht für zutreffende Widerspiegelungen der Realität und von einem selbst zu halten, ungeachtet ihres Inhalts. Sie wollten ihre Patienten darin schulen, zu erkennen, wann es mit ihrer Stimmung abwärts ging (damit sie dann den inneren Standpunkt der Dezentrierung einnehmen konnten) und anschließend Techniken anzuwenden, die sie, wieder in ihrer wissenschaftlichen Terminologie, als Techniken bezeichneten, »welche die begrenzten Ressourcen in den Kanälen der Informationsverarbeitung, die normalerweise grüblerische Gedanken/Affektzyklen aufrechterhalten, mit Beschlag belegen«.

Meine Kolleginnen und ich spürten von Anfang an, dass ihre individuelle und kollektive Motivation für die Teilnahme an dem vorgeschlagenen Projekt durchdrungen war von Mitgefühl mit Menschen, die an dieser weltweit äußerst verbreiteten Krankheit leiden, und von einem wundervollen Enthusiasmus, den Horizont ihres wissenschaftlichen Verständnisses und ihrer klinischen Ansätze in Bezug auf das heikle Problem der Rückfallraten zu erweitern.

Nur einer der drei, nämlich John Teasdale, hatte selbst Erfahrung mit Meditation. Er praktizierte bereits seit längerer Zeit Meditation und hatte sie auch schon erfolgreich in der Therapie einzelner Klientinnen eingesetzt. Er war zutiefst von dem potenziellen therapeutischen Wert der Entwicklung nichturteilender und annehmender Bewusstseinszustände durch Achtsamkeit für Menschen mit wiederkehrenden Depressionen überzeugt. Gleichzeitig war deutlich, dass Mark Williams und Zindel Segal, wie sie selbst zugaben, sich nur schwer vorstellen konnten, was sie mit Achtsamkeit würden anfangen können. Allein ihr Interesse an der ganzen Frage der Aufmerksamkeitskontrolle und deren potenzieller Nützlichkeit als möglicherweise wirksames Mittel zur Förderung der Dezentrierung im Kontext klinischer Gruppenarbeit hatte sie überhaupt dazu gebracht, sich näher mit Stressbewältigung auf der Grundlage von Achtsamkeit zu beschäftigen. Die drei Therapeuten planten, gemeinsam eine Behandlungsmethode zu entwickeln, diese dann in Programmen, die sie am jeweiligen Ort ihres Wirkens mit ihren Patientinnen durchführen wollten, zu testen, und dann die erzielten Resultate im Rahmen einer Forschungsstudie zur Wirksamkeit dieses Ansatzes zu vergleichen.

Wesentlich für die Entwicklung von Achtsamkeit ist natürlich die systematische Übung des Beobachtens und Zur-Kenntnis-Nehmens von Gedanken von Moment zu Moment, wobei sie mit stabiler und unterscheidender Aufmerksamkeit als Ereignisse im Feld des Gewahrseins erkannt werden, ohne dass man sich in eine Beurteilung der Gedanken oder in ihren Inhalt selbst verstrickt.

Auch in der kognitiven Therapie geht es darum, Gedanken zu beobachten und zu identifizieren; allerdings ist dieser Ansatz diskursiver und im Rahmen einer Problemlösungsstrategie angesiedelt, die den Inhalt der Gedanken als zutreffend oder unzutreffend einschätzt und dann versucht, zutreffendere und stärker die Gesundheit fördernde Gedanken an die Stelle von Gedanken zu setzen, deren Inhalt eher unzutreffend und potenziell selbstzerstörerisch ist. Unsere Besucher waren aufgrund diverser Hinweise und Überlegungen zu der Vermutung gelangt, dass einer der wichtigsten Schlüssel zur bewiesenen therapeutischen Wirksamkeit der kognitiven Therapie zur individuellen Behandlung von rückfallgefährdeten Patientinnen die Identifikation von Gedanken im Geist *als Gedanken* von Moment zu Moment war, nicht etwa die Beschäftigung mit ihrem Inhalt. Wenn das der Fall sein sollte, so ihre Schlussfolgerung, dann könnte der Ansatz der Achtsamkeitsmeditation, zu dem eine im Vergleich zur kognitiven Therapie sehr viel robustere und tragfähigere Entwicklung von Aufmerksamkeit gehört sowie eine diszipliniertere formale Übung des Achtens auf Gedanken als Gedanken, sich als besonders nützlich im Umgang mit wiederkehrendem negativem Grübeln erweisen. Die ursprüngliche Absicht bestand also darin herauszufinden, ob sich die Achtsamkeitspraxis nicht mit der kognitiven Therapie verbinden ließe. Sie vermuteten, dass die Übung der Achtsamkeit vielleicht ein direkterer und wirksamerer Ansatz zum Umgang mit drei schon erwähnten Schlüsselaspekten sein konnte, nämlich mit der »Dezentrierung«, der Sensibilisierung für frühe Anzeichen einer Stimmungsverlagerung hin zum Negativen und der bewussten Kultivierung von Aufmerksamkeit auf eine Art und Weise, die in bestimmten Kanälen der Informationsverarbeitung im Geist »Raum beanspruchen« würde, der sonst depressivem Grübeln offenstünde.

Achtsamkeit als eine die Aufmerksamkeit sammelnde und dezentrierende Strategie mit einem konventionelleren Ansatz problemlösender kognitiver Therapie zu kombinieren, schien theoretisch machbar zu sein, aber von Anfang an hatten die drei Therapeuten erhebliche Zweifel, ob Achtsamkeit effektiv dabei wäre, um mit Widerstand umzugehen oder mit problematischen Emotionen oder Krisen, sollten diese im Laufe der Praxis selbst oder im Leben der Patienten auftauchen. Bei unserem ersten Treffen waren sie deshalb der Ansicht, dass ihre therapeutische Expertise nötig sei, um mit solchen Situationen umgehen zu können.

Es ist eine übliche Praxis in der klinischen Psychologie, in einem therapeutischen Prozess Elemente der Intervention zu addieren oder zu kombinieren, und das ist auch sinnvoll, wenn alles, was man dabei tut, darin besteht, eine weitere Methode oder Technik zur Aufmerksamkeitsregulierung, zur Vertiefung der Entspannung oder zur Kultivierung von Einsicht zu einem breiten Spektrum von Ansätzen hinzuzufügen, die alle zu einer erfolgreichen Therapie beitragen. Das hinzugefügte Modul oder die hinzugefügte Technik »funktioniert« entweder für einen bestimmten Zweck oder sie tut es nicht. Es ist also nichts Ungewöhnliches, wenn Therapeutinnen Achtsamkeit in diesem Sinne verstehen, als eine potenziell wichtige Technik, die sie in einen therapeutischen Rahmen »einbauen« können, damit sie dort einen ganz bestimmten, wohldefinierten Zweck erfüllt, während der Rest der Therapie aus anderen Elementen besteht. Was nun unsere Besucher anging, so ahnten sie bereits, dass Achtsamkeit eine radikale Neuorientierung verlangt, weg von den Standardansichten der kognitiven Therapie, und dass eine Kombination der beiden Ansätze, die beiden gerecht werden sollte, gar nicht einfach sein würde – wenn überhaupt möglich. Wir unsererseits waren besorgt, dass die drei ohne umfassende Schulung in Achtsamkeitsmeditation und genügend individuelle Erfahrung unvermeidlich in ihre gewohnte Sichtweise zurückfallen und auf ihre Kompetenz als gut ausgebildete Therapeuten zurückgreifen würden, ohne das volle Spektrum und die Tiefe der Meditationspraxis an sich auszuschöpfen. Wir befürchteten, dass die Meditationspraxis auf diese Weise trotz ihrer besten Absichten de facto bestenfalls als ein »Modul« angewendet würde, als eine Technik in Kombination mit einer ganzen Reihe anderer Ansätze.

Doch Achtsamkeit ist ein Universum ganz anderer Ordnung. Sie eignet sich nicht gut für eine begrenzte, modulare Anwendung, solange man in einem konventionellen Bezugsrahmen verbleibt, in dem man sie als eine »Technik« versteht, die Menschen benutzen und in deren Anwendung sie »gut« werden können und die für bestimmte Dinge »funktionieren« kann, während andere davon unberührt bleiben. Schließlich ist Achtsamkeitsmeditation nicht bloß eine aufmerksamkeitsregulierende klinische Strategie, auch wenn sie sowohl die Stabilität der Aufmerksamkeit als auch die Einsicht dramatisch zu vertiefen vermag. Sie ist genausowenig eine Entspannungstechnik, auch wenn sie tiefe Zustände der Entspannung und Gefühle des Friedens und Wohlbefindens herbeiführen kann. Sie ist auch keine kognitive Therapie zur Lösung von Problemen durch eine Neustrukturierung unserer Gedankenmuster oder unserer Beziehung zu spezifischen Gefühlen oder Stimmungen, auch wenn sie eine transformierende Wirkung auf die Beziehung eines Menschen zu gewohnheitsmäßigen Denkmustern sowie zu emotionaler Reaktivität und uns vereinnahmenden Stimmungen haben kann. Zudem ist sie nicht ausschließlich auf den Denkprozess ausgerichtet, unabhängig von Gefühlen, emotionalem Aufruhr und emotionalen Reaktionen. Und schließlich ist sie auch nicht unabhängig von dem, was im Körper und in der größeren Welt vor sich geht. In der Achtsamkeitspraxis werden diese Dinge und alles andere, was innerhalb der Erfahrung unserer verschiedenen Bewusstseinszustände geschieht, als ein nahtloses Ganzes verstanden, als verschiedene Aspekte der eigenen Persönlichkeit und der gelebten Erfahrung.

Zudem ist Achtsamkeitspraxis keine Therapie. Ihr Hauptziel besteht nicht etwa darin, eine Person in Ordnung zu bringen oder ein bestimmtes Problem zu lösen. Unserer Ansicht nach, so erklärten wir den Therapeuten, geht es bei der Meditation eher darum, nichts zu tun als irgendetwas zu erreichen – so merkwürdig sich das auch für jemanden anhören mag, der mit der Meditation nicht vertraut ist, und so seltsam das gerade in einem professionellen, auf das Erzielen von Ergebnissen ausgerichteten Kontext klingt, in dem es darum geht, sie als klinische Intervention anzuwenden. Wir versuchten also klarzumachen, dass es bei der Meditation um die Erforschung und Kultivierung dessen geht, was wir den *Bereich des Seins* nennen. Jeder Wandel ist der Rotation des Bewusstseins zu verdanken, die sich oft aus der Verschiebung vom Modus des Handelns hin zum Modus des Seins ergibt, und nicht einer Intervention mit dem Ziel, ein Problem zu beheben oder ein bestimmtes Ergebnis zu erzielen, wie das in der kognitiven Therapie üblich ist. Nichtsdestoweniger bestand für uns in der Stress Reduction Clinic aufgrund unserer Erfahrung mit Menschen, die unter verschiedensten Krankheiten, unter Panikattacken und Angstzuständen litten, kein Zweifel daran, dass Achtsamkeit, wenn sie mit ganzem Herzen und als *Seinsweise* praktiziert wird, bei vielen Menschen und bei unterschiedlichsten Problemen schon in einer relativ kurzen Zeitspanne wie beispielsweise während eines achtwöchigen MBSR-Kurses deutlich das Befinden verbessern kann. Sie kann zu einer Abschwächung der Symptome führen, kann helfen, effektiver mit den emotionalen Reaktionen in Stresssituationen umzugehen, und kann zur Einsicht in tiefere Dimensionen des Seins und in alte und einschränkende Muster des Denkens und Fühlens führen.

Wenn die Achtsamkeit also im Grunde eine Seinsweise ist, eine Weise des Sehens, Spürens und Fühlens, und nicht nur eine Technik, und sie sie gleichwohl in eine Behandlungsmethode zur Rückfallverhütung depressiver Zustände integrieren wollten und hofften, dass ihre Patientinnen sich wirklich mit vollem Einsatz und einer gewissen Disziplin und Regelmäßigkeit einer formalen Praxis widmeten, dann, so betonten wir gegenüber den Therapeuten, würde für sie kein Weg darum herumführen, einen Ansatz zu finden, der die Patienten ermutigen würde, die Übung der Achtsamkeit mit einer Ausrichtung des Nicht-Strebens auszuführen, also sozusagen um ihrer selbst willen. Man würde sie im

Kontext einer fortlaufenden Praxis, eines ständigen Forschens und eines fortgesetzten Dialogs lehren müssen, und zwar in der ihr eigenen Terminologie, die sich, wie sich alle Beteiligten bewusst waren, sehr von der Terminologie der kognitiven Therapie unterscheidet. Man müsste die Übung als ein radikales Nichttun vorstellen, damit sie zu einer inneren Haltung der Akzeptanz und Öffnung führen und von ihren künftigen Patientinnen als eine neue und vielleicht freundlichere und von mehr Selbstannahme erfüllte Weise erfahren werden könnte, im eigenen Körper anwesend zu sein, und allen Gedanken und Gefühlen mit Akzeptanz zu begegnen, ohne sie zu beurteilen und ohne zu versuchen, ein Gedankenmuster gegen ein anderes auszutauschen.

Wenn sie nicht wollten, dass die Kombination mit der kognitiven Therapie zu einer Verfälschung der Essenz der Achtsamkeitspraxis führte, dann müssten sie all diese Punkte berücksichtigen. Wenn sie hofften, dass die Achtsamkeit ihnen wirklich etwas brächte, dann müssten sie unserer Ansicht nach die Schulung in Achtsamkeit als das organisierende Prinzip ihres gesamten Unterfangens betrachten, sodass diese Übung der Kern dessen wäre, was beim Auftreten von schwierigen Gefühlen und herausfordernden Umständen angewendet werden sollte. Alles andere würde mit größter Wahrscheinlichkeit dazu führen, dass ihre Bemühungen nichts weiter als eine Karikatur tatsächlicher Achtsamkeitspraxis wären, wodurch sie ihre innewohnende Kraft und den Reichtum ihrer vielschichtigen Dimension verlöre.*

---

* Man könnte denken, dass unsere Psoriasis-Studie nahelegt, man könne einfach ein Audioprogramm mit angeleiteten Meditationen »einbauen« und ein gutes Ergebnis erzielen, ohne das der Besuch einer Gruppe oder Anleitung und Rückmeldungen neben dem Audioprogramm notwendig wären. Doch dieses Vorgehen wurde für einen speziellen und eng eingegrenzten Zweck entwickelt, und man kann es nicht ohne Weiteres auf ein Gruppenprogramm übertragen, das von einem Experten geleitet wird und speziell für Menschen mit einem hohen Risiko für einen Rückfall in eine depressive Episode entworfen wurde.

Diese Sichtweise war für unsere Besucher sicher erst einmal ungewohnt. Uns war damals noch nicht klar, ob sie als Gruppe das ganze Ausmaß der Implikationen realisiert hatten, die ein solcher Ansatz für sie und ihre Patientinnen mit sich brächten. Doch da sie selbst so offen und kollegial waren, fiel es uns leicht, ihnen in aller Offenheit und Direktheit zu sagen, wie die Dinge aus unserer Sicht aussahen.

Aber es gab da noch ein weiteres Problem. Die drei Therapeuten waren ursprünglich davon ausgegangen, dass ihre Patienten lernen könnten zu meditieren, indem sie einfach nur regelmäßig unsere Audiokassetten mit Anleitungen zur geführten Meditation benutzten, auch in den Gruppensitzungen. Auch wenn John Teasdale sich schon seit Langem für Meditation interessiert und Erfahrung mit seiner persönlichen Meditationspraxis hatte, hatte er noch keine praktische Erfahrung darin, eine Gruppe von Menschen das Meditieren zu lehren. Selbst für jemanden, der schon seit vielen Jahren Meditation gelehrt hat, bleibt das nämlich immer noch eine große Herausforderung und eine mitunter sehr ernüchternde Erfahrung.

Es wurde also sehr bald deutlich, dass sie als Team noch nicht ernsthaft die Möglichkeit in Betracht gezogen hatten, dass ein jeder von ihnen, wenn sie wirklich ihr Ziel erreichen wollten, nicht nur selber Meditation würde praktizieren müssen, sondern auch fähig sein müsste, seine Patientinnen in den Gruppensitzungen auf der Grundlage eigener Erfahrungen mit der Praxis anzuleiten, ganz gleich, welche Audiokassette sie den Patienten als Hausaufgaben bis zur nächsten Sitzung empfehlen wollten. Für uns war es eine Tatsache, dass es nicht nur wenig effektiv, sondern geradezu unmöglich ist, anderen Menschen das Meditieren nahezubringen, ohne selbst kontinuierlich Meditation zu praktizieren. Als wir das ansprachen, war das zumindest für zwei der drei eine überraschende Wendung.

Der Gegensatz zwischen einer Orientierung, die beinhaltet, andere Menschen aufzufordern, etwas zu tun, das man selbst nicht tut und von dem man deshalb (zumindest was das Meditieren angeht) selbst keine innere Erfahrung hat; und einer Orientierung, die verlangt, dass man sich selbst zusammen mit seinen Patienten der Meditationspraxis widmet, unterstreicht einige der fundamentalen Unterschiede zwischen konventionellen Therapieansätzen in der Psychologie, in der die Methoden als Mittel zu einem spezifischen therapeutischen Zweck angewendet werden, und der Schulung in der Meditation, in der die Übung als eine Weise des Seins praktiziert wird, die ihr eigener Zweck ist und nicht einfach eine instrumentelle Technik zum Erreichen eines erwünschten Zustands oder einer wünschenswerteren Sichtweise (vgl. Band 1: *Meditation ist nicht, was Sie denken*, Kapitel *Zwei Sichtweisen der Meditation: instrumentell und nichtinstrumentell*).

Außerdem gibt es in Therapeutinnenkreisen eine stark betonte professionelle Ethik, die eine strikte Trennung jedweder eigener persönlicher Bedürfnisse, Interessen und Beschäftigungen von den Bedürfnissen der Patienten verlangt. Wir jedoch legten ihnen hier nahe, dass sie, um die Übung der Achtsamkeit und ihre potenzielle Wirkung auf ihre Patientinnen wirklich verstehen zu können, sich selber mit ganzem Herzen dieser Praxis würden widmen müssen, was darauf hinauslief, sich selbst auf ein Abenteuer einzulassen, dessen Ausgang nicht absehbar wäre, und das man nicht als »professionell« in einem strikten, engeren Sinn bezeichnen könnte, weil sie sich selbst in dem Prozess als Person vermutlich verändern würden. Damit sollte nicht gesagt sein, dass sie nicht den höchsten Standards professionellen Verhaltens entsprechen und sich nicht der zu respektierenden Grenzen bewusst sein könnten, sondern nur, dass ihr eigenes Selbstverständnis als Therapeuten dahingehend ausgeweitet werden müsste, dass es auch die Rolle eines integren Meditationslehrers mit einschlösse – wahrlich keine Kleinigkeit.

Wie könnte jemand, ganz praktisch gesagt, mit seinen Patientinnen Achtsamkeitspraxis teilen und erkunden, der oder die sie nicht selbst kultiviert? Sie oder er wäre ja gar nicht mit der Landschaft des Jetzt von Moment zu Moment vertraut, wie sie sich aus der Praxis ergibt, und sie könnte auch nicht auf ihre systematisch kultivierte Vertrautheit mit dem eigenen Geist, einschließlich all seiner Aktivitäten, Widerstände und Ablenkungen, sowie mit dem eigenen Körper und all dem, was in ihm als Reaktion auf die eigenen Gedanken und Gefühle vor sich geht, aufbauen, während sie doch ebendiese Vertrautheit und ebendiese Anstrengungen von ihren Patienten verlangte – oder verlangen müsste, wenn sie tatsächlich Gebrauch vom vollen heilenden und transformierenden Potenzial der Meditation machen wollten. Wäre das der Fall, dann hätten sie keine verlässliche Grundlage, von der aus sie sich den meditativen Erfahrungen ihrer Klientinnen würden nähern können, kein authentisches Reservoir an Erfahrungen, aus dem heraus sie die sehr konkreten Fragen ihrer Patienten zu ihrer Meditationspraxis würden beantworten können, und sie würden nicht kompetent mit den Gefühlen ihrer Patientinnen gegenüber der Praxis und mit deren Schwierigkeiten bei der Integration dieser Praxis in den Alltag umgehen können.

Meine Kolleginnen und ich waren sehr erfreut darüber, dieses Gespräch mit ihnen führen zu können, glücklich darüber, dass sich andere Profis zu unserer Arbeit hingezogen fühlten und nach einer Möglichkeit suchten, sie in ihrem eigenen Arbeits- und Interessenbereich anzuwenden. Genau das war es, worauf wir gehofft hatten, dass nämlich die Achtsamkeitspraxis zu einer positiven Kraft in der Medizin und der Gesundheitsfürsorge würde. Doch als ich an jenem Nachmittag den Psychologen zuhörte, spürte ich einen tiefen Graben zwischen unseren jeweiligen Bezugsrahmen, so als redeten wir total aneinander vorbei, wenn wir, ein jeder von seinem Standpunkt aus, über Achtsamkeit sprachen.

Gleichzeitig war jedoch ihre Offenheit, Authentizität und Fürsorge deutlich spürbar. Also dachte ich darüber nach, wie wir ihnen unsere radikal andere Sicht auf ihr Ziel verständlich machen konnten, ohne den Anschein zu erwecken, dass wir starrsinnig an einer engen und voreingenommenen Sichtweise festhielten, sei es aus Gewohnheit oder weil wir uns von ihren Ansichten bedroht fühlten. Ich verspürte den Drang, klarzustellen, was ich für das Kernproblem bei ihrem Unterfangen hielt, und gleichzeitig der offensichtlichen Tatsache Rechnung zu tragen, dass ihre Intuition und ihre Motivation ins Schwarze trafen.

Unser Gespräch war ins Stocken geraten, und wir waren eine Zeit lang verstummt – wie ich annahm, weil wir uns alle der Größenordnung des Problems, das wir diskutierten, und des tiefen Grabens zwischen unseren Anschauungen bewusst wurden. Schließlich brach ich das Schweigen. »Wissen Sie«, begann ich, »bei den Menschen, die an der zerklüfteten Küste von Maine leben, gibt es eine Redewendung. Sie sind berüchtigt dafür, dass sie, wenn eine der vielen Touristinnen, die im Sommer dorthin kommen, sie nach dem Weg fragt, einfach antworten: ›Oh, von hier aus kommen Sie dort nicht hin.‹ Ich habe immer mehr das Gefühl, dass dies auf das, was Sie vorhaben, zutrifft.«

Damit wollte ich weder ihre Pläne noch ihre Motivation untergraben, der ich hier kaum wirklich gerecht werden kann, von der Sie sich aber selber überzeugen können, wenn Sie ihren lebendigen Bericht über dieses und die darauffolgenden Treffen in ihrem Buch nachlesen. Vielleicht wollte ich aber auch einfach nur sehen, wie sie reagierten, wollte testen, wie weit sie wirklich bereit und entschlossen waren, einen Weg zu finden, wie man Achtsamkeit und kognitive Therapie auf eine Weise »kombinieren« könnte, die nach unser aller Meinung der Breite und Tiefe der Achtsamkeitspraxis gerecht würde. Ich wollte damit sagen, dass sie unmöglich zu einem Verständnis der Achtsamkeit kommen konnten, einmal ganz abgesehen von den schwierigen Fragen, wie sie diese dann in ihre klinische Arbeit integrieren könnten, wenn nur einer von ihnen Meditation praktizierte, sie aber alle drei die Intervention vornehmen wollten. Sie würden vielmehr alle drei praktizieren müssen, und nicht nur mal eben ein bisschen, um einen Geschmack von der Sache zu bekommen oder um den Anschein von Praktizierenden zu erwecken oder auch um selbst zu erfahren, was sie von ihren Patientinnen verlangten, sondern von ganzem Herzen, um ihrer selbst willen und in Übereinstimmung mit dem Prinzip, das für uns alle im Bereich der Stressbewältigung durch Achtsamkeit gilt, nämlich dass wir nichts von unseren Patienten verlangen, was wir nicht selbst jeden Tag genauso von uns selbst verlangen.

Doch wie, so fragte ich mich, würden diese drei hervorragenden Wissenschaftler und Klinischen Psychologen, die so sehr in den Modellen und der Terminologie der kognitiven Therapie verwurzelt waren, und von denen nur einer aus erster Hand Erfahrung mit der Meditationspraxis besaß, einen Weg finden, sich auf eine gemeinsame Vorgehensweise in ihrer Arbeit zu einigen? Und wie würde es jeder von ihnen als Mitglied eines Teams es schaffen, seine Vorbehalte nicht nur gegenüber der **Praxis** der Meditation, sondern auch gegenüber der Anforderung, Meditation **lehren** zu müssen, beiseite zu lassen? Würden die beiden, die zuvor keinerlei Interesse an und keine Erfahrung mit der Meditation besaßen, ein jeder für sich so weit aus dem Bezugsrahmen heraustreten können, in dem sie sich in den langen Jahren ihrer Berufsausbildung und -praxis bewegt hatten, dass sie überhaupt den Wunsch verspüren konnten, selber die Übung der Meditation aufzunehmen und dies vielleicht zuerst aus reiner Neugier zu tun, später aber vielleicht aus einer tieferen Motivation heraus als der, dass wir ihnen gesagt hatten, sie könnten die Meditation anders nicht verstehen? Würde ihre Motivation als Individuen und als Team, diese Arbeit zu leisten und ihrer tiefsten Intuition zu folgen, sie weit genug über ihre ursprünglichen Erwartungen, Konzepte und Vorbehalte hinaustragen – besonders wenn dies wahrscheinlich bedeuten würde, dass sie beim Anleiten ihrer Patientinnen das spezialisierte Vokabular der kognitiven Therapie aufgeben und vom Modus des Therapeuten mehr zum Modus einer Achtsamkeitslehrerin übergehen müssten und eine Zeit lang bewusst ihre klinischen Ansichten, Ideen und Konzepte von der Funktionsweise des menschlichen Geistes beiseite stellen müssten? Verlangten wir doch von ihnen, dass sie sich persönlich auf systematische und disziplinierte Weise auf die Praxis einließen, die sich entfaltende Aktivität ihres eigenen Geistes und Körpers zu beobachteten und das, was zutage trat, eine Zeit lang um seiner selbst willen anzunehmen, anstatt gleich eine Beziehung zu den Theorien der Aufmerksamkeitskontrolle, zum Geist ihrer Klientinnen und zum Problem einer erneuten Depression herstellen zu wollen. Natürlich würde einiges davon nicht zu umgehen sein: ein unvermeidlicher Inhalt des Gedankenstroms. Und natürlich würde auf lange Sicht irgendeine Form von Synthese zwangsläufig notwendig, ja wünschenswert sein. Das leugneten wir keineswegs. Doch könnten sie willentlich ihren gewöhnlichen Bezugsrahmen für eine Weile aufgeben, ihr kognitives Koordinatensystem, um einfach nur die Beobachtung ihres eigenen Geistes und Körpers zu üben?

Ich wagte kaum zu hoffen, dass sie sich individuell und gemeinsam auf ein solches Abenteuer einließen. Aus unserer Sicht war das aber die Mindestanforderung, die sie erfüllen mussten, wenn sie das, was sie vorhatten, verwirklichen und dabei authentisch sein wollten. Ohne diese Voraussetzung gäbe es für sie keinen Weg, von hier aus nach dort zu kommen. Komischerweise würden sie, wenn es ihnen möglich wäre, von den spezifischen Brillen, durch die sie sahen, abzulassen, entdecken, dass das »Dort«, zu dem sie gelangen wollten, bereits »hier« war. Alles, was dazu nötig sein würde, wäre, eine Brille für eine Weile beiseite zu legen und eine neue ins Spiel zu bringen oder das, was man die »Nicht-Filter« des ursprünglichen Geistes nennen könnte, auf das anzuwenden, was sich von Moment zu Moment in ihrer eigenen Erfahrung ereignete – also mit nackter, nichturteilender, nichtreaktiver und nichtbegrifflicher Aufmerksamkeit.

Da keiner von ihnen Erfahrung mit dem Lehren von Meditation in einem Gruppensetting hatte, würde dieser Aspekt der ganzen Angelegenheit, der wiederum eine ganz eigene Praxis ist, zusätzlich zu ihrer persönlichen Meditationspraxis viel Zeit beanspruchen und Vertiefung verlangen. Alles in allem müssten sie einen enormen Einsatz erbringen, wenn sie sich entschlossen, die Sache weiter zu verfolgen, und das ohne jede Erfolgsgarantie. Sie konnten nur individuell und gemeinsam als Team zu einer solchen Entscheidung kommen, und natürlich nur aus ihren eigenen Gründen. Was sie da vor sich hatten, war, aus unserer Perspektive, ein riesiger Sprung ins Unbekannte.

Erstaunlicherweise taten sie genau das, und zwar nicht nur, weil wir es verlangten, sondern auch, weil ihnen das, was wir sagten, zu denken gab, und weil sie fanden, dass es mit ihrer Intuition und Motivation übereinstimmte, die sie überhaupt dazu gebracht hatten, uns aufzusuchen, und weil es, wie sie nach ihrer Heimkehr feststellten, noch stärker den Erwartungen ihrer Patienten entsprach. Sie brachten, wie sie in ihrem Buch berichten,*

* Segal, Zindel, Williams, Mark und Teasdale, John, *Die achtsamkeitsbasierte kognitive Therapie der Depression: Ein neuer Ansatz zur Rückfallprävention.* Tübingen: dgvt-Verlag, 2008 (orig. dies., *Mindfulness-based cognitive therapy for depression. A new approach to preventing relapse.* New York: Guilford Press, 2002, 2: 2013). Vgl. besonders die Einleitung, in der sie diese Besuche mit großer persönlicher Aufrichtigkeit und wissenschaftlicher Sorgfalt aus ihrer Perspektive erläutern.

ihre Ideen in einen ersten Ansatz klinischer Intervention ein, und es stellte sich heraus, dass sie tatsächlich sehr häufig darauf verfielen, auf ihre Kompetenz in kognitiver Therapie zurückzugreifen, wenn starke Gefühle oder andere Probleme auftauchten, statt diese als Teil der Meditationspraxis selbst anzugehen. Diese anfänglichen Erfahrungen brachten sie dazu, in die Stress Reduction Clinic zurückzukehren, um an weiteren Kursen teilzunehmen und ein besseres Gefühl dafür zu bekommen, was in der Stressbewältigung durch Achtsamkeit geschieht, und um zu beobachten und zu studieren, was verschiedene MBSR-Lehrerinnen wirklich taten und wie sie es in verschiedenen Stadien des Prozesses taten. Irgendwann während dieses zweiten Besuchs beschlossen Mark Williams und Zindel Segal, genauso wie John Teasdale täglich regelmäßig Achtsamkeitsmeditation zu praktizieren.

Bei späteren Gesprächen wurde offensichtlich, dass sie sich mit ganzem Einsatz in diese Praxis geworfen hatten, und zwar nicht primär als Therapeuten, sondern als Menschen, die sich mit ihren unterschiedlichen professionellen Vorbehalten konfrontiert sahen und damit umgehen mussten. Ihrem eigenen Bericht zufolge war das schwierig und schmerzlich und brachte gelegentlich ein gehöriges Maß an Zweifeln und inneren Kämpfen mit sich. Doch jeder von ihnen vertiefte auf seine Weise die regelmäßige Praxis und führte sie fort, und sie alle arbeiteten daran, eine auf Neugier und Selbstannahme basierende Motivation in die Praxis einzubringen, zusätzlich zu ihrem Wunsch, anderen Menschen, die an Depressionen litten, zu helfen. Sie erhielten sehr viel Ermutigung und moralische Unterstützung von jedermann am CFM, da wir sie lieben und respektieren gelernt hatten, und zu schätzen wussten, welch ungeheure und tiefgreifende Innovation sie in das Feld der kognitiven Therapie einzuführen versuchten. Außerdem schätzten wir ihre Kompetenz als Wissenschaftler und Therapeuten – einmal ganz abgesehen davon, dass es immer ein großes Vergnügen war, mit ihnen zusammen zu sein. Und diese Freundschaften haben sich im Laufe der Jahre immer weiter vertieft.

Als Ergebnis ihrer persönlichen Erkundungen und wissenschaftlichen Forschungen konnten sie wichtige Beiträge zur Behandlung von Patientinnen und Patienten liefern, die in die Depression zurückfielen. Das wäre meiner Ansicht nach nicht zustande gekommen, wenn sie nicht als Team den Mut gehabt hätten, den eigenen professionellen Bezugsrahmen für eine Weile aufzugeben und sich, ein jeder auf seine Weise, in die Stille hätten fallen lassen, um die Entfaltung ihrer eigenen direkten Erfahrung von Moment zu Moment zu beobachten und so nicht weniger zu tun, als sich selbst als ein Labor zu benutzen, um zu einem andersartigen Verständnis ihres eigenen Geistes und auch des Geistes ihrer Patientinnen zu gelangen.

Dass sie sich überhaupt gemeinsam darauf einließen, ist bereits ein Wunder. Dass sie dann über Tage, Wochen, Monate und Jahre durch dick und dünn damit weitermachten, ist ein noch größeres Wunder. Für mich waren ihre Einstellung und ihr Wagemut ein verkörperter Beweis – auch wenn wir keinen solchen Beweis brauchten – dafür, dass Statusdenken und Ego-Anhaftung keine fundamentalen Motive in ihrem Leben waren. Sie schienen sich weder persönlich noch professionell gegen den Weg zu sträuben, auf den sie sich da einließen, auch wenn sie manchmal, meist mit einem Lächeln, Besorgnis darüber äußerten, was ihre Berufskollegen wohl sagen würden, wenn bekannt würde, dass sie tatsächlich Meditation praktizierten und lehrten. Sie waren offen dafür, zu lernen und ihren Bezugsrahmen in Hinsicht auf den Geist zu erweitern, und nicht nur in Hinsicht auf den Geist, sondern auch, was in der Tradition der kognitiven Therapie nicht betont wird, auf den Körper. Und in ihrem Buch tun sie etwas radikal Mutiges und Einfallsreiches: Sie erzählen die Geschichte der Entwicklung einer auf Achtsamkeit basierenden kognitiven Therapie vom Standpunkt ihrer eigenen persönlichen Erfahrung und des Aufs und Abs ihres Lernprozesses: etwas, was in einem professionellen Lehrbuch fast nie zu finden ist. Mit diesem Ansatz vermitteln sie der Leserin einen tiefen Eindruck davon, was es tatsächlich bedeutet, auf authentische Weise einem Pfad zu folgen, der zwei sehr unterschiedliche, aber wirksame Ansätze zum Verständnis des Geistes und zur Auslösung einer Heilung von Leiden zusammenbringt. Das, und natürlich auch die Tatsache, dass ihre wissenschaftliche Studie der Wirkung ihrer Arbeit so fundiert und die Ergebnisse eindrucksvoll genug waren, führte dazu, dass viele ihrer Kollegen ihr Buch und die Arbeit, die es beschreibt, nicht nur wissenschaftlich überzeugend, sondern auch inspirierend fanden. Die Publikation dieses Buches und eine fortlaufende Serie von Studien, die ihre weitere Arbeit dokumentieren, haben zu einer bemerkenswerten Zunahme des Interesses an der Achtsamkeit und ihrer Anwendung auf dem Feld der klinischen Psychologie geführt.

Vor Kurzem haben sie ein weiteres ebenso lesenswertes Buch verfasst – dieses Mal ein Handbuch zur eigenen Anwendung für ihre Patientinnen, für Menschen, die selbst an einer schweren depressiven Störung leiden und sich Unterstützung bei ihren Bemühungen wünschen, Achtsamkeit dazu zu nutzen, mit den tiefen Spuren depressiven Grübelns umzugehen und sich letztlich davon zu befreien.*

---

* Segal, Zindel, Williams, Mark und Teasdale, John, *Das MBCT-Arbeitsbuch: ein 8-Wochen-Programm zur Selbstbefreiung von Depressionen und emotionalem Stress.* Inklusive MP3-CD mit Achtsamkeitsübungen. Freiburg: Arbor Verlag, 2015. (orig. dies.: *The Mindful Way Workbook: An 8-Week Program to Free Yourself from Depression and Emotional Distress.* New York, NY: Guilford Press, 2014).

Wenn man sie fragte, würde wohl jeder von ihnen bestätigen, dass ihre Ansichten über den Geist und den Körper und darüber, was für ihre Patientinnen möglich sein könnte, aufgrund ihres persönlichen Engagements in der Praxis und Lehre von Achtsamkeit und aufgrund des breiten Spektrums von Ergebnissen, die sie bei den Menschen beobachtet haben, die an ihrem Projekt teilgenommen haben, nuancierter, sensibler, verständnisvoller und vielleicht auch optimistischer im Hinblick auf das geworden ist, wozu Menschen fähig sind. Wenn das wahr ist, dann ist dies nicht etwas, was sie von uns erhielten, sondern was sie allein durch ihre sich vertiefende Erfahrung der Meditationspraxis erwarben. Während der vielen Jahre unserer Zusammenarbeit haben wir **mindestens** ebenso viel von ihnen gelernt wie sie von uns, und in diesem Prozess haben wir weiterhin viel Freude daran, das Mysterium unserer gemeinsamen Arbeit und unsere Liebe zu den Beziehungen und Abenteuern, die sie mit sich gebracht hat, zu erkunden.

Ihre Arbeit hat auf bedeutsame Weise dazu beigetragen, eine Brücke zwischen zwei Welten zu schlagen, die bis vor Kurzem fast nie miteinander ins Gespräch gekommen sind, zwischen der Welt der Klinischen Psychologie und derjenigen der Meditationspraxis und darüber hinaus des *Dharma*. Das, was heute in beide Richtungen über die Brücke fließt, trägt dazu bei, die Einsicht und das Verständnis in beiden Welten zu vertiefen. Ihre Studien und ihre wissenschaftlichen Einsichten in die Natur der Gefühle und wie man sie durch Achtsamkeit regulieren kann, um das Leiden zu verringern und Menschen von den dunklen Schatten der Depression zu befreien, tragen außerdem dazu bei, mit Achtsamkeit arbeitende Ansätze zur Heilung in der Welt zu verbreiten – Ansätze, die auf dem Verständnis basieren, dass sie in der Praxis selbst verankert sein müssen, nicht nur in Achtsamkeit als ein bloßes *Konzept*.

Überwältigt

Zur Vorbereitung eines Treffens mit einer Gruppe von Universitätsdozentinnen, die ein Kontemplations-Curriculum für Studierende entwickeln wollte, sprach ich mit einem der Professoren am Telefon. Im Laufe unseres Gesprächs sagte er mir, er sei außerordentlich beschäftigt mit all seinen Verpflichtungen in verschiedenen Kommissionen zusätzlich zu seiner Lehrtätigkeit, seinen Forschungen, seinen Reisen und dem Aufziehen seiner noch kleinen Kinder.

Aus irgendeinem Grund war meine erste Reaktion, ihn auszulachen und ein wenig damit aufzuziehen. Dann wurde mir klar, dass die Sache durchaus nicht so komisch war, zumindest nicht für ihn. Es war ein für unser Zeitalter typisches und bezeichnendes Indiz, und als mir das klar wurde, war ich traurig und auch ein wenig enttäuscht. Irgendwo in den tiefsten Winkeln meiner Psyche hegte ich offenbar das archetypische Bild eines Professors alten Stils, insbesondere eines orientalischen Gelehrten und langjährigen Praktizierenden der Meditation, der auf einem idyllischem Campus ein stilles und friedliches Leben führt. Wenn ich mit jemandem von der medizinischen, der juristischen, der wirtschaftswissenschaftlichen oder auch der biologischen Fakultät gesprochen hätte, so gestand ich ihm, dann hätte mich diese Aussage nicht überrascht. Aber bei einem Religionswissenschaftler!

Noch während ich das aussprach, wurde mir klar, wie sehr mein Geist in Schubladen dachte. Da gab es immer noch romantische Erinnerungsspuren früherer Zeiten, vielleicht aus den frühen Sechzigerjahren, in denen ich studiert hatte. Damals schien dort alles noch recht langsam und gemütlich zu laufen; das Leben entfaltete sich in einem wesentlich menschlicheren Rhythmus und in einer Geschwindigkeit, die noch nicht zum Gefühl ständiger Überforderung führte. Natürlich waren in diesem Lebensgefühl Dinge wie die Rassenunruhen im Süden der USA oder die Krise in Kuba ausgeklammert, aber selbst die Kubakrise schien sich in Zeitlupe zu vollziehen, während wir als hilflose Zuschauerinnen in etwas gefangen waren, was sich zum »Ende der Welt« hätte zuspitzen können.

Heute hat sich unsere innere unmittelbare Erfahrung des Laufs der Dinge dermaßen beschleunigt, dass wir sowohl individuell als auch kollektiv kaum noch mitbekommen, was um uns herum geschieht. Wie der sprichwörtliche Frosch, den man in einen Topf mit Wasser setzt, der dann langsam erhitzt wird, bemerken wir oft gar nicht mehr, wie schnell und ungezügelt und heiß die Dinge für uns geworden sind, bis wir schon beinahe versengt sind oder, im Falle des Frosches, tot, ohne auch nur versucht zu haben, aus dem Topf zu springen, wie er es getan hätte, wenn man ihn gleich ins heiße Wasser geworfen hätte.

Dieses Tempo hat sich an uns herangeschlichen. Es ist ganz allmählich zu einem Lebensstil geworden, gegen den wir nichts einzuwenden haben, und nach dem wir geradezu süchtig geworden sind, ohne es auch nur zu merken. Wir sind langsam an eine inzwischen unablässige Beschleunigung gewöhnt, haben immer größere Erwartungen, immer mehr immer schneller erledigen zu können, endlose Mengen an Informationen verarbeiten zu können, sowohl die Informationen, die wir uns wünschen, als auch die, mit denen wir einfach überschüttet werden. Wir erwarten möglichst sofortige Befriedigung, und sei es nur durch die Geschwindigkeit, mit der unser Computer am Morgen seinen Startvorgang durchläuft, wenn wir ihn überhaupt jemals ausschalten, oder durch die Geschwindigkeit, mit der wir im Internet surfen können. Wie wir gesehen haben und tief in unserem Herzen wissen, laufen wir dermaßen auf Hochtouren, um in unserem Terminplan bleiben und alles erledigen zu können, und um das, was wir uns wünschen, kaufen und dem, was wir uns nicht wünschen, entfliehen zu können, dass es sich über weite Strecken so anfühlt, als sei unser Reservetank gleich leer und wir hätten keinen Moment Zeit, um zu Atem zu kommen oder einfach nur ohne jeglichen Terminplan still zu halten oder einfach nur einmal eine Pause zu machen, um über das glücklich zu sein, was wir bereits erlangt oder erreicht haben, oder auch, um unseren Schmerz und unsere Traurigkeit zu fühlen.

Um in einem solchen Zeitalter unsere geistige Gesundheit zu bewahren, müsste sich eigentlich eine jede von uns mit der Stille vertraut machen. Vielleicht ist es heute kein Luxus mehr, sich der Ruhe und Stille hinzugeben, falls es jemals so ausgesehen haben sollte, als sei das ein »Luxus«, und vielleicht sind das keine Erfahrungen, die nur etwas für Mönche und Nonnen sind, die dem weltlichen Leben entsagt haben, oder für Abenteurerinnen in der Wildnis oder Urlauber in einem Naturpark. Ich spreche hier nicht von »Freizeit«, ich spreche vom Nichttun. Ich spreche davon, tiefe Zeit im Verweilen in purer Wachheit zu verbringen, außerhalb der Zeit, mit weitem und offenem Geist. Wenn das heilsam für uns ist, wenn wir uns mit einer lebensbedrohenden oder einer chronischen Krankheit konfrontiert sehen, wie könnte es nicht heilsam sein angesichts der Krankheit, sich total und chronisch überfordert und unausgefüllt zu fühlen, so als rase unser Leben schneller dahin, als ein menschliches Nervensystem und eine menschliche Psyche es verkraften können.

Ich leitete einmal während einer Konferenz von Geschäftsleuten in Chicago einen Workshop in Achtsamkeit. Etwa fünfzig Personen in Anzügen fanden sich ein. Ich eröffnete den Workshop mit dem Vorschlag, wir sollten einfach einige Minuten zusammensitzen, ohne Anleitung und ohne Agenda. Ich schlug vor, wir sollten sämtliche Erwartungen und Vorstellungen, mit denen wir in den Raum gekommen waren, Vorstellungen darüber, was wir von dem Workshop erwarteten und warum wir hier waren (schließlich musste irgendetwas sie hierher gebracht haben, sie waren ja nicht bloß zufällig in diesen Raum eingetreten) fallen lassen, wir sollten die Kaffeebecher abstellen und die Zeitungen aus der Hand legen und uns einfach nur einige Minuten lang erlauben, zu fühlen, wie die Dinge in diesem Moment für uns standen. Einige der Geschäftsleute begannen zu weinen.

Im anschließenden Gespräch fragte ich, woher die Tränen kämen. Einer der Manager sagte: »Ich mache nie etwas ohne eine Agenda.« Viele Köpfe nickten zustimmend. Allein schon die Worte »Lassen Sie uns ohne jede Agenda zusammensitzen« hatten etwas Befreiendes, setzten aufgestaute Gefühle des Kummers frei, von dem sie nicht einmal wussten, dass sie ihn in sich trugen.

Jeder von uns mag wohl auf seine Weise nach einer Zeit ohne Agenda hungern, nach Nichttun und Stille, sogar jenseits des Konzepts der Meditation oder der Vorstellung, dass ich jetzt entweder etwas tue oder nichts tue (wie etwa der Gedanke: »Ich meditiere jetzt«). Ich meine damit nicht, dass wir uns mit der Zeitung ablenken oder einen Snack zu uns nehmen oder mit anderen über uns selbst plaudern oder auch tagträumen. Ich meine, dass wir gewahr sind: im Sein ruhen, im Wissen selbst, jenseits des Denkens, im Das-Wissen-und-das-Nichtwissen-Sein. – In dem, was Soen Sa Nim (siehe Band 1, Teil 1) in seiner unnachahmlichen Art den »Weißnicht-Geist« genannt hat.

Dialog und Diskussion

Zu lernen, wie man anderen zuhört und ihre Ansichten wertschätzt, insbesondere wenn man etwas gegen ihre Ansichten, Standpunkte und Methoden hat, ist ein wichtiger Teil der Heilung von Zerwürfnissen, die sich entzünden und giftig werden können: etwas, das wir nur allzu oft in der Welt beobachten können. Ansonsten leben wir einfach in unserer eigenen, sich selbst bestätigenden Blase und beklagen uns über die »anderen« als Quelle allen Übels.

In gewissen Kreisen der Geschäftswelt und der Welt des Dharma und ganz gewiss innerhalb der Stressbewältigung durch Achtsamkeit sprechen wir vom *Dialog* als der äußeren Entsprechung zur inneren Kultivierung des nichturteilenden Gewahrseins von Moment zu Moment, der Achtsamkeit. Genauso wie in der Praxis der Achtsamkeit achten wir auf alle »Stimmen«, die sich im Raum des Geistes und im Raum des Jetzt erheben (siehe Band 2, Teil 1). Wir hören, fühlen, berühren, schmecken und erkennen das volle Spektrum alles Auftauchenden, seines Verweilens, seines Vergehens und aller Eindrücke und Folgerungen, die es für den nächsten Moment hinterlässt, und zwar ohne Urteil oder Reaktion (oder im Gewahrsein des Urteilens und Reagierens, wenn sie entstehen). Auf diese Weise können wir uns auf dieselbe Weise wie bei der inneren Übung auch im

Gespräch mit anderen dem Sein überlassen. So wie es nötig ist, dass wir uns in unserer eigenen Meditationspraxis offen und sicher fühlen, so müssen wir auch bei einer Begegnung genügend Offenheit und Sicherheit und Weite im Herzen für andere Menschen erzeugen, damit sie sich sicher genug fühlen, das, was sie meinen und was ihnen am Herzen liegt, aussprechen zu können, ohne befürchten zu müssen, dass sie verurteilt werden. Niemand muss in einem Dialog dominieren, es wäre dann ja auch gar kein Dialog mehr, wenn eine Person oder eine Gruppe versuchte, ihn zu beherrschen. Wir beobachten das, was auftaucht, und hören dem Ausdruck von Ideen, Meinungen, Gedanken und Gefühlen zu; wir nehmen das alles in einem Geist der tiefen Erkundung in uns auf, so ähnlich wie wir in der formalen Meditationspraxis im Gewahrsein verweilen. Dabei lassen wir zu, dass alles als gleichwertig betrachtet wird, als etwas, was es zumindest wert ist, gesehen, gehört und erkannt zu werden, ohne dass wir es bearbeiten, zensieren oder zurückweisen. In einem Dialog zeigt sich oft auf überraschende Weise eine größere Intelligenz, die der Gruppe als Ganzes, nicht einem ihrer Mitglieder innewohnt, und so kommt es als direktes Ergebnis solcher Geräumigkeit und Offenherzigkeit, eines solchen tiefen Zuhörens, zu einem tieferen kollektiven Verständnis.

Leider ist dies oft nicht der Fall, wenn wir an unserem Arbeitsplatz eine Besprechung mit Kolleginnen haben. Auch im Bereich der Politik und selbst zu Hause in unserer Familie ist es oft so, dass widerstreitende Vorstellungen und Positionen den Diskurs beherrschen. Normalerweise *diskutieren* wir und führen keinen *Dialog*. Bei Besprechungen diskutieren wir endlos über ein Thema. Wir haben bestimmte Absichten, wir planen Dinge voraus, wir einigen uns auf eine Vorgehensweise und führen dann unsere Strategien und Aktionspläne durch. Doch oft gibt es in solchen Diskussionen verborgene Absichten und Machtspiele zwischen den Teilnehmern, die unausgesprochen bleiben, derer sich die Teilnehmerinnen sogar manchmal nicht bewusst sind und die im Prozess selbst eine Art Gewalt ausüben, wenn die orthogonale Dimension nicht be- oder geachtet wird.

Es kann also sehr wertvoll sein, wenn wir Achtsamkeit in die ganze Dimension dessen einbringen, wie wir uns in Begegnungen mit anderen verhalten, besonders wenn es um wichtige Dinge geht, etwas erledigt werden muss und die Gruppe auf kohärente Weise funktionieren soll, selbst wenn widerstreitende Meinungen, Ansichten und Positionen vehement zum Ausdruck gebracht werden. Ob es nun darum geht, in einem Automobilkonzern eine Geschäftsstrategie für die Zukunft zu entwickeln, ob es sich um diplomatische Belange oder Friedensgespräche handelt, wenn man Achtsamkeit mit an den Verhandlungstisch bringt und zudem das, was manche Menschen »gewaltfreie Kommunikation« nennen, kann das entscheidend dafür sein, ob eine neue Ebene des Verstehens und der Einigung erreicht werden kann, die weiteres Lernen und Wachstum, weitere Heilung und weiteres gegenseitiges Verständnis fördert und Potenziale und Möglichkeiten Wirklichkeit werden lassen.

Zu lernen, zuzuhören und an einem Dialog mit anderen teilzunehmen, ist das Herzstück einer solchen Heilung sowie das Herzstück wahrer Kommunikation und echten Wachstums. Es ist eine Verkörperung von Beziehung und von gegenseitigem Respekt. In einer Gruppe sind niemandes Ansichten, Meinungen und Gefühle unwichtig, ganz gleich, was für ein Machtgefälle es geben mag. Sie werden nur vergiftet oder beeinträchtigen das in einem »Prozess« enthaltene Potenzial für »Fortschritt«, wenn man sie abtut und nicht darauf achtet. Es hat bereits etwas Heilendes, wenn man einfach nur gehört, gesehen, anerkannt und erkannt wird. Und aus solchen Begegnungen können sich wirklich völlig neue und überraschende Möglichkeiten ergeben, so wie das auch der Fall sein kann, wenn man sich selbst im Schweigen und in der Stille begegnet.

Deshalb finde ich es hilfreich, zwischen »Dialog« und »Diskussion« zu unterscheiden und sich ihrer unterschiedlichen Bedeutung in Hinsicht auf die eigene Beziehung und die Absicht bestimmter Begegnungen bewusst zu sein. Ich will damit nicht sagen, dass wir den Begriff »Diskussion« aus unserem Diskurs streichen sollten. Wir sollten uns nur daran erinnern, welchem Zweck Diskussionen dienen und welchen Verlauf sie im Allgemeinen nehmen, vor allem, wenn sie nicht in ein umfassenderes Gewahrsein eingebettet sind und die gesamte Gruppe keine gemeinsame Ausrichtung besitzt. Das Wort »diskutieren« ist nach Duden definiert als (1) »in einem Gespräch, einer Diskussion Ansichten, Meinungen austauschen« bzw. »eine Auseinandersetzung haben«, (2) »reden, verhandeln, um zu einer Einigung, Übereinstimmung in einer bestimmten Sache zu kommen«. Es kommt aus dem lateinischen *discutere*, was »zerschlagen, zerteilen, zerlegen« bedeutet (*dis* = »auseinander«; *cutere* = »schneiden«, »teilen«). Die Grundbedeutung ist »auseinanderschneiden«. Die indoeuropäische Wurzel **kwet* – »schütteln« oder »schlagen« ist auch die Wurzel von »Perkussion« (»klopfen«, »draufhauen«). Gibt uns das nicht bereits einen Hinweis darauf, was in einer Diskussion oft geschieht?

»Dialog« hingegen ist von dem griechischen *diálogos*, »Gespräch«, abgeleitet beziehungsweise von *dialégesthai*, wobei *dia* »zwischen« und *légesthai* »sprechen« bedeutet. Dialog hat also eher die Bedeutung eines Austauschs, eines Gesprächs zwischen Menschen, und ein solcher Austausch wird oft, wie in den Sokratischen Dialogen, im Geiste einer tiefen gemeinsamen Erkundung durch ein offenes Fragen geführt. Diese Qualität von Beziehung und der offene Raum des »zwischen« ist der Schlüssel zur Entstehung von etwas ganz Neuem.

Das ist also keine schlechte Haltung für eine geschäftliche Besprechung, auch wenn sonst niemand ahnt, dass Sie eine solche Einstellung haben. Doch mit der Zeit kann eine Gruppe diesen Ansatz bewusst für ihre gemeinsame Arbeit übernehmen, und wenn das geschieht, wird es sehr viel mehr Gemeinsamkeit in der Arbeit geben und sie wird häufig sehr viel kreativer und produktiver. Vielleicht wird sie sogar zu einem gemeinsamen Abenteuer. Und stellen Sie sich nur einmal vor, man ginge auch in Vorständen oder Regierungen so an ein Gespräch heran.

Auf der Bank sitzen

Ich weiß nicht, bei wie vielen Berufen das Tätigkeitswort »sitzen« in der Berufsbeschreibung auftaucht, aber der Beruf der Richterin ist einer davon. Richter und Richterinnen »sitzen über jemanden« zu Gericht, und zwar auf der Gerichtsbank, und von ihrem in den meisten Gerichtssälen erhöhten Sitz herab werden sie Zeuge einer unablässigen Parade der schlimmsten Dinge, die Menschen einander und sich selbst zufügen können. Und man erwartet von ihnen, dass sie dabei leidenschaftslos und weise sind und so die Darlegung aller Beweise und die Entfaltung der Geschichten, die zugunsten oder gegen die Beklagten vorgebracht werden, regeln und überwachen. Die Richterin erzeugt sozusagen einen Zusammenhang, der es den Geschworenen (sofern es sich um ein Geschworenengericht handelt) ermöglicht, die verschiedenen relevanten Tatsachen und Argumente auf angemessene und vernünftige Weise in sich aufzunehmen. Erst dann können die Geschworenen nach gründlicher Beratung »im Namen des Volkes«, also der gewöhnlichen Menschen wie du und ich, Recht sprechen.

Ich wurde einmal eingeladen, für eine Gruppe von Richtern des Massachusetts District Court ein achtwöchiges Programm in Stressbewältigung durch Achtsamkeit zu leiten. Mir wurde schon bald klar, dass für Richterinnen Stress zu den größten

Berufsrisiken gehört. Tag für Tag und Woche für Woche sehen sie sich mit dem auf die Dauer abstumpfenden Schrecken eines endlosen Stroms drastischer Beweise für die Gier, den Hass, die Ignoranz, die Unaufmerksamkeit der Menschen und deren unglücklichen Konsequenzen konfrontiert. Außerdem wird jedes Wort im Gerichtssaal protokolliert und als öffentliche Angelegenheit in den Akten festgehalten. Alles, was sie sagen, kann von den Medien aufgegriffen und aus dem Kontext gerissen zitiert werden. Wenn sie sich nur den kleinsten Ausrutscher erlauben, kann das zu massiver Kritik in der Presse und in der Öffentlichkeit führen, und so neigen sie dazu, so wenig wie möglich zu sagen. Außerdem laufen sie Gefahr, dass man sie bei einem Nickerchen ertappt, denn die Fälle können ziemlich monoton und langweilig werden, besonders wenn man schon eine endlose Reihe ähnlicher Fälle erlebt hat.

Angesichts all dieser Dinge neigen Richter selbstverständlich dazu, sehr vorsichtig zu sein, teilweise wegen ihrer professionellen Standards der juristischen Unparteilichkeit, teilweise aber auch, weil sie es vermeiden wollen, einen Narren aus sich zu machen. Außerdem müssen sie in Fällen, in denen keine Geschworenen herangezogen werden, selber Urteile fällen, und das kann eine weitere Quelle von Stress sein, da sie unvermeidlich nur eine Partei zufriedenstellen können und manchmal sogar beide Seiten unzufrieden sind. Manchmal können ihre Entscheidungen zudem schwerwiegende politische Konsequenzen haben, was ihren Stress noch weiter steigert, egal ob sie nun in ihr Amt gewählt werden oder eine lebenslange Berufung erhalten haben. Dazu kommt, dass sie aus nachvollziehbaren Gründen nicht jeden Abend ihrer Familie im Detail erzählen mögen, was sie tagsüber erlebt haben. Aber solange sie keinen effektiven Weg gefunden haben, so durchlässig zu sein, dass diese Dinge sich nicht festsetzen, und in wahrem Gleichmut und echter Weisheit zu ruhen, kann es durchaus sein, dass sie jeden Tag allein durch die Tatsache, dass sie ihre Arbeit machen und sich all die Beweise und Argumente anhören, eine gewisse Dosis Gift in sich aufnehmen.

Zu all dem kommt noch hinzu, dass man sie in der Regel nicht das Sitzen gelehrt hat, auch wenn, wie wir oben festgestellt haben, das Sitzen zur Definition ihres Berufs gehört. Zu lernen, wie man im Kontext der Stressbewältigung durch Achtsamkeit »sitzt«, schien also genau das Richtige für die Richterinnen des District Court zu sein, und wir hatten während der acht Wochen des MBSR-Programms eine wundervolle Zeit miteinander. Die meisten hatten hier zum ersten Mal einen Rahmen, in dem sie ziemlich offen mit Kollegen über ihre Gefühle sprechen konnten; einen geschützten Rahmen, denn das Ganze fand fern aller juristischen Fallgruben in einer Klinik statt. Und ihr Stress wurde hier im größeren Kontext der Achtsamkeitsübung angesprochen, wobei es um die Entwicklung von Ansätzen ging, mit diesem Stress unter Berücksichtigung ihrer besonderen Position kreativ umzugehen.

Einige Monate, nachdem ich mit den Richterinnen gearbeitet hatte, traf ich auf einer Party im Hause eines Freundes einen jungen Anwalt namens Tom Lesser. Im Gespräch stellte sich heraus, dass er buddhistische Meditation und seit Langem Achtsamkeitsmeditation praktizierte, und er erzählte mir von einer großen Überraschung, die er als einer der Anwälte der Verteidigung in einem Fall in Amherst, Massachusetts erlebt hatte, der 1987 in den Vereinigten Staaten großes Aufsehen erregt hatte. Zum einen, weil Amy Carter, die Tochter des früheren Präsidenten Jimmy Carter, unter Anklage stand. Ihr Mitangeklagter war, so unwahrscheinlich es klingt, der berühmte Sechtzigerjahre-Aktivist und Sprecher der Yippie-Bewegung Abbie Hoffman. Er war als einer der »Chicago Seven« Angeklagter in einem der aufsehenerregensten, missgünstigsten und kontroversesten Gerichtsprozesse in der

Geschichte der USA. Hoffman tauchte anschließend unter, um einer Anklage wegen Drogenbesitz zu entgehen und unterzog sich plastischer Chirurgie, um sein Gesicht zu verändern. Für einige Jahre gelang es ihm, unter Pseudonym ein respektiertes, sogar öffentliches Leben in einem kleinstädtischen Milieu im Staate New York als Umweltaktivist zu führen. Tatsächlich war er in Verkleidung des umgänglichen Bürgerrechtsaktivisten Barry Freed unter Präsident Carter in eine USA-weite Umweltkommission berufen worden, hatte vor einem Ausschuss des US-Senats ausgesagt und eine Vorladung vom Gouverneur des Staates New York erhalten, als er sich für die Umwelt und kommunale Selbstverwaltung am Sankt-Lorenz-Strom einsetzte.

Jedenfalls, Amy Carter und der nicht mehr untergetauchte Abbie Hoffman hatten sich im November 1986 mit einer Reihe anderer Leute zusammengetan, um gegen die Anwerbungen durch die CIA auf dem Vorzeige-Campus der University of Massachusetts in Amherst zu protestieren. Etwa einhundert von ihnen wurden wegen Landfriedensbruch und Ruhestörung festgenommen und schließlich fünfzehn von ihnen wegen ihres zivilen Ungehorsams vor Gericht gestellt, worauf sie es von Anfang angelegt hatten. Der Prozess wurde in den Medien als »die CIA vor Gericht« bekannt. Die Verteidigung präsentierte kompetente Zeuginnen – von einem ehemaligen Generalstaatsanwalt bis hin zu einem früheren CIA-Agent – und überzeugten die sechs Geschworenen durch eine Strategie der Notwehr oder »Abwendung größeren Übels«, dass die Verordnungen, gegen die die Angeklagten verstoßen hatten, im Vergleich zu den Verbrechen der CIA vernachlässigbar seien; insbesondere, durch die Iran-Contra Affäre einen illegalen Krieg in Nicaragua zu finanzieren.

Prominente Zeugen erklärten, dass die Handlungen der CIA nationales und internationales Recht brachen, und dass die Angeklagten keine wirkliche Alternative hatten, als so zu handeln, wie sie es taten, um die fortlaufenden, kriminellen und den ausdrücklichen Beschlüssen des Kongresses zuwiderlaufenden Machenschaften der CIA zu stoppen. Das Verfahren bekam erhebliche USA-weite Aufmerksamkeit.

Als einer der Verteidiger war Tom im Gerichtssaal, als der Richter den Geschworenen die sogenannte »Vorinstruktion« erteilte, nachdem sie abschließend ausgewählt worden waren, aber noch bevor irgendwelche Beweise vorgebracht wurden, was an sich schon ziemlich ungewöhnlich war. Im Allgemeinen werden die Geschworenen in einem amerikanischen Gericht erst dann vom Richter instruiert, wie sie den Fall betrachten sollen, nachdem ihnen alle Beweise vorgelegt wurden. Lesser war überrascht, dass der Richter die Geschworenen in diesem Fall schon zu Beginn der Verhandlung instruierte, und er war noch überraschter, als er hörte, wie er das tat. Ich zitiere hier wörtlich aus dem Gerichtsprotokoll:

> »Es ist wichtig, dass Sie die einzelnen Elemente dieses Falls verstehen. Es ist auch wichtig, dass Sie entsprechend der Terminologie der achtsamen Meditation [sic], die ich unlängst kennengelernt habe, aufmerksam sind. Achtsame Meditation ist ein Prozess, in dem man von Moment zu Moment aufmerksam ist. Es ist zudem wichtig, dass Sie sich einen offenen Geist bewahren und dass Sie sich in diesem Fall auf nichts festlegen, bevor Sie nicht alle Beweise, die Ihnen vorgelegt wurden, in Betracht gezogen haben.«

Tom Lesser fiel fast vom Stuhl, als er den Richter so sprechen hörte. Der Richter gab den Geschworenen eine Unterweisung in Achtsamkeit!

Nach Beendigung des Prozesses suchte er den Richter in seinem Büro auf, um ihn zu fragen, wo er Achtsamkeit und

Meditation gelernt habe. Nach Lessers Erinnerung antwortete der Richter darauf etwa folgendermaßen:

> »Nun, ich habe gerade an der medizinischen Fakultät der University of Massachusetts an einem Programm zur Stressbewältigung für Richter teilgenommen. Während des Kurses sprach Jon Kabat-Zinn darüber, wie wichtig es sei, die Dinge von Moment zu Moment zu betrachten. Und das war für mich einfach ein verblüffendes Konzept. Ich hatte mir selbst schon gedacht, dass man die Dinge eigentlich von Moment zu Moment ansehen müsste, aber das hier, die Beobachtung der Entfaltung von Ereignissen von Augenblick zu Augenblick, war etwas radikal anderes – die Idee, dass Aufmerksamkeit durchgehend und kontinuierlich sein kann, war für mich einfach höchst erstaunlich. Denn es ist im Grunde genau das, was man von den Geschworenen verlangen möchte. Es schien mir also eine gute Idee, die Geschworenen aufzufordern, auf diese Weise aufmerksam zu sein, um ihnen zu helfen, zuzuhören, ohne zu urteilen.«

Vor den Abschlussplädoyers des Prozesses wiederholte der Richter nochmals die Instruktion zur Achtsamkeit. Ich zitiere nochmals das Gerichtsprotokoll:

> »Ich möchte Sie nun bitten, ganz besonders aufmerksam den Abschlussplädoyers zuzuhören, aber auch sehr aufmerksam auf meine Instruktionen zu achten. Sie werden sich erinnern, dass ich den Begriff der achtsamen Meditation früher schon einmal verwendet habe, nicht wahr? Ich möchte nicht, dass Sie einschlafen, auch wenn das auf diesen Stühlen wahrscheinlich ziemlich unmöglich ist; ich möchte vielmehr, dass Sie von Moment zu Moment zu Moment aufmerksam sind. Das ist

> ganz wichtig. Es ist wichtig, weil Sie nach unserem Rechtssystem heute Ihre verfassungsmäßigen Rechte ausüben (…), und es ist besonders wichtig, weil Sie dabei jede Bürgerin und jeden Bürger dieses Landes repräsentieren.«

Vielleicht sollten Geschworene regelmäßig vor jeder Gerichtsverhandlung Achtsamkeitsunterweisungen erhalten. Hier sind einige allgemeine Formulierungen, die jeder Richter zur Vorbereitung auf einen Fall verwenden könnte, ohne dabei jemals das Wort »Meditation« in den Mund zu nehmen: »Ich möchte, dass Sie dem, was Ihnen in diesem Gerichtssaal vorgetragen wird, mit uneingeschränkter Aufmerksamkeit zuhören. Sie finden es dazu vielleicht hilfreich, eine Sitzhaltung einzunehmen, die Würde und Geistesgegenwart verkörpert, und dabei mit dem Gefühl Ihres in den Körper einströmenden und wieder aus dem Körper ausströmenden Atems in Kontakt bleiben, während Sie den vorgetragenen Beweisen zuhören. Seien Sie sich der Neigung Ihres Geistes bewusst, voreilig Schlussfolgerungen zu ziehen, bevor alle Beweise vorgelegt und die Schlussplädoyers gehalten wurden. Versuchen Sie stattdessen, so gut wie möglich alles Urteilen hintanzustellen, und seien Sie einfach mit Ihrem ganzen Sein von Moment zu Moment Zeuge dessen, was Ihnen im Gerichtssaal vorgelegt wird. Wenn Sie feststellen, dass Ihr Geist abschweift, dann können Sie ihn immer zum Atem und zu dem, was Sie hören, zurückbringen, wenn nötig, wieder und immer wieder. Wenn die Beweisaufnahme abgeschlossen ist, dann wird es an Ihnen als den Geschworenen sein, sich zu beraten und zu einer Entscheidung zu kommen. Aber nicht vorher.«

Sie verrückt!

Eines Abends hielt ich den öffentlichen Mittwochabend-Vortrag am Cambridge Zen Center, und danach beantworte Soen Sa Nim, der neben mir saß, Fragen. Das war seine Art, seine Schülerinnen zu Lehrerinnen auszubilden.

Die erste Frage kam von einem jungen Mann auf der rechten Seite im mittleren Teil des Saals. Die Frage (ich habe vergessen, worum es dabei ging) war dermaßen konfus, dass spürbar eine Welle der Besorgnis und Befremdens durch das Auditorium lief. Viele Hälse reckten sich, weil man, so diskret wie möglich, sehen wollte, wer da sprach.

Soen Sa Nim starrte den jungen Mann ziemlich lange über den Rand seiner Brille an. Im Auditorium hätte man eine Stecknadel fallen hören. Er rieb sich seinen geschorenen Schädel und starrte den Fragenden weiter an. Dann sagte er, indem er immer noch seinen Scheitel massierte und mit leicht nach vorn geneigtem Körper über den Brillenrand lugte, in seiner typischen, bis ins Mark treffenden Art: »Sie verrückt!«

Mir stockte, wie dem Rest der Anwesenden, der Atem. In einem Sekundenbruchteil stieg die Spannung um ein Vielfaches. Ich wollte mich zum ihm hinüberneigen und ihm ins Ohr flüstern: »Hören Sie, Soen Sa Nim, wenn jemand wirklich verrückt ist, ist es keine so gute Idee, das in aller Öffentlichkeit so auszusprechen. Seien Sie etwas nachsichtig mit dem armen Kerl, um Gottes willen.« Ich war schockiert.

All das lief in meinem Geist und wahrscheinlich auch im Geist aller anderen Anwesenden innerhalb eines Moments ab. Das Echo dessen, was er gerade gesagt hatte, hallte im Raum nach.

Aber er war noch nicht fertig.

Nach einem Schweigen, das ewig zu dauern schien, auch wenn es in Wirklichkeit nur wenige Sekunden waren, beendete er seinen Satz: »... aber [noch eine lange Pause]... Sie nicht verrückt genuch!«

Alle Anwesenden atmeten auf und eine heitere Leichtigkeit breitete sich im Raum aus.

Es mag förderlich für diesen jungen Mann gewesen sein, in diesem speziellen Moment eine solche Botschaft von jemandem mit der Herkunft und der imposanten Erscheinung eines Soen Sa Nim zu erhalten. In jenem Moment war es wohl angesichts der gegebenen Umstände auf jeden Fall so gekonnt wie mitfühlend. Ich habe keine Ahnung, ob es förderlich für ihn war oder nicht, ich kann es nur hoffen. Ich weiß nicht, ob Soen Sa Nim mit diesem Mann weiterarbeitete oder nicht, aber auf eines konnte man sich bei ihm verlassen – er gab nie jemanden auf.

Wie ich annehme, wollte Soen Sa Nim damit sagen, dass wir wagemutig sein müssen, um geistig gesund sein zu können, dass wir unsere Verrücktheit annehmen und sie umarmen müssen, ohne uns ihrer zu schämen, dass wir uns ihr stellen und sie benennen müssen, und, indem wir das tun, größer sein müssen als sie, um nicht länger in ihr festzusitzen, sodass wir in engen Kontakt mit unserer Ganzheit kommen und nicht nur gesund sind, sondern gesünder als gesund. Das ist besonders wichtig, wo doch das, was auf der Bühne der Welt derzeit los ist, die Verrücktheit schlechthin ist – mit der Wahrheit oft als erstem Opfer.

Übergänge

Wenn unsere wahre Natur tatsächlich Ganzheit ist, warum fühlen wir uns dann die meiste Zeit so fürchterlich fragmentiert? Wie ist das zu verstehen?

Die folgende Analogie könnte zum Verstehen beitragen. Wir wissen, dass Wasser sich in Abhängigkeit von der Temperatur und dem Druck, unter dem es steht, in unterschiedlicher Form manifestieren kann. Auf Meereshöhe ist es bei Raumtemperatur flüssig. Bei 100 °Celsius verkocht es und wird gasförmig. Und wenn man es unter 0° abkühlt gefriert es und wird fest. Doch welche Form es auch annimmt, es bleibt stets Wasser.

Die Übergänge zwischen dem festen, dem flüssigen und dem gasförmigen Zustand nennt man in der Physik und in der Chemie *Phasenübergang,* weil Wasser von der einen Form oder Phase in eine andere übergeht. In den verschiedenen Phasen haben die Wassermoleküle, die H_2O-Moleküle, unterschiedliche Beziehungen zueinander. Das ist der Grund, warum Eis hart ist und warum Wasser aus dem Hahn fließen und die Form jedes Behälters annehmen kann, in den es fließt, und warum Wasserdampf das gesamte Volumen ausfüllt, in dem er sich befindet. Ob es jedoch gerade fest, flüssig oder gasförmig ist, es ist immer H_2O, das nur entsprechend den Umständen verschiedene Formen annimmt (je nach Temperatur und Druck – denken Sie nur daran, dass

Wasser auf dem Mount Everest schon bei Temperaturen weit unter 100° kocht, weil der Luftdruck dort so niedrig ist. Darum ist es so schwierig, sich in großer Höhe etwas zu kochen – kochendes Wasser ist dort längst nicht so heiß wie auf Meereshöhe).

Wir könnten sagen, dass H_2O die Grundnatur oder wahre Natur von Wasser ist (seine ursprüngliche Essenz). Abhängig von unterschiedlichen Umständen kann es sich im gefrorenen Zustand, als Flüssigkeit oder als Gas manifestieren. In jeder dieser Formen wird es unterschiedliche Eigenschaften und Wirkungen haben. Mit anderen Worten: Seine äußere Erscheinung und sein »Gefühl« werden unterschiedlich sein und es wird sich anders verhalten.

Mit Geist und Körper ist es ähnlich. Wenn die Umstände sich verändern, kann es sich so anfühlen, als gingen Geist und Körper durch einen Phasenübergang. Die sich verändernden Umstände können Druck erzeugen oder vorhandenen Druck verringern. Unterschiedliche Umstände können die Dinge emotional, kognitiv, somatisch oder spirituell anheizen oder sie abkühlen. Wir nennen diese Umstände, die von uns verlangen, uns so oder so anzupassen, »Stressoren«, und wir bezeichnen unsere Erfahrung von solchen Veränderungen, besonders wenn wir nicht mit Anpassung reagieren können, als »Stress«.

Als Reaktion auf stressreiche Situationen, sei es im Außen oder im Inneren, können unser Körper und unser Geist sich augenblicklich verändern, wenn der Stress fühlbar wird. Wir erstarren vielleicht körperlich vor Angst »zu Eis«. Wir alle haben so etwas schon einmal erfahren. Der Geist kann ebenfalls einfrieren und erstarren, etwa in einem bestimmten Gedanken oder einer bestimmten Meinung, in Hass oder Kränkung. Er kann sehr schnell unnachgiebig und kalt werden, und dieses Eingefrorensein manifestiert sich dann als tiefsitzendes Gedanken-, Gefühls- oder Verhaltensmuster. Oder er kann sich vor Erregung,

Konfusion, Furcht oder Verwirrung aufheizen und sich anfühlen wie Dampf. Wir sprechen ja nicht umsonst gelegentlich davon, dass wir »Dampf ablassen« müssen. Zweifellos haben wir alle bereits unsere Erfahrungen mit diesen beiden Extremen gemacht. Oder der Geist kann sich anfühlen, als sei er irgendwo dazwischen, mehr wie Schneematsch, nicht richtig Wasser und nicht richtig Eis, einfach nur matschig und verschwommen.

In anderen Situationen, unter anderen Umständen, wenn wir frei sind von Druck und die Dinge sich nicht so anfühlen, als würden sie bis zum Siedepunkt überhitzt oder bis zum Punkt der Kontraktion und des Einfrierens abgekühlt, kann der Geist so geräumig sein wie ein Gas, kann er sich endlos ausdehnen und alles umfangen, was darin geschieht, oder er kann frei fließen wie Wasser, das ungehindert über Felsbrocken und andere Hindernisse auf unserem Weg hinweg- oder um sie herum fließen kann.

Manchmal kommt es spontan und als Ergebnis sich verändernder Ursachen, Bedingungen und Umstände in der äußeren Landschaft unseres Lebens – sei es am Arbeitsplatz, in der Familie, in der Gesellschaft und /oder bei ökonomischen oder politischen Umwälzungen – zu solchen Phasenübergängen. Doch sehr häufig ergeben sie sich auch aus unseren eigenen selbsterzeugten Aufregungen und Reaktionen innerhalb der inneren Landschaft. Sie entstammen unseren nicht hinterfragten Gewohnheiten des Geistes, die uns unglücklicherweise in bestimmte eingefahrene Muster des Denkens, Fühlens und Sehens (oder Nichtsehens) einrasten lassen, durch die wir starr und eingefroren bleiben. In solchen Situationen, ob sie nun von äußeren Bedingungen oder inneren Ereignissen ausgelöst wurden, sind wir oft nicht in der Lage, uns an unsere wahre Natur zu erinnern und sie zu erkennen, diese Natur, die durch den gefrorenen Zustand oder jeden anderen Zustand weder begrenzt noch gebunden ist, sondern die der zugrundeliegenden H_2O-artigen Essenz ähnelt, die es uns erlaubt, viele verschiedene Zustände des Geistes und des Körpers anzunehmen und so mit größerer Weisheit und Effektivität auf die verschiedenen äußeren Herausforderungen und inneren Fluktuationen in Geist und Körper, mit denen wir in jedem Augenblick konfrontiert werden können und mit denen wir in der Tat in dem einen oder anderen Ausmaß in jedem Moment konfrontiert sind, zu antworten.

Achtsamkeit kann uns helfen, aus dem gefrorenen Zustand in den freieren Zustand der Geräumigkeit hinein aufzutauen und zu erkennen, dass selbst die Geräumigkeit nicht unsere wahre Natur ist, sondern nur eine weitere Manifestation dieser Natur.

Wir könnten sagen, dass unsere wahre Natur unsere Fähigkeit zu wissen ist, unser angeborenes Gewahrsein, das sämtliche Zustände und Phasenwechsel umfangen und wissen kann, dass sie nur Manifestationen der einen zugrundeliegenden Ganzheit sind, die jegliche Form (»Phase«) und Aggregatzustände transzendiert, sei es nun Eis oder Flüssigkeit oder Dampf oder die Strudel, von denen die Zen-Lehrerin Joko Beck spricht (siehe Band 1, *Meditation ist nicht, was Sie denken*, Kapitel: »Leere«). Letztlich sind es nicht die Stressoren, die den Ausschlag in die eine oder andere Richtung geben, auch wenn es natürlich einfacher ist, äußere Umstände oder unseren inneren Geisteszustand für unser Un-Wohlsein, unsere Verzweiflung und unser dysfunktionales Verhalten verantwortlich zu machen. Es ist vielmehr unser Anhaften, unsere Neigung, an ihnen festzuhalten, die uns gefangen nimmt, zuerst einmal dadurch, dass wir die wahre Natur der auftauchenden Ereignisse, die, wie wir gesehen haben, im Grunde leer ist, nicht erkennen, und zweitens dadurch, dass wir Widerstand leisten, uns verkrampfen, Schuld zuweisen, hassen und versuchen, die Veränderung einer Wirklichkeit, die wir nicht mögen, in eine uns genehme Richtung zu erzwingen, eine Richtung, die wir für befriedigender, angenehmer oder sicherer halten, ohne zuerst einmal die Tiefenstruktur von dem, was geschieht, sowie das volle Spektrum unserer Optionen, damit weise umzugehen, gesehen zu haben.

Wenn Gewahrsein an sich unsere wahre Natur ist, dann befreit uns das Verweilen in Gewahrsein davon, in irgendeinem Zustand von Körper und Geist, Denken oder Gefühlen steckenzubleiben, ganz gleich, wie schlimm die Umstände sind oder zu sein scheinen. Doch wenn wir zum Beispiel in Eis eingeschlossen sind, dann glauben wir noch nicht einmal an die Möglichkeit von flüssigem Wasser, und wir erinnern uns auch nicht daran, dass unsere wahre Natur jenseits jeder Form ist, die sie annehmen kann. Ein Augenblick des Erinnerns kann uns von einem lebenslangen gewohnheitsmäßigen Krampf befreien, weil wir nicht länger den einen oder anderen Aggregatzustand für das halten, was wir sind oder was das Grundlegendste ist.

Meister Chinul, ein koreanischer Zen-Meister des 12. Jahrhunderts, sagte:

> »Auch wenn wir wissen, dass ein gefrorener Weiher ganz und gar Wasser ist, ist doch die Wärme der Sonne nötig, um ihn zu schmelzen. Auch wenn wir zu der Tatsache erwachen, dass ein gewöhnlicher Mensch Buddha ist, ist doch die Kraft des *Dharma* nötig, dass die Buddha-Natur unsere Schulung durchdringt. Wenn der Weiher geschmolzen ist, fließt das Wasser frei und kann zur Bewässerung und zum Waschen benutzt werden.«

Dieses Schmelzen, dieses frei fließende, weiträumige Gewahrsein in einem zutiefst miteinander verbundenen Universum, fühlt sich sehr nach Liebe an – wie die Wärme der Sonne, die die Wasser des Geistes wie des Körpers freisetzt. Und es ist uns in jedem Moment zugänglich, wenn wir uns bloß daran erinnern, was das Wichtigste ist.

Neurowissenschaftlerinnen sprechen manchmal von verschiedenen »Zuständen«, die das Gehirn oder das Nervensystem annehmen kann, Aktivitätsmuster, die sich durch selbstähnliche und dynamische Eigenschaften auszeichnen. Insofern ist es nicht überraschend, dass Achtsamkeit nun zunehmend mit dem Begriff »Zustand« assoziiert wird, so als ob es den einen »achtsamen Zustand« gäbe. Dem ist nicht so. Wenn wir Zustand und Achtsamkeit miteinander assoziieren, dann müssten wir meiner Ansicht nach sagen, dass Achtsamkeit der Zustand ist, der alle nur möglichen Zustände umfasst. Doch dann würde es sich um reines Gewahrsein handeln, oder anders gesagt, um H_2O. Wenn Sie sich also Ihrer Meditationspraxis widmen, ist es wichtig, dass Sie sich von Anfang an immer wieder daran erinnern, dass Sie nicht versuchen, einen bestimmten Zustand, ein Gefühl oder eine Einsicht zu erlangen oder aufrechtzuerhalten – und dass Sie es bemerken, wenn Sie eben doch versuchen, irgendwo anders hinzugelangen oder etwas anderes zu fühlen als das, was sich gerade entfaltet. Womit Sie befasst sind, ist die Vergegenwärtigung des Gewahrseins, das sich nicht-konzeptuell die *Phase* Ihres jeweiligen (Aggregat-)Zustands zu eigen macht und ihn anerkennt – egal, in welchem Zustand Sie sich selbst vorfinden: ganz gleich, ob es sich um das mentale oder körperliche Äquivalent von Eis, Wasser oder Dampf handelt, und das sich daran erinnert, dass Sie bereits und in jedem Fall das metaphorische Äquivalent von H_2O sind.

Sie machen, Sie haben

Soen Sa Nim, der in derselben Übertragungslinie wie Chinul steht, nur acht Jahrhunderte nach diesem, sagte gern: »Sie machen Problem, Sie haben Problem.« Was er da sagte, war einfach und unglaublich relevant. So etwas wie ein Problem gibt es in Wirklichkeit gar nicht. Das Konzept eines »Problems« ist genau das: ein Konzept, eine Überlagerung, die Interpretation einer Situation. Das Denken macht aus einer Situation ein Problem.

Probleme sind ganz in Ordnung als Hausaufgaben in Mathematik oder Physik. Doch im Leben gibt es in Wirklichkeit keine Probleme, nur Situationen, die eine Antwort erfordern, und zwar nach Möglichkeit eine Antwort, die den Umständen und Herausforderungen einer solchen Situation gerecht wird. Und das verlangt gewöhnlich eine Art zutreffende Einschätzung oder sogar eine instinktive oder wohlbedachte Berechnung von Wahrscheinlichkeiten. Mit Situationen sind Umstände gemeint, die sich so präsentieren, wie sie sind, in der Unmittelbarkeit dessen, was ist, der Dinge, wie sie sind. Aber allzu oft machen wir aus einer Situation ein Problem, wir verschieben unsere gesamte psychische Orientierung derart, dass wir ein Problem haben, und diese Orientierung kann unseren Blickwinkel gerade dann verengen, wenn es besonders wichtig ist, dass wir offen und kreativ bleiben und uns nicht von der Schwere einer »Problematik«

einfangen lassen, sodass wir glauben, ein »großes Problem« zu haben, wodurch augenblicklich auch das »Ich« oder »Wir« verfestigt und verdinglicht wird, das ein Problem hat.

Eines Tages kommt meine Tochter zu mir und sagt, dass es im Backofen, gerade als sie anfangen wollte, ihr köstliches Bananenbrot mit Mandelmehl zu backen, eine heftige Verpuffung gegeben hat, der Ofen danach ausging und sich nicht wieder anzünden ließ. Ich überprüfe die Brenner oben auf dem Gasofen und sehe, dass sie nicht anspringen, auch wenn ich den Knopf drehe und der Anzünder klickend Funken sprüht, und der Backofen ebenfalls nicht angeht. Da wir erst unlängst Probleme mit dem Ofen hatten, die es nötig machten, eine Monteurin kommen zu lassen, sage ich, dass wir wohl die Werkstatt anrufen müssten. Zu dumm, aber das Bananenbrot wird warten müssen.

Da sagt meine Frau Myla: »Willst du nicht mal das Sicherheitsventil für die Gaszufuhr überprüfen?« In dem Augenblick, in dem sie das ausspricht, weiß ich, dass es das ist, was dieses Problem verursacht. Warum habe ich nicht daran gedacht? Ich bin doch derjenige, von dem man erwartet, so etwas zu wissen. Ich gehe in den Keller, und natürlich: Das Sicherheitsventil für die Gaszufuhr des Ofens hat sich geschlossen. Ich lege den Hebel um und, voilà, der Backofen funktioniert wieder.

In einem kurzen Augenblick hatte mein Geist das, was geschehen war, zu einem »Problem mit dem Ofen« gemacht und damit verhindert, dass ich die Möglichkeit sah, die in Mylas Geist auftauchte. Statt für die Situation offen zu bleiben, hatte mein Geist sie zu einem Problem gemacht, das wir in der Vergangenheit bereits gehabt hatten, anstatt die Situation so zu sehen, wie sie gegenwärtig war. Die vorschnelle Fehldiagnose machte alles weitere klare Denken, zumindest für diesen Moment, unmöglich.

Die Herausforderung jedes einzelnen Augenblicks besteht

also darin, so an die Dinge heranzugehen, dass wir in jeder Situation von Moment zu Moment angemessen handeln können, ob die Situation nun angenehm, unangenehm oder neutral ist, und auch wenn der denkende Geist, wie er das normalerweise macht, ein Problem daraus machen möchte und die Situation damit zugleich falsch wahrnimmt und das kleine »Ich« sich einmischt und aus dem Dilemma ein Melodrama macht – wenn es eine Geschichte von »mir« und »meinem« Problem erfindet und darüber, wie die Dinge laufen oder nicht laufen.

Nach einer Weile wurde der Ausspruch »Sie machen Problem, Sie haben Problem« verkürzt zu »Sie machen, Sie haben«, sodass er nun eine weitere Bedeutung erhielt und alle »Baustellen« des Geistes, die großen und die kleinen, umfasste. Das war eine der vielfältigen Weisen, auf die Soen Sa Nim uns lehrte, dass das Denken selbst etwas Fabriziertes ist (vom lateinischen *fabricari*, »etwas machen«). Es zieht einen Schleier zwischen uns und die direkte Erfahrung. Er wollte uns darauf hinweisen, dass es gut sein könnte, sich jedes Mal dann, wenn das geschah, dessen bewusst zu werden, sodass wir uns nicht unwillkürlich in unser Denken verhedderten und den Kontakt zur direkten Wahrnehmung und dem direkten Wissen verloren. Klares und analytisches Denken kann ungemein nützlich und machtvoll sein – aber oft ist unser Denken eben nicht besonders klar, und es kann den Bereich der direkten Erfahrung sowie anderer Arten des Wissens, die nicht durch das Denken vermittelt werden, vollkommen verschleiern.

Jahrzehnte später entdeckte ich erfreut, dass die Tibeter in einem ähnlichen Sinne von »Nicht-Fabriziertem« oder »Nicht-Erzeugtem« als einer grundlegenden Eigenschaft dessen sprechen, was sie den ursprünglichen reinen Geist oder die »natürliche große Vollkommenheit« (*Dzogchen*) nennen. Wir könnten sagen und es für uns selbst allein schon durch die Beobachtung unseres eigenen Geistes bestätigen, dass das, was alle meditativen Traditionen den ungeschulten Geist nennen, ständig Ideen und Meinungen, Ansichten und Probleme erzeugt, so wie Soen Sa Nim behauptete. Dieser »Leerlauf« des Geistes wird in meditativen Kreisen als »Proliferation« oder das »Wuchern« von Gedanken bezeichnet, weil die Gedanken, Fantasien und Tagträume mit ihren jeweiligen emotionalen Auswirkungen sich endlos vermehren und weiterverbreiten.

Diese Proliferation, diese endlosen Fabrikationen des Geistes sind für einen Geist, der nicht damit vertraut ist, sich selbst zu beobachten, praktisch unsichtbar. Wir bekommen dann noch nicht einmal mit, was da geschieht. Dies ist es, was William James in seiner weiter oben zitierten Aussage über die Erziehung und das Zurückbringen des wandernden Geistes beklagt, die uns helfen könnte, das Wandern der Aufmerksamkeit wahrzunehmen und sie zurückzuholen, und damit, so könnten wir sagen, den wandernden Geist, immer und immer wieder (siehe Band 2: *Wach werden, und unser Leben wirklich leben*, Teil 1).

Der Geist, der eine gewisse Erfahrung mit Achtsamkeitspraxis hat, erlebt auch weiterhin Proliferation und Fabrikation, denn sie sind nun einmal Aspekte der Natur des Geistes. Aber durch die Praxis und mit zunehmender Stabilität des Geistes sowie der Entwicklung eines gewissen Grades an Gleichmut und Einsicht erkennt man diese Aktivität und geht anders damit um. Es ist nichts Ungewöhnliches, dass man das Wuchern des Denkens und die Erzeugnisse des Geistes dann auf immer subtilere Weise wahrnimmt, so wie man auch zunehmend subtilere Formen des Anhaftens und Ergreifens erkennt. Es mag zwar so sein, dass die gröberen Manifestationen von Proliferation und Fabrikation nicht verschwinden, aber ihre starken Schwankungen werden im Allgemeinen beträchtlich verringert, wenn man sie nicht ständig nährt und auf sie reagiert. Und zeitweilig können sie sich sogar mehr und mehr abschwächen und sich einfach auflösen.

Wie kommt das zustande? Wenn wir Achtsamkeit kultivieren und sie immer stabiler und feiner wird, dann ist es die Achtsamkeit selbst, die Fabrikationen als Fabrikationen erkennt, **schon während sie entstehen.** Unser Gewahrsein beschließt dann, sie nicht weiter zu nähren, indem sich der Geist achtlos und reflexartig in die Gewohnheit verstrickt, sich an diese Erzeugnisse zu heften und immer weiterwuchernde Geschichten darüber zu erfinden. Wenn wir auf diese Weise damit umgehen, dann ist es sehr viel wahrscheinlicher, dass wir die Fabrikationen des Geistes in Form von Gedanken und Gefühlen, Ideen und Meinungen als das erkennen, was sie sind: als flüchtige Gebilde ohne Substanz, als schlichte Ereignisse im Feld des Gewahrseins, die entstehen und unweigerlich wieder vergehen wie Wolken am Himmel oder etwas auf das Wasser Geschriebenes – beide Vergleiche beschreiben sehr treffend und bildkräftig den unablässigen Tanz des Geistes und die Flüchtigkeit seiner Inhalte.

Wenn wir eine Haltung des Nicht-Erzeugens in unsere Übung auf dem Meditationskissen und jenseits des Meditationskissens, auf der Yoga-Matte und abseits der Yoga-Matte einbringen können, dann wird uns die geräumige, wissende und mitfühlende Essenz des Geistes besser zugänglich. Aber wie können wir das erreichen? Zunächst einmal, indem wir uns vornehmen, überhaupt nichts zu machen, auch nicht den Gedanken, dass wir jetzt meditieren, und dass wir uns nun unserer Fabrikationen bewusster sein werden… zwar sind auch diese Gedanken Fabrikationen, aber sie sind zumindest hilfreich.

Wir lassen also los, gehen freundlich mit uns um und lassen uns in die Landschaft des Jetzt fallen – mit der sanften, aber doch festen Entschlossenheit, uns nicht ablenken zu lassen, vollkommen aufmerksam zu sein und nichts zu machen. Der zweite Punkt ist ebenso wichtig: Da der Geist trotzdem etwas fabrizieren wird, so sehr wir uns auch vornehmen, es nicht zu tun, beobachten wir diesen Hang zur Fabrikation selbst und erkunden, was diese beobachtende Fähigkeit, was die Fähigkeit, zu wissen, wirklich ist. Die wissende Fähigkeit macht sich mit den Machenschaften vertraut, nicht so sehr durch das Denken, sondern eher durch das Fühlen. Wir erkennen die Proliferationen und die unzähligen Baustellen des Geistes, und wir bemerken, wie leicht wir uns von ihnen vereinnahmen lassen: wie schnell wir uns emotional in sie verrennen. Wir erkennen, wie rasch wir daran festhalten und Meinungen darüber bilden, seien sie positiv oder negativ, angenehm oder unangenehm. Wenn wir es genau betrachten, so stellt sich heraus, ist all das nur eine Fabrikation. So betrachten wir also, wie die Erzeugnisse des Geistes entstehen und wieder vergehen. Wir verweilen im Gewahrsein selbst, gänzlich jenseits des Denkens, auch jenseits der Gedanken des Beobachtens und Wissens. Wir ruhen augenblicklich in diesem Gewahrsein, und dieser »Augenblick« ist selbst jenseits der Zeit.

Nach und nach treten solche zeitlosen Augenblicke aus dem Hintergrund der Proliferationen und der Fabrikationen hervor; wir sehen und erkennen sie, weil sie uns immer vertrauter und dadurch sichtbarer und zugänglicher werden. Wir fühlen uns dann ganz natürlich dazu hingezogen, in dem unberührten Frieden und der Klarheit zu verweilen, ganz gleich, was geschieht. Wir haben uns selbst, zumindest zeitweilig, beiseite gestellt, und dadurch liegt der Weg offensichtlich, klar und ohne Hindernisse vor uns, selbst dann, wenn alles aus dem Ruder zu laufen scheint – oder gerade dann.

Und wenn wir uns in einem bestimmten Moment in Fabrikationen verrennen, dann fällt uns vielleicht ein, die Sicherheitsventile zu überprüfen – sei es die in unserem Keller oder die in unserem Geist.

Jede Idealvorstellung einer Praxis ist auch nur eine Fabrikation

Natürlich ist das, was ich im letzten Kapitel gesagt habe, auch nur eine Ansicht und in mancher Hinsicht eine Idealisierung. Es passiert nur allzu leicht, dass wir die Vorstellung von der Meditationspraxis, unserer eigenen Praxis, idealisieren, uns in Vorstellungen von Errungenschaften und besonderen Bewusstseinszuständen verrennen und dann für Jahre in unseren Ideen und Idealen von der Meditationspraxis steckenbleiben, ohne zu sehen, dass sie selbst riesige Fabrikationen sind.

Denn immer wieder steckenzubleiben ist auch nichts anderes als das Üben selbst, solange wir bereit sind, das zu erkennen und durch ständiges Loslassen sowie durch unablässige Freundlichkeit uns selbst gegenüber damit zu arbeiten. Eines ist praktisch sicher: Wir werden zunächst immer wieder steckenbleiben, ganz gleich, was wir tun oder denken, denn das ist die Natur des unerforschten und unterentwickelten Geistes.

Wir werden immer wieder Probleme sowie all die anderen Geschichten vom Ich, die unser Geist sich einfallen lassen kann, produzieren. Und sobald wir mit der Meditation anfangen, werden wir uns über die Meditation ebenso Geschichten einfallen lassen wie über alle anderen Dinge in unserem Leben. Das ist nur natürlich, und es muss nicht unbedingt ein Problem darstellen. Wie alle Fabrikationen und Proliferationen des Geistes ist das einfach Teil der Landschaft der Übung. Die Herausforderung – und es ist eine große und unbarmherzige Herausforderung – besteht darin, auch dann achtsam zu bleiben, wenn wir feststecken, oder unsere Achtsamkeit zumindest schnell wieder zu erlangen, wenn wir abgeschweift sind und uns unseren zahllosen von Angst und Unsicherheit geprägten, tiefsitzenden und geistesabwesenden Gewohnheiten hingegeben haben.

Das ist kein Ideal, es ist harte Arbeit. Es setzt eine Einstellung voraus, die darauf beharrt, dass es keine andere Zeit für uns gibt als das Jetzt, ganz gleich, wie konfliktbeladen oder aufgewühlt wir uns im Moment fühlen. Es gibt einfach keine andere, bessere Gelegenheit, wach zu sein, keine andere, bessere Gelegenheit, gewahr zu sein. Und darum ist es buchstäblich, wie das Sprichwort sagt: Jetzt oder nie. Wenn wir uns für das Jetzt entscheiden, dann öffnen wir uns dem Jetzt und verweilen im Gewahrsein selbst. Jetzt können wir handeln - ganz spontan –, in der Landschaft des Jetzt, aus ebendieser Dimension des Seins und Wissens heraus, auf die denkbar einfachste und reinste Weise. So können wir Ganzheit und Weisheit verkörpern, nicht durch Denken oder Fabrikation, sondern weil Ganzheit und Weisheit das sind, was wir bereits sind – unsere H_2O-Natur, unsere wahre Natur –, was wir traurigerweise aber immer wieder vergessen.

Der Große Weg ist gar nicht schwer für jene,
die nicht an Vorlieben festhalten.
Wenn weder Liebe noch Hass gegenwärtig sind,
wird alles klar und unverhüllt.
Wenn du dich auf dem Einen Weg bewegen willst,
dann lehne auch die Welt der Sinne und Ideen nicht ab.
In der Tat: Sie ganz zu akzeptieren,
ist identisch mit der Erleuchtung.

Sengcan (Seng Ts'an),
3. Patriarch des Zen,
in der »Meisselschrift vom Glauben an den Geist«
(Hsin-Hsin Ming)

Meinst du das ernst?

Ich wuchs in New York auf, und dort waren diese Worte damals eine Kampfansage. Man hörte sie ziemlich oft. Jemand sagte etwas Beleidigendes zu jemand anderem, und die Beleidigte sagte dann: »He Mann, meinst du das ernst?« Und wenn die Antwort lautete: »Ja, ich meine das ernst«, dann ging die Schlägerei oder sogar mehr als das los.

Meinst du das ernst? Eine interessante Herausforderung, besonders für hartgesottene Straßenkinder der Fünfzigerjahre.

Angesichts dessen, was wir über den Geist und über seine Neigung gesagt haben, Dinge zu fabrizieren, finde ich es interessant, darüber nachzudenken, was wir als Erwachsene mit diesem Satz anfangen können. Wenn man die Angelegenheit im Straßenjargon jener Tage »ernst meinte«, dann hieß das, dass man bereit war, den nächsten Schritt zu tun, also für das, was man gesagt hatte, die Konsequenzen zu tragen. Du standest dazu und das zwang die beleidigende Seite, entweder zurückzustecken oder ihre Aussage zu bekräftigen. Aber wenn du, der Beleidigte, es »ernst meintest«, dann hieß das auch, dass die Angelegenheit für dich konkret geworden war, dass sie dir naheging und du angebissen hattest und es persönlich nahmst – und dass es wichtig war, auf diesen Anpfiff zu antworten, wie lächerlich er auch immer war, und sei es nur aus jugendlichem Gehabe, oder natürlich, um deinen Ruf im Viertel zu verteidigen.

Gewöhnlich war die Aussage eine mit schmutzigen sexuellen Anspielungen gespickte Beschimpfung einer Familienangehörigen des anderen Burschen, gewöhnlich seiner Mutter, und es war etwas, was beide Seiten »ernst meinen« konnten und man sich gegenseitig um die Ohren hauen konnte. Sehr schnell ging es dann gar nicht mehr um die ursprüngliche Beleidigung, oder wer angefangen hatte, sondern eher darum, »ob man es ernst meinte«. »Ja, ich meine es ernst, wenn du es auch ernst meinst …«

Es gab jedoch eine sozial akzeptierte Weise, die Sache fallenzulassen, und wenn man diesen Weg einschlug, dann verlor man nicht das Gesicht, weder als der Beleidigte noch als der Beleidigende. Wenn man ganz cool und locker, nonchalant und humorvoll blieb, wenn man der Beleidigung also mit Gleichmut begegnete und sie einfach durch sich hindurchgehen ließ – besonders wenn man selbst die Zielscheibe der Beleidigung war –, dann konnte man sie einfach abtun (weil sie ja sowieso total dämlich und hirnrissig war, wie der ganze Wortwechsel), und dann war alles okay.

Doch wenn einer der beiden die Angelegenheit ernst nahm und sich tatsächlich beleidigen ließ – auch wenn man wusste, dass sie eigentlich nur aus Flachserei ausgesprochen wurde, und besonders wenn man die Zielscheibe der Beleidigung war –, dann wurdest du wütend und wolltest dem anderen die Bemerkung über die eigene Mutter oder Schwester heimzahlen. Das war genau das, was die andere Person wollte – sie warf einen Köder aus, um zu sehen, ob man die Fassung verlor. Das Ganze war völlig blödsinnig, aber was sonst sollte man tun, wenn man gegen Ende der Fünfziger an einer Straßenecke herumhing und sich zu Tode langweilte. (Wie man mir erzählt, gehen solche Spielchen und Rituale bis heute noch genau so weiter, auch wenn solche aggressiven Energien heute eher durch Rappen zum Ausdruck gebracht werden, was ein sehr viel kreativerer, poetischerer, nuancierterer und sozial bewussterer Ansatz ist, als alles, was uns damals einfiel.)

Aber Moment mal! Wenn man es genau betrachtet: Gibt es denn überhaupt etwas, was wir **nicht** ernst meinen? Wir nehmen so gut wie alles ernst, und indem wir das tun, beißen wir uns fest. Bei unseren jugendlichen Straßenritualen ging es im Grunde darum, mit Anhaften oder Nichtanhaften herumzuspielen. Fiel man auf die Worte und Gedanken herein, die eigentlich nur ein saftiger Köder sein sollten, dann musste man sich schlagen, um die eigene »Ehre« zu retten. Aber wenn man sich die Sache nicht zu Herzen nahm, wenn man nicht anbiss, sondern den Köder einfach losließ, dann gab es kein Problem. Unsere Ehre war dann sowieso nie infrage gestellt.

Dieses Ritual, mit dem wir uns damals endlos gegenseitig herausforderten, lässt im Grunde ein tiefes Verständnis für den Sachverhalt erkennen, auf den Soen Sa Nim uns mit den Worten »Sie machen, Sie haben« hinwies. Dieser Austausch war reines Zen, eine Form dessen, was Soen Sa Nim »Dharma-Kampf« nannte.

Ich finde das ziemlich interessant, zumal niemand uns das als einen Weg der Erkundung und der Selbsterkenntnis gelehrt hatte. Es war unsere Straßenweisheit in Washington Heights, New York. Es hat uns vielleicht nicht besonders weit gebracht, aber es war etwas, was weit über unser damaliges Verstehen hinausging, und es hatte etwas, man könnte sagen, Weises.

Sie machen Problem, Sie haben Problem. Sie machen Beleidigung, Sie haben Beleidigung. Wir haben unendlich viele Möglichkeiten, uns in Fabrikationen zu verrennen, uns auf irgendein Ereignis festzulegen und etwas Ernstes daraus zu machen, es zu völlig unangemessener Größe aufzublasen. Dies ist der Ursprung von sehr viel Kummer und Besessenheit. Wenn wir eine große Sache aus unseren Wahrnehmungen machen, eine Riesengeschichte, etwa »Er liebt mich nicht« oder »Sie respektiert mich nicht« oder »Das hätte nicht geschehen dürfen« oder »Mein Körper ist nicht attraktiv« oder »Ich bin ein Versager« oder »Ich bin der Größte« oder »Ich bin das Paradebeispiel eines modernen Offiziers« oder ein »Filmstar« oder wofür immer Sie sich gerade halten, statt die essenzielle Leere/Fülle der Ereignisse zu sehen und in Gleichmut und Akzeptanz in unserem Herzen zu ruhen, in der Integrität des geräumigen, offenherzigen, nichtwählenden Gewahrseins, dann mögen wir recht haben oder nicht, dann mag uns das vergolten werden oder nicht, aber wir werden niemals Frieden finden, wir werden niemals den größeren Zusammenhang sehen, jenseits der großen und kleinen Geschichten, die wir uns selbst erzählen und von denen wir dann vergessen, dass wir sie selbst erfunden, fabriziert haben. Unser »Ich« wird uns immer die Sicht versperren, wird unser Hören, Riechen, Schmecken, Fühlen behindern, wird unserem Herzen und unserem Geist sowie unseren Augenblicken im Wege sein.

Wenn wir unsere Fabrikationen erkennen, dann können wir sie vielleicht loslassen, ohne uns so häufig von ihnen gefangen nehmen zu lassen. Und wenn wir dann doch unvermeidlich auf sie hereinfallen, dann merken wir das vielleicht früher. Das ist eine würdige Herausforderung und eine lohnende Übung.

Lassen Sie sich also fragen: »Meinen Sie das etwa ernst?«

Geben Sie acht!

Wer hat den Super Bowl gewonnen?

Im Jahr 2002 war ich auf einem Retreat, das am selben Wochenende begann, an dem der Super Bowl stattfand. Es war erst das dritte Mal, dass die New England Patriots es überhaupt geschafft hatten, teilnehmen zu dürfen, und sie hatten noch nie gewonnen. Für die Fans aus New England war die Situation dadurch zusätzlich dramatischer, dass die Boston Red Sox bereits seit 1918 nicht mehr gewonnen hatten.

Und zu diesem Drama kam noch hinzu, dass der reguläre New England Quarterback und Star der Mannschaft Drew Bledsoe sich im zweiten Spiel der Saison ernsthaft verletzt hatte und mit dem bis dahin unbekannten Tom Brady ersetzt worden war. Brady führte schließlich die Mannschaft bis ins Halbfinale, verletzte sich jedoch in dem Spiel, in dem es um den Sieg in der Liga und damit um die Teilnahme am Super Bowl ging. Bledsoe, der seit seiner Verletzung vor einigen Monaten nicht mehr gespielt hatte, ersetzte ihn, und ihm gelang ein eleganter und scheinbar leichter Sieg über die eindeutigen Favoriten, die Pittsburgh Steelers.

Die Fans liebten beide Spieler, die in den lokalen Medien ausgiebig gefeiert und für ihren selbstlosen und galanten Umgang mit ihrer Zwickmühle und der darin enthaltenen Ironie gerühmt wurden. New England spielte nun also im Super Bowl! So viel war klar. Die Frage war nur, wer letztlich als Quarterback eingesetzt würde. Und egal, wer es werden würde, würde das Team gegen den klaren Favoriten St. Louis Rams überhaupt eine Chance haben?

Das war der Stand der Dinge, als das Retreat am Freitag Abend begann. Wir würden in Stille und vor der Welt abgeschirmt sein, außer in Notfällen, und das für Zeiträume zwischen vierzehn Tagen und zwei Monaten, je nachdem, für wie lange wir uns angemeldet hatten. Während eines Vortrags am Sonntag Abend erwähnte einer der Lehrer den Super Bowl als ein Beispiel für etwas, auf das wir während des Retreats verzichten würden. Auf gut gemeinte Art neckte er uns ein wenig damit, aber er erwähnte auch beiläufig, dass er bereit sei, uns bei den persönlichen Gesprächen mit ihm über den Ausgang des Spiels zu informieren, wenn wir es denn unbedingt wissen wollten. Ich machte mir eine innerliche Notiz, ihn danach zu fragen.

Als ich dann am nächsten Morgen mein erstes Gespräch mit ihm hatte, war meine Aufmerksamkeit so von dem Reichtum der Erfahrungen bei der Sitz- und Gehmeditation eingenommen, die den Großteil der Zeit bei dem Retreat ausfüllten, dass mir nicht einmal mehr in den Sinn kam, nach dem Super Bowl zu fragen, als ich die Chance dazu hatte. Und das, obwohl ich zu Hause in Boston unweigerlich von all dem Rummel mitgerissen worden wäre, genau wie all die anderen Menschen. Als ich später daran zurückdachte, war ich erstaunt, dass etwas, für das ich so viel Enthusiasmus empfunden hatte, so schnell in Vergessenheit geraten war. Als ich den Lehrer das nächste Mal sah, dachte ich zwar daran, ihn zu fragen, aber nach kurzem Nachdenken beschloss ich, es zu lassen. Mein Gedankengang war in etwa folgender:

Welchen Unterschied macht es jetzt für mich? Wer auch immer gewonnen hat, hat ja bereits gewonnen, und ich werde es schon bald herausfinden. Das Spiel ist vorbei. Warum will oder muss ich im Moment wissen, wer gewonnen hat? Wenn New England gewonnen hat, wird mein Geist einfach mit Gedanken darüber angefüllt sein, und wenn New England verloren hat, wird mein Geist voller anderer Gedanken darüber sein. In beiden Fällen wird meine gute Laune, falls sie gewonnen haben, oder meine Enttäuschung, falls sie verloren haben, stellvertretend, von kurzer Dauer und ohne jegliche Konsequenz sein. Wenn ich es genau bedenke, weiß ich, dass das Ergebnis nichts mit mir oder mit meinem Leben zu tun hat, auch wenn ich in New England lebe, auch wenn ich das Spiel gesehen habe, in dem Bledsoe das Team zum Sieg geführt hat, auch wenn ich weiß, dass meine Kinder den Super Bowl gesehen haben und in die allgemeine Aufregung verfallen sind, und begeistert wären, falls die Patriots gewonnen haben. Mir wurde klar, dass das Wissenwollen an sich eine Anhaftung an eine bestimmte Fantasie war, eine Art, meinen Geist mit einer weiteren Geschichte zu füllen, in der ich mich verstricken konnte, eine Art, mich mit einem bestimmten Ergebnis von etwas zu identifizieren, das – wenn überhaupt – allenfalls nebensächlich für mein Leben war und vollkommen irrelevant für meine Bemühungen in dem Retreat. Die Absicht des Retreats, der ganze Grund, warum ich mich entschieden hatte, hier zu sein, auch wenn es bedeutete, viele andere Dinge zu verpassen, von denen der Super Bowl noch das Geringste war, war es, so wach wie möglich für die Erfahrung im gegenwärtigen Moment zu sein, in einer abgelegenen und bewusst sehr vereinfachten Umgebung, die sehr mühevoll zu arrangieren, aber so präzise strukturiert ist, dass man den Luxus erleben kann, dass sich keine äußeren Informationen, die keine unmittelbare Relevanz für das eigene Leben haben, in den Strom sich entfaltender Erfahrungen drängen, so wie sie das üblicherweise ständig tun, wenn auch unter unserem oft unbewussten und manchmal äußerst suchtartigen Mitwirken.

Nebenbei bemerkt, erzähle ich davon so, als ob mein Geist die ganze Zeit nur mit dem Super Bowl beschäftigt gewesen wäre, egal ob ich nun herausfinden würde, wer gewonnen hatte.

Tatsächlich spielte sich all das in einigen wenigen Minuten ab, manches als Denken, manches als bloßes Sehen. Es tauchte auf, blieb eine Weile, löste sich auf und verschwand, und das alles innerhalb weniger Minuten. Die nachträgliche Rekonstruktion allerdings erfordert eine Menge Worte und Gedanken.

Dann sah ich den Super Bowl sogar in einem noch größeren Kontext. Bei all der Aufregung des Zuschauersports und dem echten athletischen Können und der Virtuosität, die sich darin manchmal zeigt, und all den freudigen Gefühlen in der Stadt, deren lokales Team erfolgreich ist, sah ich den riesigen Koloss hinter einem solchen durchgeplanten Event… die Millionen Dollar, die der Verband und die Teams ausgegeben hatten, die Millionen, die in die Werbung flossen, den riesigen Medienhype, der sich im Verlauf der Saison immer mehr gesteigert hatte und schließlich in der Extravaganz des Ereignisses mit dem aufgeblasenen Titel »Super Bowl« kulminierte, und dann der Hype nach dem Spiel, die gigantischen Gehälter für die Spitzenspieler und schließlich das Warten darauf, dass sich das Ganze im nächsten Jahr wiederholen würde. Einige Fans sind begeistert, weil ihr Team gewonnen hat, einige sind deprimiert, weil ihr Team verloren hat, aber der ganz große Gewinner sind Jahr für Jahr die kommerziellen Medien. Sie verlieren nie. Darauf ist das Spiel angelegt, so wie die Hausregeln in einem Casino.

In jenem Jahr 2002 also – das einzige Jahr in den letzten Jahrzehnten, in dem ich ein gewisses Interesse für Profi-Football entwickelte, obwohl ich selbst als Junge Football gespielt habe, unten auf der Wiese an dem kleinen roten Leuchtturm unter der George-Washington-Brücke, und das Spiel liebte, genau so wie die ersten Super Bowls – wandte ich mich von dem Geschehen ab, da ich auf einem Retreat war, und ließ mich in einem Reichtum nieder, der immer direkt vor meiner Nase liegt, so nah wie dieser Atemzug, jeder Atemzug, ob ich nun gerade auf einem Retreat bin oder nicht.

Eine Nebenbemerkung: Eineinhalb Jahre zuvor befand ich mich auf einem etwa einwöchigen Retreat, während die Präsidentschaftswahlen des Jahres 2000 stattfanden. Am Morgen nach dem Wahltag hatten die Teilnehmerinnen die Möglichkeit, unter ein leeres Blatt Papier auf dem schwarzen Brett zu schauen, das das Ergebnis verdeckte, sodass diejenigen, die es wirklich wissen wollten, erfahren konnten, wer zum Präsidenten gewählt worden war. Alle anderen konnten es in Erfahrung bringen, wenn das Retreat vorbei war. Dieses Retreat ging bis Mitte Dezember. Unter dem leeren Blatt fand sich Tag für Tag der gleiche Satz: »Wir wissen es noch nicht.« Stellen Sie sich bloß vor, wie verwirrt die Meditierenden gewesen sein müssen, die es wissen wollten und nur zu lesen bekamen, dass niemand es wusste, ohne die ganze Geschichte dahinter! Ein perfektes Beispiel dafür, wenn die Wahrheit jede Fiktion übertrifft.

Letztendlich erfuhr ich natürlich, wer den Super Bowl in jenem Jahr gewonnen hatte. Es war New England, in einem geradezu märchenhaften Siegeszug. Doch während des Retreats, auf dem ich das Spiel ja nicht anschauen konnte und innerlich untersuchte, ob ich es überhaupt nachträglich wissen wollte, obwohl ein Teil von mir es ganz sicher wollte, hatte sich meine Aufmerksamkeit bereits in eine andere Richtung gewendet und mir ganz eigene interessante Herausforderungen und Einsichten präsentiert, die mir das Gefühl gaben, dass das Spiel, das wir auf dem Retreat spielten, das Spiel nämlich, im Leben an sich gegenwärtig zu sein, alle Super Bowls übertraf.

Als ich einen Monat darauf die Zeitungen las, die meine Kinder für mich aufgehoben hatten, freute ich mich über die Geschichte von New Englands Glück und fühlte zugleich, wie leer und künstlich die ganze Sache war. Während es stattfand, war es ein fesselndes Ereignis für einige Menschen. Danach war es bloß eine weitere Sportgeschichte für die Aufzeichnungen, ein

Motto auf T-Shirts und eine Erinnerung, in der die ganz treuen Fans schwelgen konnten. Es kam und es ging. Es tauchte auf, es verschwand. Es war tatsächlich leer von jeglicher überdauernder Realität. Es hatte auch Spaß gemacht, und es war einfach, was es war, nicht mehr, nicht weniger.

Postskript: Zwei Jahre später, im Jahr 2004, gewannen die Patriots den Super Bowl noch einmal – gegen die Carolina Panthers, und wieder gewannen sie ihn in den letzten Sekunden des Spiels. Dieses Mal leitete ich gerade ein Achtsamkeitsretreat für die Leitung der klinischen Abteilung der Duke Medical School, das am gleichen Abend begann. Weil wir in North Carolina waren, »mussten« wir das Spiel ansehen. Darum schlug ich vor, dass wir es zu einem Teil des Retreats machten, als eine Form der Achtsamkeitspraxis – das hieß also, dass wir versuchen würden, es achtsam anzuschauen, uns gewahr zu sein, welche Auswirkungen es auf uns haben würde und wie wir daran herangingen, insbesondere im Hinblick auf unsere Anhaftung an das Ergebnis. Leider besaß ich nicht die Geistesgegenwärtigkeit, vorzuschlagen, dass wir das Spiel ohne Ton anschauen sollten, damit wir es besser auf uns wirken lassen und unsere eigenen inneren Kommentare hören konnten. Ich wünschte, ich hätte es vorgeschlagen.

In gewisser Hinsicht könnte man sagen, dass Achtsamkeit eigentlich das einzige Spiel ist, das es gibt, das einzige Spiel, bei dem wir normalen Leute mitspielen dürfen, ob wir uns den Super Bowl nun ansehen oder nicht, ob wir sportbegeistert sind oder nicht, ob wir sportlich sind oder nicht. Das Spiel der Achtsamkeit gewinnen wir allein dadurch, dass wir spielen – einfach weil wir jetzt lebendig sind.

Zweites Postskript: Fünfzehn Jahre später, im Jahr 2018, spielt Tom Brady noch immer, im Alter von vierzig Jahren, und er hat vier Super Bowls gewonnen. Er gilt als einer der besten Quarterbacks aller Zeiten, wenn nicht gar der beste.

Doch inzwischen wissen wir auch um die versteckten Kosten des Spiels, die jahrzehntelang von der NFL geleugnet wurden. Ich spreche von chronisch traumatischer Enzephalopathie, kurz CTE, den Auswirkungen von Erschütterungen auf das Gehirn, die so viele Spieler der NFL erleben, sowie dem daraus resultierenden endlosen Leid, Verlust und der Trauer, mit der sie und ihre Familien leben. Der berühmte Patriot-Spieler Junior Seau beging im Alter von 43 Jahren Suizid. Ein weiterer Patriot-Spieler, Aaron Hernandez, wurde des Mordes für schuldig befunden und beging im Alter von 27 Jahren Suizid im Gefängnis. Man stellte fest, dass sein Gehirn schwer von CTE geschädigt war, wie bei so vielen anderen NFL-Spielern. Und doch beklagte der Präsident der Vereinigten Staaten im Jahr 2017, das Spiel sei nicht brutal genug und die Strafen für Schläge auf den Kopf »verdürben das Spiel.« Zudem verunglimpfte er die Spieler, die beim Abspielen der Nationalhymne aus Protest niederknieten und nannte sie »Hurensöhne.«

2016 stieß Colin Kaepernick, der ehemals für die San Francisco 49er spielte, eine Protestwelle an, indem er während der Hymne niederkniete, in Solidarität mit den Opfern von Polizeigewalt und Mord in der afroamerikanischen Bevölkerung. In Reaktion auf Donald Trumps Beschimpfungen schlossen sich 2017 ganze Teams an, und viele prominente Spieler der NBA brachten in Solidarität mit diesen Sportlern, die mehr soziale Gerechtigkeit für farbige Menschen fordern, deutliche politische Meinungen zum Ausdruck. Kaepernick spendete eine Millionen Dollar zur Unterstützung von Gruppen, die mit unterdrückten Bevölkerungsgruppen arbeiten, und er sponsert ein jährliches Camp für junge farbige Menschen zur Förderung von höherer Bildung, Selbstermächtigung und Aufklärung für den Umgang mit dem Gesetzesvollzug.

Und so ist es wenig überraschend, dass das Universum des American Football weiterhin ein Spiegel der Gesellschaft ist, aus der es hervorgegangen ist. Die Frage, wer den jährlichen Super Bowl gewinnt, verblasst im Vergleich zu dem, was dabei tatsächlich vor sich geht, ob man das Spiel nun liebt oder nicht. Wie können wir das im Gewahrsein halten? Wie können wir im Gewahrsein halten, dass alles, wofür wir uns begeistern, wahrscheinlich auch eine Schattenseite hat?*

* Vgl. für eine brillante Abhandlung über die menschliche Neigung, Partei bei Wettbewerben zu ergreifen und ihre Beziehung zu Stammeskultur, Evolutionsbiologie, Politik und der »Leere« inhärenten Seins (vgl. Buch 1: *Meditation ist nicht, was Sie denken,* Kapitel »Leere«) Wright, Robert, *Warum Buddhismus wirkt: Die Wissenschaft und Philosophie von Meditation und Erleuchtung.* München: Lotos Verlag, 2018 (orig. ders., *Why Buddhism Is True: The Science and Philosophy of Meditation and Enlightenment.* New York, NY: Simon & Schuster, 2017).

Arroganz und Anspruchsdenken

Weil wir ab und zu erleben, dass wir die Dinge kurz unter Kontrolle haben, erzählen wir uns auf subtile Weise ständig Geschichten darüber, wie die Dinge zu laufen haben. Flugzeuge haben gefälligst pünktlich abzufliegen und anzukommen, und natürlich darf **mein** Flug (hier bitte »mein« fett unterstreichen) nicht annulliert werden, da ich schließlich dorthin gelangen muss, wo ich zu einer bestimmten Zeit aus diesem oder jenem Grund zu sein habe. (Spüren Sie die Empörung in sich aufsteigen? Spüren Sie auch die Egozentrik, die darin liegt?) Von anderen Menschen erwarten wir, dass sie zuverlässig sind und das tun, was sie zugesagt haben: ganz besonders, wenn sie mit mir zu tun haben. Bei Investitionen muss natürlich der Wert steigen. Es ist klar, dass unsere Kinder stets in Sicherheit sein sollen. Und unser Körper hat gefälligst gesund zu bleiben, wenn wir uns richtig ernähren und etwas für unsere Fitness tun.

Je mehr die Dinge eine Zeit lang so laufen, wie wir es uns vorstellen, desto mehr sind wir davon überzeugt, dass es auch genau so sein muss. Und wenn sie dann mal nicht wie gewünscht laufen – was früher oder später immer der Fall sein wird – dann kann es sein, dass wir verärgert, enttäuscht, deprimiert oder total fertig sind und dabei vergessen, dass der Lauf der Dinge sich noch nie nach uns gerichtet hat. Wie unser Leben sich entfaltet, das entspricht praktisch niemals unseren Vorstellungen davon, wie es sein sollte. Wir haben das Leben nie ganz unter Kontrolle. Dennoch beharren wir darauf, zu denken, dass die Dinge auf eine bestimmte Weise sein sollten, dass wir es nicht verdient haben, diesen Verlust oder jene Beschämung zu erleiden, dass man uns auf eine bestimmte Weise zu behandeln hat und ganz gewiss so nicht! Wir meinen, die Welt müsse so oder so sein, es dürfe keine Kriege und keine Erdbeben geben. Und je mächtiger wir sind, was unseren Status in einer Organisation oder in der Gesellschaft angeht (oder auch in der Gesellschaft, wie sie in unserem eigenen Kopf existiert), desto anfälliger werden wir für den Glauben an unsere eigene Unfehlbarkeit: für eine Arroganz, die vergisst, dass alle Dinge sich auf eine Weise verändern, die nicht mit Gewissheit vorhersagbar ist, dass nichts für lange Zeit feststeht und wir alle dem Gesetz der Vergänglichkeit unterworfen sind. Das ist eigentlich eine ganz einfache und elegante Einsicht. Wenn wir sie nicht vergessen, dann könnte sie unserem Hang zu Arroganz und Selbstüberschätzung entgegenwirken und uns helfen, mehr in Einklang mit dem *Dharma* zu leben, mit dem *Dao*, mit der Gesetzmäßigkeit aller Dinge, insbesondere im Angesicht von Schwierigkeiten, von *Dukkha* und von Angst.

Wie auch immer die Umstände im Einzelnen aussehen – und es sind die Einzelheiten, die immer am schwersten zu akzeptieren sind, weil wir im Allgemeinen wissen, dass die Dinge sich auf eine Art und Weise entfalten, die nur eine vage Ähnlichkeit mit unseren Fantasien und Ängsten hat –, bei näherem Hinsehen stellt sich immer heraus, dass das alles nur eine Geschichte war, die wir am Ende uns selbst erzählt haben, wenn vielleicht auch unbewusst, und dass diese Geschichte, diese nicht hinterfragten Bilder und Ströme von Gefühlen uns in eine alles durchdringende Unbewusstheit hineinlocken, gerade dann, wenn wir es am nötigsten hätten, bei Sinnen zu bleiben. Wir lassen uns verführen von der Erscheinung der Dinge und geraten in den Bann des *Samsāra*, der *Māyā* – das sind Sanskrit-Begriffe für das illusorische Spiel einer sinnlichen Welt, die wir nicht klar wahrnehmen und verstehen und von der wir allzu leicht in eine Trance der Verblendung und Illusion versetzt werden, wozu auch die Träume von Unsterblichkeit und Allmacht unseres »kleinen« Ich gehören.

Zweifellos ist es so, dass durch das Zusammenwirken von Glück und harter Arbeit ein greifbares Gefühl der Stabilität, des »Fortschritts« in unserem persönlichen und unserem beruflichen Leben und, wenn wir großes Glück haben, sogar in beiden entstehen kann, und oft passiert auch genau das, besonders wenn wir in einer stabilen Gesellschaft vielfältiger Möglichkeiten leben, in der es weitgehend wohlwollende, wenn auch nicht perfekte Gesetze gibt, die das Leben und die Freiheit des Individuums zumindest in der Theorie achten.* In vielen sogenannten Entwicklungsländern liegen die Dinge ganz und gar nicht so und sind ganz offensichtlich viel chaotischer. Aber in den sogenannten entwickelten Ländern kann es oft für lange Zeit so aussehen, als liefen die Dinge »nach Plan«, besonders in Zeiten, die als »friedlich« gelten. Doch das subtile Gefühl der Befriedigung darüber, dass die Dinge immer wieder »richtig laufen«, kann zu einer großen Selbsttäuschung werden, wenn es allmählich zu einem Gefühl der Selbstzufriedenheit und zu einem Anspruchsdenken wird, nur weil die Dinge sich bis jetzt so entwickelt haben, wie sie sollten.

* Vgl. allerdings für eine bestechend kritische Perspektive auf das vorgeschützte Ideal von Demokratie im Gegensatz zur Wirklichkeit: Chomsky, Noam, *Wer beherrscht die Welt?: Die globalen Verwerfungen der amerikanischen Politik.* Berlin: Ullstein Verlag, 2016 (orig. ders., *Who Rules the World?* New York, NY: Henry Holt, 2016). Sowie: Zinn, Howard: *Eine Geschichte des amerikanischen Volkes.* Berlin: Schwarzerfreitag Verlag, 2006 (orig. ders., *A People's History of the United States.* New York, NY: Harper & Row, 1980).

Dann laufen wir Gefahr, ein böses Erwachen zu erleben, wenn die Umstände sich so verändern, dass sie nicht mehr mit unserem Szenario übereinstimmen, mit unseren Entwürfen davon, wie die Dinge in dieser Welt zu sein haben – wenn wir uns vom Schlaf haben übermannen lassen.

Wenn wir uns dann plötzlich damit konfrontiert sehen, dass die Dinge nicht so sind, wie wir gedacht, erhofft, erwartet, verlangt haben, wie wir es uns ausgerechnet haben, sei es auf der persönlichen oder auf der beruflichen Ebene, dann ist das in der Tat ein deutlicher Weckruf und vielleicht ein sehr böses und schmerzliches Erwachen. Wir entdecken, dass die Dinge nicht immer so waren, wie wir gedacht hatten, und dass sie es die ganze Zeit nicht gewesen sind. Ja, vielleicht waren sie niemals so. Es mag nur für ein Weilchen so ausgesehen haben, als wären sie es. Das Ganze war eine Maskerade, an der wir uns nur allzu gern beteiligt haben. Vielleicht haben wir uns selbst getäuscht, als Individuen oder als Gesellschaft oder beides, denn das kann in Gesellschaften genauso passieren wie in Familien. Wir können sehr leicht vom Weg abkommen, vor allem, wenn wir an der Illusion mitwirken.

Wenn unsere Laufbahn auf diesem Planeten nicht unsanft abgekürzt wird, dann werden wir, ob wir es mögen oder nicht und ob wir uns damit arrangieren können oder nicht, unweigerlich alt werden, und zwar oft auf eine Art und Weise, die in unserem Szenario für den Lauf der Dinge nicht vorgesehen war. Wir können zum Beispiel unseren Verstand langsam, aber unaufhaltsam an die Alzheimer-Krankheit verlieren oder unseren Körper an irgendeine andere entsetzliche Erkrankung. Wir mögen Menschen auf eine Art und Weise verlieren, die wir uns niemals vorgestellt haben. Wir sterben Tode, die nicht mit unseren Wunschträumen übereinstimmen. Der Aktienmarkt mag in den Keller gehen, nachdem er jahrelang geboomt hat – aus

Gründen, die gewiss nicht ganz gesund waren… aber wo zum Teufel kann man schon so schnell so viel Geld machen? Gewinnsucht, Wirtschaftskriminalität und unethisches Verhalten werden als systemimmanent entlarvt in Unternehmen, die jährlich Milliarden ausgeben, um ein Bild ihrer eigenen Makellosigkeit und Unfehlbarkeit zu erzeugen, und wir sind schockiert. Und dennoch: Schon am nächsten Tag oder im Jahr darauf ist alles wieder vergessen. Bis es dann wieder passiert.

Diese Weckrufe machen nur noch deutlicher, dass wir chronisch schlafwandeln. Wir ertappen uns dabei, an eine Traumrealität zu glauben und darin zu leben, in die wir unsere Gefühle investiert haben und die wir gar nicht durchschauen möchten, weil wir persönlich so sehr an diesem Traum hängen, besonders wenn es ein schöner Traum ist. Eine gewisse subtile oder vielleicht auch nicht so subtile Arroganz mag sich in unser Herz eingeschlichen haben, weil wir es für unser eigenes inneres Leben einfach so haben wollen, dass die Dinge so sind, wie wir es uns wünschen und worauf wir hingearbeitet haben, wie wir es uns ausgemalt und es uns erträumt haben. Ein feiner Nebel des Anspruchsdenkens mag sich ausgebreitet und alles in eine Decke des Glaubens eingehüllt haben, dass die Dinge für mich und die Meinen schon so laufen werden, wie geplant und erhofft. Und dann plötzlich, in einem Moment der Offenbarung, ändern sich die Dinge, und wir sehen, dass sie, in den Worten des Zen-Meisters Shunryū Suzuki, »nicht immer so« sind. Wir sehen, wie sehr wir mit Blindheit geschlagen waren – aufgrund unseres Hängens an Gewissheit, aufgrund der Bequemlichkeit, dass die Dinge für eine ganze Weile so gelaufen sind, wie wir es uns gewünscht haben, oder weil wir einfach in der Illusion gelebt haben, dass sie so gelaufen sind, auch wenn das nicht der Fall war. Vielleicht haben wir auch vergessen, dass »unser Weg« nicht unbedingt so aussieht, wie wir denken.

Wenn wir einmal ein böses Erwachen erlebt haben oder auf andere Weise aufgeweckt wurden, dann besteht die wahre Herausforderung darin, nicht wieder einzuschlafen und in ständige Ablehnung und Schuldzuweisung abzutrudeln sowie in die Albträume, zu denen diese sich weiterentwickeln. Denn die Gewohnheit, zu schlafen, die Verlockung des *Samsāra*, ist stark, und es braucht große Entschlossenheit und Wachheit, um ihr entgegenzuwirken.

Es geht dabei nicht um die Frage, wer daran Schuld ist. Es ist unvermeidlich, dass wir uns in unsere eigenen Träume verstricken, insbesondere wenn die ganze Gesellschaft sich stillschweigend darauf verständigt hat, nur eine Seite des Gesichts zu zeigen und die andere Seite zu verleugnen, in den Schatten zu drängen. Doch wir können auch aus diesen Träumen zu etwas Größerem und Wahrerem aufwachen, das deshalb letztlich heilsamer ist, auch wenn es schmerzlicher sein mag. Um aufwachen zu können, müssen wir von einem Festhalten, dessen wir uns vielleicht kaum bewusst gewesen sind, ablassen zugunsten einer umfassenderen, wahreren, nüchterneren Sicht, die aber auch wirklicher ist und deshalb befreiend. Sie ist ein Ort, an dem wir wohnen und von dem aus wir der Welt auf völlig angemessene Weise begegnen können, jetzt entweder ohne Illusionen – was für uns fast unmöglich sein mag, wenn wir auch die subtileren Illusionen mit einbeziehen –, oder indem wir uns unserer Illusionen, wenn sie sich einschleichen, wenigstens ziemlich bald gewahr werden.

Dieses »Größere«, die umfassendere Sicht, muss eine grundlegende Anerkennung der Tatsache einschließen, dass die Angst und die Not für den Menschen zunehmen, wenn er um seiner eigenen Befriedigung willen an etwas festhält, anstatt sich um das Wohlergehen anderer zu kümmern.

Dieses Größere enthält auch die Anerkennung der Tatsache, dass Dinge, von denen wir uns wünschen, sie möchten gleich bleiben, und an denen wir festhalten, sich unweigerlich wandeln werden, und dass Dinge, von denen wir uns sehnlichst wünschen, sie möchten sich ändern, stagnieren und sich dem Wandel widersetzen, solange wir versuchen, sie mit Gewalt nach unseren Wünschen zu verändern. Außerdem gehört auch die Anerkennung der Tatsache dazu, dass die »Gesetze«, die diese Ereignisse vorantreiben, grundsätzlich unpersönlich sind und mit Ursachen und Bedingungen zu tun haben, die oft von unserer kollektiven Gier, unserem Hass und unserer Unwissenheit beeinflusst sind sowie von unserer selbstgefälligen Verblendung und unserem geheimen Einverständnis. Und schließlich gehört die Anerkennung der Tatsache dazu, dass diese sich ständig verändernden Ursachen und Bedingungen unsere reaktiven Phasenwechsel antreiben, während sie gleichzeitig unsere essenzielle Natur verschleiern, die größer und grundlegender ist als jeder der Schlafzustände, in die wir fallen können.

Wir müssen nicht wieder einschlafen, wenn wir es geschafft haben aufzuwachen, aber ohne dass wir irgendeine Art der Achtsamkeitspraxis pflegen, ist es eher wahrscheinlich, dass wir uns dann, wenn die Umstände entsprechend sind, erneut in einen hübschen Traum hineinlocken lassen und wieder vergessen. Wenn wir jedoch üben, wach zu bleiben, dann haben wir eine größere Chance, unsere Kurzsichtigkeit zu erkennen und etwas dagegen zu unternehmen. Wir können nicht nur die Rosen riechen, sondern auch den Geruch unserer eigenen Arroganz und unseres Anspruchsdenkens, die sich wieder einschleichen, wie subtil auch immer. Wenn wir das tun, dann sind wir relativ schnell zur Besinnung gekommen und können bei den Dingen bleiben, wie sie wirklich sind. Wir dürfen Vertrauen in unsere eigene Geistesgegenwart und in unser Herz setzen, wenn der Geist und das Herz sich keine Geschichten mehr zu erzählen brauchen, sondern einfach verfügbar sein können, wenn sie im Gewahrsein offen bleiben sowie furchtlos und liebevoll handeln können, ohne Erwartungen, aus dem Gewahrsein heraus, angesichts der Dinge, wie sie genau jetzt wirklich sind.

…du weißt, der Spross ist im Samen verborgen.
Wir alle ringen noch; keiner von uns ist weit gegangen.

Lass deine Arroganz gehen und sieh dich um im Inneren.
Der blaue Himmel öffnet sich weiter und weiter,
das tägliche Gefühl des Versagens schwindet,
der Schaden, den ich mir selber angetan, verblasst,
Millionen Sonnen brechen hervor mit ihrem Licht,
wenn ich gefestigt sitze in jener Welt.

Kabir
(nach der englischen Übertragung von Robert Bly)

Tod

Da die Vergänglichkeit in unseren Erkundungen ein ständiges Thema gewesen ist, betrachten Sie noch einmal einen Augenblick lang die Flüchtigkeit des Lebens. Unser Körper, eine quantisierte Kondensation vitalen Protoplasmas, das komplexeste und differenzierteste Konglomerat von Masse und Energie, das wir in diesem Universum kennen, entsteht und vergeht wieder. Und mit seinem Vergehen verblassen und verschwinden die Details jedes individuellen Lebens und seines persönlichen Ausdrucks. Was bleibt, sind die Fotos, die Videos, die Erinnerungen, die kleinen Triumphe und Gesten, die Geschichten, an die wir, die wir noch hier sind, uns erinnern oder die wir uns in aller Stille über das erzählen, was jemand war oder nicht war. Und auch die Geschichten über die verpassten Momente: über das, was hätte geschehen können, aber nicht geschah, was hätte sein können, aber nicht war.

Und doch geht das Leben selbst weiter, das pulsierende, vernetzte System, in das alle Organismen eingebunden sind. In einem sehr realen Sinne ist der Körper nur ein Vehikel für die Weitergabe der Gene in verschiedenen Kombinationen, die ihr Überleben unter sich wandelnden Bedingungen garantieren. Wir **denken**, wir haben die Kontrolle, aber unsere Gene haben ihr eigenes Leben. Und während wir ein relativ kurzes Leben haben, ist das ihre unermesslich viel länger. Man könnte uns Organismen als bloßes Nebenprodukt ihres Herumkommens in der Welt betrachten. Richard Dawkins' treffsicherer Begriff für diese Perspektive ist das »egoistische Gen«. Wie kann da von Leere die Rede sein!

O Dunkel, Dunkel, Dunkel. Sie alle gehen ins Dunkel,
die leeren interstellaren Räume, das Leere in das Leere,
die Kapitäne, Händler, Banker, die berühmten Literaten,
die großzügigen Kunstmäzene, die Staatsmänner und die Herrscher,
würdige Staatsdiener, die Vorsitzenden der vielen Ausschüsse,
Industriemagnaten und Kleinunternehmer,
sie alle gehen ins Dunkel…
Und wir alle gehen mit ihnen mit…

T. S. Eliot,
»East Coker« *(Vier Quartette)*

Jetzt sind alle meine Lehrer tot, außer der Stille.

W. S. Merwin

All die prominenten Wissenschaftlerinnen einer früheren Generation, die dazu beigetragen haben, die Molekularbiologie zu prägen, als ich noch Student war, sind heute tot, pensioniert oder stehen kurz vor der Pensionierung, auch wenn die meisten von ihnen bis in ihre Siebziger oder Achtziger hinein gearbeitet haben. Ihre Hinterlassenschaft lebt weiter, wenn auch immer häufiger in anonymer Form. Ihr im Laufe einer lebenslangen Karriere hart erarbeitetes Wissen gab den folgenden Generationen von

Wissenschaftlern Nahrung und lieferte die Basis für das, was sich in den Laboratorien heute entfaltet. Meine Lehrerinnen staunten über die Geschwindigkeit, mit der neuen Einsichten entstanden, und über den Grad der Automatisierung bei der Manipulation von Genen, die in den Laboratorien rund um die Welt heute an der Tagesordnung ist. Und ich denke mir, sie würden vielleicht zusammenzucken und schlucken angesichts des ethischen Dilemmas, in dem sich der menschliche Geist, der in mancher Hinsicht so bewundernswert fortgeschritten ist, in vieler anderer dagegen moralisch und auch emotional unterentwickelt, ja geradezu infantil ist, heute befindet, da er so nahe daran ist, in einem Ausmaß in die Gestaltung des Lebens einzugreifen, wie das bisher noch nie möglich gewesen ist.

Ich habe gesehen, wie Wissenschaftlern – bildlich gesprochen – das Wasser im Munde zusammenlief, angesichts der Möglichkeit der Verlängerung des Lebens, wenn nicht gar der Unsterblichkeit, durch die Isolation und Manipulation von sogenannten Alterungsgenen, jener Strecken von DNS im Genom, die die Langlebigkeit von Spezies zu beeinflussen scheinen. Manche von ihnen bezeichnen das Altern in der Tat als eine möglicherweise heilbare Krankheit.

Ich schätze, wir alle kennen Momente, in denen wir uns nach Unsterblichkeit sehnen, um für immer weiterleben zu können. Doch in welcher Form? In welchem Alter? Und was würde das uns selbst, andere und diesen Planeten kosten? Wir haben noch nie mit solchen Aussichten umgehen müssen, und der bisherige Lauf der Geschichte lässt vermuten, dass wir kaum dafür gerüstet sind. Aber wir werden uns vielleicht schon bald gezwungen sehen, die Tiefen des Geistes auf sein Weisheitspotenzial hin auszuloten, wenn wir nicht alle zusammen die ungeahnten Konsequenzen unseres Handels erleiden wollen, Konsequenzen von möglicherweise prometheischen Ausmaßen.

Einige Biologen gewannen unlängst den Nobelpreis dafür, dass sie Mechanismen der Apoptose, also des programmierten Zelltodes, erhellt haben. Denn was die meisten von uns nicht wissen: Der Tod ist tatsächlich genetisch in das Leben einprogrammiert. Viele unserer völlig gesunden Zellen müssen in der Tat sterben, damit der Gesamtorganismus wachsen und sich optimieren kann. Zu diesem selektiven Zelltod kommt es bereits, während unsere Gliedmaßen und unsere Organe sich im Mutterleib heranbilden, und dieses Zellsterben setzt sich während unseres gesamten Lebens fort. Ja, es ist für unser Leben absolut notwendig, dass viele unserer Zellen sterben, und dass sie wissen, wann sie sterben müssen.

Unsterblichkeit auf der Ebene der Zellen ist Krebs. Krebszellen verstehen die Botschaft nicht, dass dieses Wachsen und Sichteilen im Dienste eines größeren Ganzen steht und deshalb moduliert, nach Bedarf reguliert und unter flexibler Kontrolle gehalten werden muss. In unterschiedlichen Größenordnungen leben in der Tat all unsere Zellen für eine gewisse Zeit und sterben dann, um durch neue Zellen ersetzt zu werden. Das trifft für unsere Haut und die Auskleidung unseres Magens und Darms zu, für die Muskeln sowie für Nerven-, Blut- und Knochenzellen.

Da gibt es ein ständiges Annehmen von Form und Wiederverlieren von Form. Ohne das Wiederverlieren kann es kein Kommen oder Werden geben. Vielleicht versuchen selbst unsere Zellen uns zu sagen, dass der Tod keine so schlimme Sache ist und nichts, was wir fürchten müssten. Vielleicht ist unser Wissen um den Tod, unsere Fähigkeit, seine Unausweichlichkeit vorauszusagen, während wir gleichzeitig nicht wissen, wann seine Zeit kommen wird, gerade unser Antrieb, zu unserem Leben zu erwachen, es, solange wir noch können, in vollen Zügen, leidenschaftlich, weise, liebevoll und freudig zu leben.

Denn wir sterben jeden Tag ein wenig, genau so, wie wir jeden Tag ein wenig geboren werden. Wir sterben mit jeder Ausatmung, nur um mit der nächsten Einatmung ins Leben zurückgeatmet zu werden. Unser Sterben beginnt schon am Anfang unseres Lebens. Dieses Sterben fegt unser Haus aus und schafft Platz für etwas Neues. Und so können wir, wenn wir gewahr sind, wenn wir uns auf diese neue Perspektive einstellen, fortfahren, in uns selbst hineinzuwachsen, in den Sinn und in die Fülle, indem wir auf das aufbauen, was wir bereits sind, indem wir dort beginnen, wo wir bereits sind, und indem wir wissen, dass dies bereits es ist. Und aus der umfassenderen Perspektive der Ganzheit gesehen, indem wir wissen, dass es niemals besser wird, als es jetzt ist, weil alles immer jetzt ist. Denken Sie an die Worte von Kabir:

Freund, hoffe auf den Gast, während du lebst.
Spring hinein in die Erfahrung, während du lebst.
Denke… und denke… während du lebst.
Was du »Erlösung« nennst, gehört in die Zeit vor deinem Tod.

Wenn du deine Fesseln nicht sprengst,
während du noch am Leben bist,
glaubst du denn, die Geister
würden das nachher für dich tun?

Die Vorstellung, dass die Seele sich mit dem Ekstatischen
verbinden wird,
nur weil der Körper verrottet ist –
das ist alles Phantasie.
Was du jetzt findest, das findest du dann.
Wenn du jetzt nichts findest,
dann endest du einfach in einer Wohnung in der Stadt des Todes.
Wenn du dich jetzt in Liebe mit dem Göttlichen vereinst,
wirst du im nächsten Leben die Befriedigung
all deiner Wünsche auf dem Antlitz tragen…

Kabir
(nach der Übertragung von Robert Bly)

Und von Albert Einstein:

> *Mit dem Abschied von dieser seltsamen Welt ist er mir nun ein wenig vorausgegangen. Das ist nicht von Bedeutung. Für uns gläubige Physiker hat die Trennung von Vergangenheit, Gegenwart und Zukunft nur die Bedeutung einer Illusion, wenn auch einer hartnäckigen.*

ALBERT EINSTEIN,
als er vom Tod seines engen Freundes
Michelangelo Besso erfuhr.

Stirb, bevor du stirbst

Als ich meine Dissertation schrieb, wollte ich darin zumindest einen Hinweis auf den existenziellen Kampf hinterlassen, den sie für mich bedeutet hatte, sowie auf meine Entdeckung von Yoga und Meditation, die so befreiend und lebensrettend für mich gewesen waren. So schrieb ich auf einer extra Seite gleich nach der Titelseite den geheimnisvollen Satz:

»Wer stirbt, bevor er stirbt, der stirbt nicht, wenn er stirbt.«

Ich weiß nicht einmal mehr, woher ich diesen Satz hatte.*

Die Prüfungskommission bei meiner mündlichen Prüfung bestand aus sechs Männern und einer Frau, alle zwischen Ende vierzig und Ende fünfzig, alle bemerkenswert kreative Menschen. Sie waren Leuchten der Wissenschaft an der vordersten Front der Molekularbiologie. Die meisten von ihnen waren Mitglieder der angesehenen National Academy of Sciences, darunter auch mein Doktorvater Salvador Luria, der 1969 den Nobelpreis

---

* Vgl. das Gedicht »Stirb, bevor du stirbst« des Sufi-Mystikers Rumi (Rumi, *Durchwachte Nacht. Gedichte zusammengestellt und übersetzt von Christoph Engen, nach den amerikanischen Versionen von Coleman Barks.* Freiburg: Arbor Verlag, 2015, S. 63f.) (Anm. d. Lekt.).

für Medizin und Physiologie erhalten hatte, und zwar für seine schon Jahrzehnte zuvor in Zusammenarbeit mit dem Physiker Max Delbrück durchgeführte, überaus einfallsreiche statistische Arbeit, durch die er den Beweis geliefert hatte, dass Mutationen in Bakterien spontan und zufällig auftreten. Lurias berühmtester Doktorand war Jim Watson, er hatte gemeinsam mit Francis Crick die Doppelhelixstruktur von DNA entdeckt und für diese bahnbrechende Entdeckung den Nobelpreis erhalten – sieben Jahre, bevor Luria ebenfalls der Nobelpreis verliehen wurde.*

Zu meinem Erstaunen ging es dann im ersten Teil meiner mündlichen Prüfung nicht um den Inhalt meiner Doktorarbeit und um die Experimente, die ich durchgeführt hatte, sondern um den Aphorismus. Jemand begann mit einer Frage dazu, vielleicht nur, damit ich mich vor Beginn der eigentlichen Prüfung ein wenig entspannte. Aber eine Frage führte zur nächsten, und die Fragen der Prüfungskommission ließen echtes Interesse erkennen. Es war deutlich, dass diese Wissenschaftlerinnen wissen wollten, was sterben **bevor** du stirbst bedeutete und warum ich das meiner Dissertation vorangestellt hatte. Auf ihr Drängen hin erklärte ich, dass das »Sterben, bevor man stirbt« sich für mich auf den Tod des Festhaltens an einer engstirnigen Sicht des Lebens bezieht, an einer Sicht, die sich um das Ego dreht, diese von sich selbst eingenommene und selber konstruierte Geschichten-Optik, durch die wir alles innerhalb des aufgeblähten Kontexts unserer eigenen selbstbezogenen Gewohnheit ansehen

* Wobei erwähnt werden muss, dass die Daten aus der Röntgenstrukturanalyse von Rosalind Franklin stammten, eine Kollegin, die im Alter von 37 Jahren an Krebs verstarb, deren Verdienst bei der Bereitstellung von wichtigen Daten zur Entdeckung der Doppelhelixstruktur aber bis lange nach ihrem Tod nicht gewürdigt wurde. Hätte sie länger gelebt, hätte sie aller Wahrscheinlichkeit nach einen Nobelpreis für Chemie erhalten, gemeinsam mit ihrem Studenten und Mitarbeiter Aron Klug, der diese Anerkennung 1982 erhielt.

und uns selbst als das unbestreitbare Zentrum des Universums betrachten, auch wenn wir das vielleicht nicht zugeben möchten.

Sterben bevor man stirbt bedeutet, zu einer größeren Wirklichkeit zu erwachen, die jenseits der kleinlichen Sicht des eigenen Egos und seiner Selbstbespiegelung liegt, einer Wirklichkeit, die uns von unseren begrenzten Ideen und Meinungen und zutiefst konditionierten Vorlieben und Abneigungen verschleiert wird, besonders wenn diese nicht hinterfragt werden. Es bedeutet, bewusst zu werden, aber nicht im Sinne eines intellektuellen Wissens, sondern mehr im Sinne eines *direkten Fühlens und Erinnerns*, wobei wir uns der flüchtigen Natur des Lebens und all unserer Beziehungen und der letztlich unpersönlichen Natur des Lebens bewusst bleiben.

Innerhalb eines solchen Koordinatensystems könnte man sich dann – in dem Ausmaß, in dem man damit umzugehen vermag – bewusst dazu entschließen, außerhalb des von Routine diktierten Automatismus zu leben, der uns so oft durch engstirnige Ambitionen und Ängste verführt, uns damit blind macht für die Schönheit und das Geheimnis des Lebens (selbst als Biologe) und der uns davon abhält, höchst kreativ die tiefe Natur der Dinge zu untersuchen, einschließlich unserer selbst (sogar als Naturwissenschaftler), als lebende Organismen mit unbekannten und nicht greifbaren Lebensdauern, hinter all den Oberflächenerscheinungen, wie auch hinter den Geschichten, die wir uns selbst darüber erzählen, wer wir seien.

Ich kann mich heute natürlich nicht mehr im Wortlaut erinnern, was ich damals gesagt habe – aber so ungefähr ging es in diese Richtung.

Was nun »nicht sterben, wenn man stirbt« angeht, so fuhr ich fort, so bedeute es für mich Folgendes: Wenn man ein waches Leben führt, während man noch am Leben ist, und die sich unablässig selbst aufbauende Ego-Energie beobachtet, ohne sich in sie zu verstricken, dann kommt man zu der Einsicht, dass diese überwältigend dominante Selbstbezüglichkeit ein unzutreffendes und im Grunde leeres Konstrukt ist, und dass es, genaugenommen, kein Ich gibt, das sterben könnte. Was stirbt, wenn man stirbt, bevor man stirbt, ist die Vorstellung von einem separaten, konkreten, isolierten Ich. Hat man das einmal erkannt, dann gibt es zu keiner Zeit einen Tod, außer als Vorstellung im Geist, und auch niemanden, der stirbt. Darum sprach der Buddha von der Befreiung als dem »Todlosen«.

Ich bin mir sicher, dass ich auf ihre Fragen damals im Alter von siebenundzwanzig Jahren zwar mit großer Ehrlichkeit antwortete, im Rückblick aber wahrscheinlich auch mit einem Ernst und einer Selbstgewissheit, die, wenn sie nicht schierer Arroganz entsprang, so doch zumindest daran grenzte. Ich lief unter diesen Umständen sicherlich Gefahr, einer Anhaftung zu verfallen, nämlich an die Sichtweise, die ich da mit einer solchen Überzeugung predigte. Ich war auf etwas gestoßen, hatte durch Experimente einer anderen Art etwas entdeckt, das weit außerhalb der Grenzen der Realität lag, auf die sich diese Menschen geeinigt hatten (oder zumindest glaubte ich das), und das natürlich jenseits des Horizonts jenes Anlasses lag, zu dem wir uns an diesem Tag versammelt hatten. Ich war während meiner Ausbildung irgendwie in Meditation und Yoga hineingestolpert und hatte ein leidenschaftliches Interesse an den Möglichkeiten entwickelt, die diese Disziplinen mir offenbart hatten. Zudem hatte ich nicht das Gefühl, dass diese Methoden zur Erforschung der Wirklichkeit einen Bereich beschrieben, der gänzlich jenseits der Grenzen der Wissenschaft lag. Ganz und gar nicht. Allerdings lagen Meditation und Yoga ganz offensichtlich mehr als nur ein wenig von dem klar umrissenen Pfad der Molekularbiologie und dem Thema meiner Forschungsarbeit für die Dissertation entfernt.

Erst in ungefähr den letzten zwanzig Jahren hat die wissenschaftliche Erforschung von Achtsamkeitsmeditation und verwandter Meditationspraktiken wirklich begonnen.

Als also das Thema jenes Eröffnungszitats angesprochen wurde, hoffte ich wohl trotz des ungewöhnlichen Rahmens tief in meinem Herzen, meinen Mentoren die Sache auf eine Art und Weise erklären zu können, die sie verstehen würden. Vielleicht war dies sogar ein unbewusstes Motiv hinter meinem Einfall, den Aphorismus dort hinzuschreiben, während der Hauptgrund wohl eine sehr deutliche Ahnung war, dass die Vollendung dieser Lebensphase meiner akademischen Ausbildung an sich ein Tod und eine Wiedergeburt war. Der Satz stand dort, weil ich mich selbst daran erinnern wollte, welche Mühen und Prüfungen zu jener Zeit mit dieser Arbeit verbunden gewesen waren, und dass ich nicht an dem festhalten musste, was diese Arbeit bedeutete, sondern dass ich es sterben lassen konnte.

Allein schon eine solche philosophische Diskussion im Kontext einer mündlichen Prüfung an der biologischen Fakultät des Massachusetts Institute of Technology (MIT) zu führen, war etwas ausgesprochen Ungewöhnliches. Und dass gerade die Männer in der Prüfungskommission, die den größten Teil der Diskussion führten, überhaupt daran interessiert waren und darüber sprechen wollten, erstaunte mich sehr, denn sie waren, soweit ich sie kannte, und ich kannte sie ziemlich gut, zuerst und vor allem waschechte Rationalisten. Ich schrieb es der Tatsache zu, dass sie alle in einem Alter waren, in dem sie bereits den Löwenanteil dessen, was sie der Welt durch ihre wissenschaftliche Arbeit zu schenken vermochten, erledigt hatten, und sie sich ihres Alterns und ihrer eigenen Sterblichkeit bewusster geworden waren. Irgendwie forderte dieser poetische Satz über das Sterben, bevor man stirbt, und die Tatsache, dass er ihnen am Anfang der Forschungsarbeit eines Studenten präsentiert wurde, den sie gut kannten, ihr

Interesse und vielleicht auch ihr Ego heraus. Ich nehme an, sie hatten bereits entschieden, dass die Doktorarbeit gut genug war, um angenommen zu werden, solange ich nur im Detail intelligent darüber reden könnte, und waren deshalb vielleicht ein wenig entspannter, als sie es unter anderen Umständen gewesen wären, sodass sie sich die Zeit nahmen, über etwas zu diskutieren, das mit dem Gegenstand der Prüfung so wenig zu tun hatte. Ich vermute auch, dass sich die einzige Frau im Raum, Professorin Annamaria Torriani-Gorini, ziemlich amüsierte.

Ich erinnere mich nicht mehr an die Einzelheiten unseres Gesprächs. Zweifellos lag so etwas wie amüsierte Nachsicht in der Luft, und vielleicht gab es auch ein gewisses höfliches Stirnrunzeln über meine Antworten, aber es waren ihre zahlreichen Fragen, die unsere Diskussion in die Länge zogen und mir deutlich machten, dass sie tatsächlich über das Sterben vor dem Sterben reden wollten. Nach einer Weile wandten wir uns dann der eigentlichen Verteidigung zu.

Das war 1971. Heute, mehr als dreißig Jahre danach, ist Salva Luria längst verstorben, und ich bin älter, als jeder von ihnen es zu jener Zeit war. Es gab eine tiefe Zuneigung zwischen Salva und mir. Allerdings hatte unsere Beziehung auch etwas von der Strenge der Beziehung zwischen einem Vater und seinem rebellischen Sohn, und eine gewisse Heftigkeit, weil er offensichtlich nicht mit dem Lebensweg einverstanden war, den ich einzuschlagen begann und den er nicht verstand. In Wahrheit war es so, dass ich ihm häufig ziemlich auf die Nerven fiel, und das aus sehr verständlichen Gründen, wenn man bedenkt, wer er war und wer ich war. Jahre später war er so großzügig, die erste Fassung meines Buchs *Gesund durch Meditation* zu lesen. Um mit ihm im Gespräch bleiben zu können, hatte ich ihn um sein kritisches Urteil gebeten sowie um Rat, wie ich das Buch verbessern könnte. Und als er schließlich an Krebs erkrankte, fragte er mich, ob ich nicht vorbeikommen könnte, um ihn ein bisschen Meditation zu lehren. Wir machten in dem Jahr, bevor er starb, zusammen einige Sitzungen bei ihm zu Hause (zu jener Zeit wohnte er ganz in meiner Nähe), aber soweit ich weiß, ist er nie wirklich mit der Meditation warm geworden oder hat sie intuitiv begriffen. Also sah ich auf meinem Heimweg einfach ab und zu bei ihm vorbei, um etwas mit ihm zu plaudern und mich nach seinem Befinden zu erkundigen. Inzwischen war unsere Beziehung äußerst freundschaftlich.

Ich brauchte weitere dreißig Jahre, um klarzusehen, dass ich zur Zeit meiner mündlichen Prüfung hauptsächlich Konzepte vertreten hatte, auch wenn das, was ich damals sagte, auf meiner Übung und meinen anfänglichen Erfahrungen und Einsichten beruhte. Es waren schöne Konzepte, gute Konzepte, hilfreiche Konzepte – Konzepte, die mir halfen, zu praktizieren und die existenziellen Umbrüche zu verkraften, durch die ich damals ging. Aber es waren nichtsdestoweniger Konzepte. Es sollte sich herausstellen, dass dieses Sterben vor dem Sterben wesentlich schwieriger war, als ich gedacht hatte, und dass es sehr viel tiefgründiger war, als das, was ich zu jenem Zeitpunkt selber erfahren hatte.

Und natürlich trifft das heute immer noch zu. Was glauben Sie, warum? Während man auf den Horizont zugeht, stellt man fest, dass er stets zurückweicht. Er ist kein Ort, an dem man ankommen kann. Es scheint immer irgendeinen Aspekt des Selbst zu geben, der hartnäckig an seiner eigenen kleinen Geschichte von »ich, mich und mein« festhält. Eine Meditationspraxis oder eine sogenannte »spirituelle« Einstellung ist keine Garantie für Immunität gegenüber Anhaftung und damit Verblendung. Es geschieht nur allzu leicht, dass die Gewohnheit des Anhaftens nur zu einer anderen Klasse von Konzepten und Fantasien übergeht. In sogenannten »spirituellen Gruppen« ist die Gefahr besonders groß, dass man dem selbstgefälligen Glauben anheimfällt, dass die eigene Sicht des Pfades die beste Sicht sei, dass die eigene Tradition und die eigenen Lehrerinnen die besten seien, und so weiter und so weiter. Auch als Individuum, von Gemeinschaften ganz zu schweigen, geht man leicht in diese Falle, und es ist schwer, sich wieder daraus zu befreien.

Wie ich es sehe, besteht die Herausforderung darin, bereits das Entstehen einer solchen Geschichte zu bemerken, wie subtil sie auch sein mag, was ihr Inhalt auch immer sein mag, heilig oder profan, sie als Teil unserer Übung als das zu erkennen, was sie ist: als eine weitere Fabrikation des Geistes. Entweder wir vermeiden ganz, uns in die Geschichte zu verstricken, oder wir ertappen uns rasch und elegant dabei, wie wir uns verrennen, und lachen herzhaft darüber. Wenn wir im Gewahrsein verweilen, dann ist das Sterben schon in diesem Moment geschehen, und das Wissen um einen solchen Moment geht weit über alle Konzepte und Worte hinaus, wie bedeutungsschwer und nützlich sie auch sein mögen. Sobald wir dies wissen, werden Worte und Konzepte sehr machtvoll – denn wir wissen, sie zu gebrauchen, und wissen, wo sie nichts mehr zu suchen haben.

Und so lang du das nicht hast,
Dieses: Stirb und werde!
Bist du nur ein trüber Gast
Auf der dunklen Erde.

Johann Wolfgang von Goethe,
»Selige Sehnsucht«

Stirb, bevor du stirbst (Teil II)

Zu der Zeit, als ich meine Doktorarbeit verteidigte, hatte ich schon etwa fünf Jahre lang Meditation in der Tradition des Zen praktiziert. Zu meiner ersten Begegnung mit dem Zen war es, und das ist wirklich eine Ironie des Schicksals, im Jahr 1966 ebenfalls am Massachusetts Institute of Technology (MIT) gekommen.

Als ich eines Tages einen der endlosen, in zwei Grüntönen gestrichenen Korridore des Instituts entlangging, fiel mein Auge auf einen Zettel an einem der Schwarzen Bretter, die sich an den Wänden dieser Korridore fanden. Ich war damals ziemlich durcheinander und fühlte mich an diesem Ort eigentlich fehl am Platz, unter anderem deshalb, weil ich mich nicht mit dem meiner Meinung nach zynischen und obszönen Krieg abfinden konnte, den die Vereinigten Staaten in Vietnam führten. Auf dem Zettel stand seltsamerweise: »Die drei Pfeiler des Zen.«

Es war die Ankündigung eines Vortrags von Philip Kapleau, der als Berichterstatter die Nürnberger Kriegsverbrecher-Prozesse verfolgt hatte und dann für einige Jahre nach Japan gegangen war, um Zen zu praktizieren. Er war von Huston Smith, der damals Professor für Philosophie und Religionswissenschaft am MIT war, eingeladen worden. Ich hatte keine Ahnung, was Zen war, wer Philip Kapleau war und nicht einmal, wer Huston Smith war, aber aus irgendeinem Grund ging ich an diesem Nachmittag zu dem Vortrag.

Was mich zuerst einmal erstaunte, war, wie wenig Zuhörerinnen zu dem Vortrag gekommen waren, nicht mehr als fünf oder sechs aus der gesamten akademischen Belegschaft des Instituts, die in die Tausende ging. Ich weiß nicht mehr genau, was Kapleau damals sagte, nur noch, dass er nebenbei bemerkte, es sei, als er in Japan zu sitzen begann, in dem Kloster eiskalt gewesen, weil es dort keine Zentralheizung gab. Die Bedingungen waren spartanisch und primitiv. Und doch verschwanden damals seine chronischen Magengeschwüre und kehrten auch nicht wieder zurück. Was immer er sonst noch vorgetragen hat, es war auf jeden Fall das erste Mal, dass ich jemanden mitreißend und aus eigener Erfahrung über Meditation und den *Dharma* sprechen hörte. Ich weiß noch, dass ich nach dem Vortrag das Gefühl hatte, hier auf etwas gestoßen zu sein, das äußerst wichtig und für mein Leben und meine geistige Gesundheit in meiner damaligen Situation von überragender Bedeutung war. Also begann ich, für mich allein zu sitzen. Kapleau kam kurze Zeit später zurück und leitete ein Wochenendretreat, in dem ich meine Übung und meinen Enthusiasmus vertiefte. Als dann später sein Buch *Die drei Pfeiler des Zen* herauskam, verschlang ich es von der ersten bis zur letzten Seite und nahm es immer wieder zur Hand, um Anregungen für meine noch junge Meditationspraxis zu finden.

Die Studienzeit damals fühlte sich für mich wie eine Art Tod an, aber auch so, als fände ich ein neues Leben. Damals kündigte sich die allmähliche Enthüllung einer neuen Dimension jener Suche an, die mich ursprünglich zum Studium der Naturwissenschaften und der Biologie veranlasst hatte: Ich wollte die Natur des Lebens und die Natur der Wirklichkeit erforschen und verstehen, aber nicht nur auf abstrakte Weise, sondern in ihrer Manifestation in meinem eigenen Leben, meinem eigenen Geist und in den Entscheidungen, die ich auf meinem Lebensweg traf. Doch der Antrieb, dem Pfad der Naturwissenschaften mit seinen Laboruntersuchungen zu folgen, wurde langsam immer schwächer, auch wenn ich von den Entdeckungen auf diesem Gebiet fasziniert war. Stattdessen wurde der Drang, mich selbst zu verstehen, indem ich die vielfältigen Dimensionen des Lebens und des Seins mit Achtsamkeit beobachtete, immer stärker. Ich begann das Leben selbst als das interessanteste Labor zu betrachten.

Zu jener Zeit war ich tief beeindruckt von der Geschichte Ramana Maharshis, einem der größten Weisen der Moderne. Er war ein siebzehnjähriger indischer Gymnasiast ohne jegliche spirituelle Schulung und ohne Interesse an der Spiritualität, als ihn ein Tages eine intensive Todesangst überkam. Er entschloss sich, ihr nachzugehen, statt sich dagegen zu wehren, und sich zu fragen: »Was ist es, das stirbt?« Er legte sich auf den Rücken und forschte nach; er tat so, als würde er sterben, hielt sogar den Atem an und imitierte das Einsetzen der Todesstarre.

Was, nach seinem eigenen Bericht, dann geschah, ist höchst erstaunlich: Seine Persönlichkeit starb, und zwar für immer. Was blieb, war Gewahrsein selbst, etwas, das er das Selbst nannte, ein Ausdruck des Identität mit Brahman, dem universellen Selbst. Von da an begann er, den Pfad der Selbsterforschung zu lehren, den Pfad der Meditation über die Frage: »Wer bin ich?«. Aus aller Welt kamen Menschen zu seiner bescheidenen Einsiedelei in Tiruvannamalai in Südindien, um in seiner Gegenwart zu sein, die nach den Berichten dieser Menschen reine Liebe ausstrahlte. Mit einem rasiermesserscharfen, spiegelgleichen Geist, der leer war von jeglichem Ich, antwortete er in Dialogen auf die ihm gestellten Fragen, wie naiv oder tiefgründig sie auch waren. Sein von tiefem Frieden kündendes Lächeln strahlt mich von einem Foto an, das vor mir auf dem Schreibtisch steht.

Ich bringe Ramanas Geschichte immer mit der Totenstellung

des Yoga in Verbindung. Allein schon absichtlich die Totenstellung einzunehmen, auf dem Rücken liegend mit nach außen fallenden Fußspitzen, die Arme neben dem Körper, ohne ihn zu berühren, die Handflächen offen zur Decke oder zum Himmel gerichtet, bietet uns eine Gelegenheit, das Sterben vor dem Sterben zu üben. Indem wir auf diese Weise ausgestreckt vollkommen still daliegen und den Atem fließen lassen, wie er will, lassen wir die ganze Welt einfach sein, wie sie ist; wir lassen sie sich entfalten, wie sie sich entfaltet, so als seien wir gestorben und die Welt ginge einfach ohne uns weiter. Alles Anhaften ist aufgegeben, wir sind bereits tot, sodass es nichts mehr gibt, an dem wir festhalten; wir sehen, fühlen und wissen, dass das Festhalten selbst nutzlos ist und unsere Ängste letztlich irrelevant sind. Alles, was wir kennen, ist das Jetzt, und das ist auf spektakuläre Weise genug. Wenn man möchte, kann man sich dann fragen: »Wer ist gestorben?« – »Wer übt hier Yoga?« – »Wer meditiert?« – »Wer atmet?«

Wenn wir für die Vergangenheit und die Zukunft sterben, für unser »ich, mich und mein« sterben, während wir hier wie ein Leichnam, als Leichnam liegen, können wir die Qualität des Erkennens spüren, die Essenz des Geistes, reines Gewahrsein, das an sich leer ist von jedem Selbst-Konzept, leer von allen Vorstellungen und allen Gedanken; es ist einfach nur das Potenzial, innerhalb dessen alle Gedanken und alle Gefühle entstehen. Dieses Spüren, dieses Erkennen ist hier und in der Zeitlosigkeit dieses Augenblicks des Jetzt für immer von vibrierender Lebendigkeit.

Darum ist heute jeder Moment, in dem wir leben, der perfekte Tag, um auf diese Weise zu sterben. Und darin aufzuwachen.

Sind Sie bereit?

»Warum sollten wir noch länger darauf warten, dass die Welt anfängt?«

Der Weiß-nicht-Geist

Der koreanische Zen-Meister Soen Sa Nim machte uns manchmal mimisch vor, wie man mit dem *Kōan* »Was bin ich?«, einer Variante des »Wer bin ich?«, übt. Er setzte sich aufrecht hin, machte ein fragendes Gesicht, saß dann eine kleine Weile mit geschlossenen Augen da und sagte schließlich mit lauter und ziemlich heftiger Stimme: »Was bin ich?« Er verband alle Silben miteinander, sodass es sich eher anhörte wie »Wassbiniiisch?«. Dann war er einige Augenblicke still und stieß dann, immer noch mit geschlossenen Augen und wiederum ziemlich heftig, hervor: »Weiß nicht!«, was sich anhörte wie »Weisssssnich!«.

Wassbiniiich?

Weisssssnich!

Dann verharrte er schweigend in dem, was er den »Weiß-nicht-Geist« nannte, und saß einfach nur da.

Er meinte, es wäre keine schlechte Idee, wenn wir auf diese Weise praktizierten – innerlich, von Zeit zu Zeit in Stille, zunächst mit den Worten, dann aber jenseits der Worte. Das Fragen selbst, das Erforschen des Selbst, die Leidenschaft, die selbst noch hinter dem Ort liegt, woher die Frage kommt – das ist bei dieser Übung das Wichtigste. Und das Gefühl, das man zu guter Letzt hat, nach all dem Forschen, nach allem »nicht dies, nicht dies«, ist ein Gefühl, das unterhalb all der Wechselfälle von Name und Form liegt. Es ist das Gefühl, einfach nicht zu wissen. Und es geht darum, in diesem Nichtwissen zu verweilen, in all seiner Eindringlichkeit, mit vollständiger Akzeptanz und grenzenloser Weite.

Er ermahnte uns, uns in allem, was wir taten, den »Weiß-nicht-Geist« zu bewahren. »Nur weiß nicht!« bellte er uns immer wieder an, sodass viele seiner Studentinnen die ganze Zeit herumliefen und sagten: »Nur weiß nicht!«, ganz gleich, was man sie fragte oder zu ihnen sagte. Es war irre. Es war unerträglich. Es war ebenfalls großartiges Training.

Eines Tages wurde Soen Sa Nim von einem New Yorker Radiosender interviewed. Am Ende der Sendung sagte der Moderator, der verstorbene Lex Hixon, ein bekannter Buddhismus-Experte und Autor, zu ihm: »Danke Soem Sa Nim, dass Sie da waren. Ich mag Ihre Lehren und es war eine tolle Sendung. Aber eines verstehe ich einfach nicht, und es hat mich während unseres Gesprächs sehr verwirrt. Was hat es mit diesem ›Donut-Geist‹ auf sich, von dem Sie immer sprechen? Ich versteh's einfach nicht.«

Soen Sa Nim schüttelte sich vor Lachen: »Ja, genau das ist es: ›Donut-Geist‹! – Nix in der Mitte außer Luft.«

An der eigenen Tür ankommen

Die Zeit wird kommen,
da du voller Überschwang
dich selbst als Ankömmling
an deiner eigenen Tür begrüßen wirst,
in deinem eigenen Spiegel,
und beide werden lächeln
zum Willkommensgruß des anderen
und sagen: Setz dich her. Iss.
Erneut wirst du den Fremden lieben, der dein
Selbst gewesen ist.
Gib Wein. Gib Brot. Gib dein Herz
an sich selbst zurück, dem Fremden, der dich
geliebt hat
dein ganzes Leben lang, den du
um eines anderen willen ignoriert hast,
der dich in- und auswendig kennt.
Hole die Liebesbriefe aus dem Schrank,
die Fotos, die verzweifelten Botschaften,
löse dein eigenes Bild von deinem Spiegel ab.
Setz dich. Lass dir dein Leben schmecken.

Derek Walcott,
»Liebe für Liebe« (»Love after Love«)

Jeden Augenblick kommen wir an unserer eigenen Tür an. Jeden Moment könnten wir sie öffnen. In jedem Augenblick könnten wir erneut den Fremden lieben, der wir selbst waren, der uns, wie das Gedicht sagt, in- und auswendig kennt.

Wir kennen uns in jedem Sinne dieses Wortes bereits in- und auswendig, aber vielleicht haben wir das vergessen. Das Ankommen an unserer Tür besteht im Erinnern. Wir eignen uns das wieder an, was wir schon immer waren und allzu lange ignoriert haben, sodass wir scheinbar immer weiter von unserem Heim abgeirrt sind, doch zugleich nie weiter als dieser Atemzug und dieser Augenblick. Können wir aufwachen? Können wir zur Besinnung kommen? Können wir das Wissen sein und zugleich den Weiß-nicht-Geist bewahren und das Nichtwissen ehren? Sind Wissen und Nichtwissen überhaupt verschiedene Dinge?

Die Zeit wird kommen, so versichert uns das Gedicht. Ja, die Zeit wird kommen, aber wollen wir wirklich erst auf unserem Totenbett zu dem erwachen, wer oder was wir wirklich sind, was, wie Thoreau voraussah, nur allzu leicht passieren kann, als er sagte: »…um nicht, wenn es ans Sterben ging, die Entdeckung machen zu müssen, nicht gelebt zu haben« (vgl. Buch 1, Einführung, S. 39 für das komplette Zitat). Oder kann diese Zeit jetzt sein, genau jetzt, wo wir sind und wie wir sind?

Die Zeit wird kommen, gewiss, aber nur, wenn wir uns dem Aufwachen überantworten, wenn wir zur Besinnung kommen und über unseren eigenen unterentwickelten Geist hinausgehen. Sie kommt nur, wenn wir die Kettenreaktionen unserer robotergleichen Konditionierungen sehen können, besonders unserer emotionalen Konditionierungen, und unsere Sicht von dem, was wir zu sein glauben, durchschauen, wenn wir also unser Bild vom Spiegel ablösen können, und wenn wir wahrnehmen: wenn wir sehen, was es hier zu sehen gibt, wenn wir hören, was es hier zu hören gibt, wenn wir beobachten, wie sich **in** diesem Sehen, in diesem Hören die Kettenreaktionen auflösen, und wir uns zurückwenden zu unserer größeren, ursprünglichen Schönheit, wenn wir uns selbst an unserer eigenen Tür begrüßen, wenn wir die Fremde wieder lieben, die unser Selbst einst war. Wir können es. Wir werden es tun. Wir werden es tun. Denn was gäbe es für uns letztlich anderes zu tun?

Wie anders könnten wir letztlich frei werden?

Wie anders könnten wir letztlich sein, wer wir bereits sind?

Wie anders können wir heilen? Wie anders können wir unseren Frieden mit den Dingen machen, so, wie sie nun mal sind?

Und wann, o wann, o wann kommt der Moment, wo das geschehen wird? »Die Zeit wird kommen…« sagt der Dichter. Vielleicht ist sie schon gekommen.

Nur… Weisssssnich!

Danksagung

Da die Wurzeln dieser vier Bände schon eine lange Zeit zurückreichen, gibt es eine ganze Reihe Menschen, denen ich meine Dankbarkeit und Verbundenheit für ihre zahlreichen Beiträge während der verschiedenen Phasen beim Verfassen und Veröffentlichen der Bücher ausdrücken möchte.

Im Hinblick auf die ursprüngliche Fassung, die 2005 veröffentlich wurde, möchte ich meinem Dharma-Bruder Larry Rosenberg vom Cambridge Insight Meditation Center, Larry Horwitz und meinem inzwischen verstorbenen Schwiegervater Howard Zinn dafür danken, dass sie damals das gesamte Manuskript gelesen und ihre scharfsinnigen und kreativen Gedanken mit mir geteilt haben. Mein Dank gilt außerdem Alan Wallace, Arthur Zajonc, Doug Tanner und Richard Davidson sowie Will Kabat-Zinn und Myla Kabat-Zinn, die Teile des Manuskripts gelesen und mir weisen Rat und Feedback gegeben haben. Ich danke auch dem ursprünglichen Verleger Bob Miller und dem ursprünglichen Lektor Will Schwalbe, die inzwischen bei bei Flatiron Books arbeiten, für ihre Unterstützung und ihre Freundschaft, damals wie heute.

Meine ganz besondere Wertschätzung und Dankbarkeit gilt der Lektorin des ersten Bandes Michelle Howry von Hachette Books für ihre Hilfe dabei, der gesamten Serie ihre Form zu verleihen,

Lauren Hummel für ihre entscheidenden Beiträge zum Gelingen dieses Projekts und den Überblick über all dessen bewegliche Teile, sowie dem gesamten Team bei Hachette, das so kooperativ und effektiv an dieser Serie mitgewirkt hat. Mit großer Wertschätzung danke ich auch Mauro DiPreta von Hachette Books, der das Lektorat der letzten drei Bände übernahm.

Auch wenn ich von vielen Seiten Unterstützung, Ermutigung und Rat erhalten habe, sind selbstverständlich alle eventuellen Ungenauigkeiten oder Fehler einzig und allein mir zuzuschreiben.

Meine stete Dankbarkeit und meinen Respekt möchte ich all meinen Kolleginnen und Kollegen ausdrücken, die gegenwärtig oder ehemals in der Stress Reduction Clinic und dem Center for Mindfulness gelehrt haben, so wie jenen Lehrerinnen und Wissenschaftlern, die in jüngerer Zeit Teil des globalen Netzwerkes von an das CFM angeschlossenen Institutionen waren.

Sie alle haben buchstäblich wie metaphorisch dieser Arbeit ihre Leben und ihre Leidenschaft gewidmet. Zwischen 1979 und 2005 haben folgende Menschen in der Stress Reduction Clinic MBSR unterrichtet: Saki Santorelli, Melissa Blacker, Florence Meleo-Meyer, Elana Rosenbaum, Ferris Buck Urbanowski, Pamela Erdmann, Fernando de Torrijos, James Carmody, Danielle Levi Alvares, George Mumford, Diana Kamila, Peggy Roggenbuck-Gillespie, Debbie Beck, Zayda Vallejo, Barbara Stone, Trudy Goodman, Meg Chang, Larry Rosenberg, Kasey Carmichael, Franz Moekel, die inzwischen verstorbene Ulli Kesper-Grossman, Maddy Klein, Ann Soulet, Joseph Koppel, die inzwischen verstorbene Karen Ryder, Anna Klegon, Larry Pelz, Adi Bemak, Paul Galvin und David Spound.

Heute, im Jahr 2018, gilt meine Zuneigung und mein Dank zudem den gegenwärtigen Lehrerinnen am Center for Mindfulness und in den daran angeschlossenen Programmen: Florence Meleo-Meyers, Lynn Koerbel, Elana Rosenbaum, Carolyn West, Bob

Stahl, Meg Chang, Zayda Vallejo, Brenda Fingold, Dianne Horgan, Judson Brewer, Margaret Fletcher, Patti Holland, Rebecca Eldridge, Ted Meissner, Anne Twohig, Ana Arrabe, Beth Mulligan, Bonita Jones, Carola Garcia, Gustavo Diex, Beatriz Rodriguez, Melissa Tefft, Janet Solyntjes, Rob Smith, Jacob Piet, Claude Maskens, Charlotte Borch-Jacobsen, Christiane Wolf, Kate Mitcheom, Bob Linscott, Laurence Magro, Jim Colosi, Julie Nason, Lone Overby Fjorback, Dawn Mac-Donald, Leslie Smith Frank, Ruth Folchman, Colleen Camenisch, Robin Boudette, Eowyn Ahlstrom, Erin Woo, Franco Cuccio, Geneviève Hamelet, Gwenola Herbette und Ruth Whitall. Florence Meleo-Meyer und Lynn Koerbel sind außergewöhnliche Führungspersönlichkeiten und bereichern das globale Netzwerk von MBSR-Lehrern am CFM.

Meine tiefe Wertschätzung gilt auch all jenen, die von Anfang an so entscheidend und auf so viele verschiedene Weisen an der Verwaltung der MBSR Clinic und dem Center for Mindfulness in Medicine, Health Care, and Society sowie in verschiedenen Forschungsfeldern und klinischen Anwendungen mitgewirkt haben: Norma Rosiello, Kathy Brady, Brian Tucker, Anne Skillings, Tim Light, Jean Baril, Leslie Lynch, Carol Lewis, Leigh Emery, Rafaela Morales, Roberta Lewis, Jen Gigliotti, Sylvia Ciario, Betty Flodin, Diane Spinney, Carol Hester, Carol Mento, Olivia Hobletzell, die inzwischen verstorbene Narina Hendry, Marlene Samuelson, Janet Parks, Michael Bratt, Marc Cohen und Ellen Wingard. Ich danke außerdem jenen Menschen, die auf dem soliden Boden, der unter der Leitung von Saki Santorelli in den letzten siebzehn Jahren geschaffen wurde, gegenwärtig die Leitung übernommen haben: Judson Brewer, Dianne Horgan, Florence Meleo-Meyer und Lynn Koerbel, mit der großartigen Unterstützung durch Jean Baril, Jacqueline Clark, Tony Maciag, Ted Meissner, Jessica Novia, Maureen Titus, Beverly Walton, Ashley Gladden, Lynne Littizzio, Nicole Rocijewicz und Jean Welker.

Ich verneige mich zutiefst vor Judson Brewer, MD, PhD, der 2017 die Abteilung für Achtsamkeit im Department of Medicine an der University of Massachusetts Medical School gegründet hat und seither leitet, der weltweit ersten Abteilung für Achtsamkeit an einer medizinischen Fakultät und sicherlich ein Zeichen der Zeit und der Verheißung der Dinge, die noch kommen werden.

Im Hinblick auf die Forschung am CFM im Jahr 2018 empfinde ich große Wertschätzung für die enorme Vielfalt und Tiefe der Arbeit und der Beiträge von: Judson Brewer, Remko van Lutterveld, Prasanta Pal, Michael Datko, Andrea Ruf, Susan Druker, Ariel Beccia, Alexandra Roy, Hanif Benoit, Danny Theisen und Carolyn Neal.

Schließlich und endlich möchte ich meine Dankbarkeit und mein Respekt den Tausenden Menschen in aller Welt ausdrücken, die sich der Erforschung von auf Achtsamkeit basierender Ansätze in der Medizin, Psychiatrie, Psychologie, Gesundheitsfürsorge, Erziehung, Rechtsprechung, sozialer Gerechtigkeit, der Heilung von geflüchteten Menschen angesichts von Traumatisierung und sogar Genozid (wie zum Beispiel in Süd-Darfur), Geburt und Elternschaft und weiteren Bereichen der Gesellschaft widmen und die durch ihre Arbeit den Dharma in seiner universellen Tiefe und Schönheit ehren. Ihr wisst, dass Ihr gemeint seid, ob nun Eure Namen hier genannt werden oder auch nicht. Und falls nicht, dann liegt es einzig an meiner Vergesslichkeit und dem begrenzten Raum dieser Seiten. Ich möchte meinem guten Freund Lienhard Valentin danken, dem Verleger des Arbor Verlags, Achtsamkeitslehrer und durch Arbor-Seminare einer der wichtigsten Repräsentanten von Achtsamkeit in der deutschsprachigen Welt. Explizit würdige ich die Arbeit von Paula Andrea Ramirez Diazgranados in Kolumbien und Süd-Darfur; Hui Qi Tong in den USA und China; Kevin Fong, Roy Te Chung Chen, Tzungkuen Wen, Helen Ma, Jin Mei Hu und Shih Shih Ming in China, Taiwan und Hong Kong; Heyoung Ahn in Korea; Junko Bickel und Teruro Shiina in Japan; Leena Pennenen in Finland; Simon Whitesman und Linda Kantor in Südafrika; Claude Maskens, Gwénola Herbette, Edel Max, Caroline Lesire und Ilios Kotsou in Belgien; Jean-Gérard Bloch, Geneviève Hamelet, Marie-Ange Pratili und Charlotte Borch-Jacobsen in Frankreich; Katherine Bonus, Trish Magyari, Erica Sibinga, David Kearney, Kurt Hoelting, Carolyn McManus, Mike Brumage, Maureen Strafford, Amy Gross, Rhonda Magee, George Mumford, Carl Fulwiler, Maria Kluge, Mick Krasner, Trish Luck, Bernice Todres, Ron Epstein und Tim Ryan in den USA; Paul Grossman, Maria Kluge, Sylvia Wiesman-Fiscalini, Linda Hehrhaupt und Petra Meibert in Deutschland; Joke Hellemans, Johan Tinge und Anna Speckens in Holland; Beatrice Heller und Regula Saner in der Schweiz; Rebecca Crane, Willem Kuyken, John Teasdale, Mark Williams, Chris Cullen, Richard Burnett, Jamie Bristow, Trish Bartley, Stewart Mercer, Chris Ruane, Richard Layard, Guiaume Hung und Ahn Nguyen in Großbritannien; Zindel Segal und Norm Farb in Kanada; Gabor Fasekas in Ungarn; Macchi dela Vega in Argentinien; Johan Bergstad, Anita Olsson, Angeli Holmstedt; Ola Schenström und Camilla Sköld in Schweden; Andries Kroese in Norwegen; Jakob Piet und Lone Overby Fjorback in Dänemark und Franco Cuccio in Italien. Möge Eure Arbeit auch weiterhin jene erreichen, die ihrer am meisten bedürfen; möge sie das Tiefste und Beste in uns allen berühren und helfen, es zu klären und zu nähren, und auf diese Weise in jeder erdenklichen Weise dazu beitragen, der Menschheit die Heilung und Transformation zu bringen, derer sie so sehr bedarf und nach denen sie sich so sehr sehnt.

Literatur

Achtsamkeitsmeditation

Amaro, Bhikkhu, *Small Boat, Great Mountain: Theravadan Reflections on the Natural Great Perfection.* Abhayagiri Monastic Foundation, Redwood Valley, CA, 2003 (2: 2012).

Analayo, Bhikkhu, *Early Buddhist Meditation Studies.* Barre, MA: Barre Center for Buddhist Studies, 2017.

Analayo, Bhikkhu, *Mindfully Facing Disease and Death: Compassionate Advice from Early Buddhist Texts.* Cambridge: Windhorse Publ., 2016.

Analayo, Bhikkhu. *Der direkte Weg – Satipatthana.* Stammbach: Beyerlein und Steinschulte, 2010 (orig. ders., *Satipatthana: The direct path to realization.* Cambridge: Windhorse Publ., 2004).

Armstrong, Guy, *Emptiness: A Practical Guide for Meditators.* Somerville, MA: Wisdom Publ., 2017.

Beck, Charlotte Joko, *Einfach Zen.* Berlin: Edition Steinrich 2011 (orig. dies., *Nothing Special: Living Zen.* San Francisco, CA: Harper-Collins, 1993).

Buswell, Robert E. (Übers.), *Tracing Back the Radiance: Chinul's Korean Way of Zen.* Honolulu: Kuroda Institute, U of Hawaii Press, 1991.

Goldstein, Joseph, *Ein Dharma. Buddhismus im Alltag.* München: Goldmann, 2004 (orig. ders., *One Dharma: The Emerging Western Buddhism.* San Francisco: HarperCollins, 2002).

Goldstein, Joseph und Kornfield, Jack, *Einsicht durch Meditation: die Achtsamkeit des Herzens – buddhistische Einsichts-Meditation für westliche Menschen.* Freiamt: Arbor, 2006 (orig. dies., *Seeking the heart of wisdom: The path of insight meditation.* Boston, MA: Shambhala Publ., 3: 2001).

Gunaratana, Banthe Henepola, *Die Praxis der Achtsamkeit: Eine Einführung in die Vipassana-Meditation.* Heidelberg: Werner Kristkeitz Verlag, 1996 (orig. ders., *Mindfulness in Plain English.* Somerville, MA: Wisdom Press, 1991, Neuaufl. 2017).

Kapleau, Philip, *Die drei Pfeiler des Zen. Lehre – Übung – Erleuchtung.* München: O. W. Barth Verlag, 2012 (orig. ders., *The Three Pillars of Zen: Teaching, Practice, and Enlightenment.* New York, NY: Random House, 1965, 2000).

Krishnamurti, Jiddu, *Das Licht in dir. Über die wahre Meditation.* München: Econ-Taschenbuch-Verlag, 2000 (orig. ders., *This Light in Oneself. True Meditation.* Boston, MA: Shambhala Publ., 1999).

Levine, Stephen, *Schritte zum Erwachen: Meditation der Achtsamkeit.* Reinbek bei Hamburg: Rowohlt Verlag, 1997 (orig. ders., *A Gradual Awakening.* Garden City, NY: Anchor/Doubleday, 1979).

Mingyur, Yongey Rinpoche, *Heitere Weisheit: Wandel annehmen und innere Freiheit finden.* München: Goldmann, 2009 (orig. ders., *Joyful Wisdom: Embracing Change and Finding Freedom.* New York, NY: Harmony Books, 2009).

Nhat Hanh, Thich, *Das Herz von Buddhas Lehre: Leiden verwandeln – die Praxis des glücklichen Lebens.* Freiburg: Herder Verlag, 1999 (orig. ders., *The Heart of the Buddha's Teachings.* New York, NY: Broadway, 1998).

Nhat Hanh, Thich, *Einfach lieben.* München: O.W. Barth Verlag, 2016 (orig. ders., *How to Love.* O.O.: Ebury Publishing, 2015).

Nhat Hanh, Thich, *Einfach sitzen.* München: O.W. Barth Verlag, 2016 (orig. ders., *How to sit.* London: Rider Books, 2016).

Nhat Hanh, Thich, *Das Wunder der Achtsamkeit: Einführung in die Meditation.* Zürich: Theseus Verlag 1988. Neu bearb. von Karen Siebert. Stuttgart: Theseus Verlag, 2008 (orig. ders., *The Miracle of mindfulness: An introduction to the practice of meditation.* Boston, MA: Beacon Press, 1976, Neuaufl. 1999).

Ricard, Matthieu, *Glück.* München: Nymphenburger Verlag, 2007 (orig. ders., *Plaidoyer pour le bonheur.* Paris: NiL.ditions, 2003).

Ricard, Matthieu, *Meditation.* München: Knaur Verlag, 2009 (orig. ders., *L'art de la Meditation.* Paris: NiL.ditions, 2008).

Rosenberg, Larry, *Mit jedem Atemzug. Buddhas Weg zu Achtsamkeit und Einsicht.* Freiamt: Arbor Verlag, 2002 (orig. ders., *Breath by Breath. The Liberating Practice of Insight Meditation.* Boston, MA: Shambhala Publ., 1998).

Rosenberg, Larry (mit David Guy), *Living in the Light of Death. On the Art of Being Truly Alive.* Boston: Shambhala Publ., 2000.

Rosenberg, Larry, *Atembewusstheit und Meditation: achtsam in jedem Augenblick.* Oberstdorf: Windpferd Verlag, 2015 (orig. ders., *Three Steps to Awakening: A Practice for Bringing Mindfulness to Life.* Boston, MA: Shambhala Publ., 2013).

Salzberg, Sharon, *Metta-Meditation: Buddhas revolutionärer Weg zum Glück; geborgen im Sein.* Freiamt: Arbor Verlag, 2003 (orig. dies., *Lovingkindness: the revolutionary art of happiness.* Boston, MA: Shambhala Publ., 1995).

Santorelli, Saki, *Zerbrochen und doch ganz: die heilende Karft der Achtsamkeit.* Freiamt: Arbor Verlag, 2000 (orig. ders., *Heal thy self: Lessons on mindfulness in medicine.* New York, NY: Harmony/ Bell Tower, 2000).

Shengyan, Chang (mit Dan Stevenson), *Hoofprint of the Ox. Principles of the Chan Buddhist Path as Thaught by a Modern Chinese Master.* Oxford und New York, NY: Oxford University Press, 2001.

Soeng, Mu, *The Heart of the Universe: Exploring the Heart Sutra.* Somerville, MA: Wisdom Publ., 2010.

Soeng, Mu, *Trust in Mind: The Rebellion of Chinese Zen.* Boston, MA: Wisdom Publ., 2004.

Sumedho, Bhikku, *The Mind and the Way: Buddhist Reflections on Life.* Boston, MA: Wisdom Publ., 1995.

Suzuki, Shunryū: *Zen-Geist, Anfänger-Geist: Unterweisungen in Zen-Meditation.* Freiburg: Herder Verlag, 2009 (orig. ders.: *Zen Mind, Beginner's Mind.* New York, NY: Weatherhill, 1970, Neuauflage Boston, MA: Shambhala Publ., 2011).

Thera, Nyanaponika, Satipatthāna: *The Heart of Buddhist Meditation.* Colombo: Word of the Buddha, 1956. Auch: San Francisco: Red Wheel/Weiser, 1962, 2014.

Treleaven, David, Traumasensitive Achtsamkeit: *Posttraumatischen Stress erkennen und verhindern, Sicherheit und Stabilität vermitteln.* Freiburg: Arbor Verlag, 2019 (orig. ders., *Trauma-sensitive mindfulnes: Practices for safe and transformative healing.* New York, NY: W.W. Norton & Comp. Inc., 2018).

Tulku Urgyen Rinpoche, *Regenbogenbilder: Aspekte der Dzogchenpraxis.* Freiamt: Arbor Verlag, 2003 (orig. ders., Rainbow Painting. Boudhanath: Rangjung Yeshe, 1995).

MBSR

Brandsma, Rob, *The Mindfulness Teaching Guide: Essential Skills and Competencies for Teaching Mindfulness-Based Interventions.* Oakland, CA: New Harbinger, 2017.

Kabat-Zinn, Jon, *Gesund durch Meditation: das große Buch der Selbstheilung.* Bern: O. W. Barth-Verlag 1991. TB-Ausgabe Frankfurt a.M.: Fischer Taschenbuch Verlag, 2006. Vollst. überarb. Aufl. München: Knaur-Verlag 2013) (orig. ders., *Full Catastrophe Living:*

Using the Wisdom of Your Body and Mind to Face Stress, Pain, and Illness. New York: Dell Publishing, 1991, revised ed. New York, NY: Bantam Books, 2013).

Lehrhaupt, Linda, und Meibert, Petra, *Stress bewältigen mit Achtsamkeit. Zu innerer Ruhe kommen durch MBSR.* München: Kösel Verlag, 2010.

Mulligan, Beth Ann, *Das Herz der Achtsamkeit: Die buddhistischen Wurzeln von MBSR.* Freiburg: Arbor Verlag, 2019 (orig. dies., *The Dharma of modern mindfulness: Discovering the Buddhist Teachings at the Heart of Mindfulness Based Stress Reduction.* Oakland, CA: New Harbinger Press, 2017).

Rosenbaum, Elana, *The Heart of Mindfulness-Based Stress Reduction: An MBSR Guide for Clinicians and Clients.* Eau Claire, WI: Pesi Publishing, 2017.

Santorelli, Saki, *Zerbrochen und doch ganz: die heilende Karft der Achtsamkeit.* Freiamt: Arbor Verlag, 2000 (orig. ders., *Heal thy self: Lessons on mindfulness in medicine.* New York, NY: Harmony/ Bell Tower, 2000).

Stahl, Bob und Goldstein, Elisha, *Stressbewältigung durch Achtsamkeit: das MBSR-Praxisbuch.* Freiburg: Arbor Verlag, 2010 (orig. dies., *A mindfulness-based stress reduction workbook.* Oakland, CA: New Harbinger Press, 2010).

Stahl, Bob, Meleo-Meyer, Florence und Koerbel, Lynn, *A Mindfulness-Based Stress Reduction Workbook for Anxiety.* Oakland, CA: New Harbinger Press, 2014.

Anwendungsfelder der Achtsamkeit und Meditation allgemein

Baer, Ruth. A. (Hg.), *Mindfulness-based treatment approaches: Clinician's guide to evidence base and applications.* Burlington, MA: Academic Press, 2006.

Bennett-Goleman, Tara, *Emotionale Alchemie: Der Schlüssel zu Glück und innerem Frieden.* Frankfurt a. M.: Fischer-Taschenbuch-Verlag, 2004 (orig. dies., *Emotional Alchemy: How the Mind Can Heal the Heart.* New York, NY: Harmony Books, 2001).

Bögels, Susan und Restifo, Kathleen, *Mindful Parenting: Achtsamkeit und Selbstfürsorge für Eltern. Das Handbuch für ein 8-Wochen-Programm.* Freiburg: Arbor Verlag, 2014 (orig. dies., *Mindful Parenting: A guide for mental health practitioners.* New York, NY: Springer, 2014).

Brantley, Jeffrey, *Der Angst den Schrecken nehmen: Achtsamkeit als Weg zur Befreiung von Ängsten.* Freiamt: Arbor Verlag, 2006, 2009, 2015 (orig. ders., *Calming Your Anxious Mind: How Mindfulness and Compassion Can Free You from Anxiety, Fear, and Panic.* Oakland, CA: New Harbinger Press, 2003).

Crane, Rebecca, *Achtsamkeitsbasierte Kognitive Therapie: Die theoretischen und praktischen Grundzüge der Mindfulness-Based Cognitive Therapy (MBCT).* Freiburg: Arbor Verlag, 2011 (orig. dies., *Mindfulness-based Cognitive Therapy: CBT Distinctive Features.* Philadelphia, PA: Taylor & Francis, 2008. Neu: New York, NY: Routledge, 2017).

Epstein, Mark, *Gedanken ohne den Denker. Das Wechselspiel von Buddhismus und Psychotherapie.* Frankfurt a.M.: Krüger Verlag, 1996. Neu aufgel. Frankfurt a.M.: Fischer Taschenbuch-Verlag, 2000 (orig. ders., *Thoughts Without a Thinker.* New York: Basic Books, 1995).

Ergas, Oren, *Reconstructing ›Education‹ through Mindful Attention: Positioning the Mind at the Center of Curriculum and Pedagogy.* London: Palgrave Macmillan, 2017.

Gazzaley, Adam und Rosen, Larry, *Das überforderte Gehirn: mit Steinzeitwerkzeug in der Hightech-Welt.* München: Redline Verlag, 2018 (orig. dies., *The distracted mind: ancient brains in a high-tech world.* Cambridge, MA: The MIT Press, 2016).

Germer, Christopher, Siegel, Ronald und Fulton, Paul (Hg.), *Achtsamkeit in der Psychotherapie.* Freiburg: Arbor Verlag, 2009 (orig. dies., *Mindfulness and psychotherapy.* New York, NY: Guilford Press, 2005).

Germer, Christopher und Siegel, Ronald (Hg.), *Weisheit und Mitgefühl in der Psychotherapie. Achtsame Wege zur Vertiefung der therapeutischen Praxis.* Freiburg: Arbor Verlag, 2014 (orig. dies., *Wisdom and Compassion in Psychotherapy: Deepening Mindfulness in Clinical Practice.* New York, NY: Guilford Press, 2012).

Goleman, Daniel, *Dialog mit dem Dalai Lama: Wie wir destruktive Emotionen überwinden können.* München: Hanser Verlag, 2003 (orig. ders., *Destructive emotions.* New York, NY: Bantam Books, 2003).

Hasenkamp, Wendy und White, Janna (Hg.), *Monastery and the Microscope: conversations with the Dalai Lama on Mind, Mindfulness, and the Nature of Reality.* New Haven, CT: Yale University Press, 2017.

Himelstein, Sam und Saul, Stephen, *Mindfulness-based substance abuse treatment for adolescents: A 12-session curriculum.* New York, NY: Routledge, 2016.

Kabat-Zinn, Jon, *Achtsamkeit für Anfänger.* Freiburg: Arbor Verlag, 2013 (orig. ders., *Mindfulness for Beginners: Reclaiming the Present Moment – and Your Life.* Boulder, CO: Sounds True, 2011).

Kabat-Zinn, Jon, *Stark aus eigener Kraft: im Alltag Ruhe finden – das umfassende Meditationsprogramm für alle Lebenslagen.* Bern u. a.: O.W. Barth Verlag, 1995. Ebenfalls als: *Im Alltag Ruhe finden: Meditationen für ein gelassenes Leben.* Frankfurt a. M.: Fischer

TB-Verlag, 2007; München: Knaur-Verlag, (erweiterte TB-Ausgabe) 2015 (orig. ders.: *Wherever you go, there you are: Mindfulness meditation for everyday life.* New York, NY: Hyperion, 1994).

Kabat-Zinn, Jon und Davidson, Richard, *Die heilende Kraft der Meditation. Wie sich unser Geist selbst heilen kann: Ein wissenschaftlicher Dialog mit dem Dalai Lama.* Freiburg: Arbor Verlag, 2012 (orig. dies., *The mind's own physician: a scientific dialogue with the Dalai Lama on the healing power of meditation.* Oakland, CA: New Harbinger Press, 2011).

Kabat-Zinn, Myla und Kabat-Zinn, Jon, *Mit Kindern wachsen: Die Praxis der Achtsamkeit in der Familie.* Freiburg: Arbor Verlag, 2015 (orig. dies., *Everyday Blessings: The Inner Work of Mindful Parenting.* New York, NY: Hyperion, 1998. Neu: New York, NY: Hachette Books, 2009).

King, Ruth, *Mindful of race: transforming racism from the inside out.* Boulder, Co: Sounds True Inc., 2018.

Martins, Carla, *Mindfulness-based interventions for older adults: evidence for practice.* London: Jessica Kingsley Publishers, 2014.

Mason-John, Valerie und Groves, Paramabandhu, *Eight step recovery: using the Buddha's teachings to overcome addiction.* Birmingham: Windhorse Publ., 2013. New expanded edition: Cambridge: Windhorse Publ., 2018.

McBee, Lucia, *Achtsamkeitsbasierte Altenpflege: ein alternatives Modell für betreuungsbedürftige Senioren und ihre Pflegekräfte.* Freiburg: Arbor Verlag, 2011 (orig. dies., *Mindfulness-based elder care: a CAM model for frail elders and their caregivers.* New York, NY: Springer Pub., 2008).

McManus, Carolyn, *Group Wellness Programs for Chronic Pain and Disease Management.* St. Louis, MO: Butterworth-Heinemann, 2003.

Miller, Lisa, *Effortless mindfulness: genuine mental health through awakened.* New York, N.Y. u. a.: Routledge, 2014.

Pollak, Susan; Pedulla, Thomas und Siegel, Ronald, *Gemeinsam sein: Grundlegende Kompetenzen für die achtsamkeitsbasierte Psychotherapie.* Freiburg: Arbor Verlag, 2015 (orig. dies., *Sitting Together: Essential Skills for Mindfulness-Based Psychotherapy.* New York: Guilford-Press, 2014).

Rossy, Lynn, *The Mindfulness-Based Eating Solution: Proven Strategies to End Overeating, Satisfy Your Hunger, and Savor Your Life.* Oakland, CA: New Harbinger Publ., 2016.

Segal, Zindel; Williams, Mark und Teasdale, John, *Die achtsamkeitsbasierte kognitive Therapie der Depression: Ein neuer Ansatz zur Rückfallprävention.* Tübingen: dgvt-Verlag, 2008 (orig. dies., *Mindfulness-based cognitive therapy for depression. A new approach to preventing relapse.* New York: Guilford Press, 2002, 2: 2013).

Silverton, Sarah, *Das Praxisbuch der Achtsamkeit: wirksame Selbsthilfe bei Stress.* München: Kösel Verlag, 2012 (orig. dies., *The mindfulness solution: the breakthrough approach to dealing with stress, anxiety and depression.* London: Watkins Media, 2012).

Smalley, Susan und Winston, Diana, *In diesem Moment: die Wissenschaft und Praxis der Achtsamkeit.* Freiburg: Arbor Verlag 2013 (orig. dies., *Fully present: The science, art, and practice of mindfulness.* Philadelphia, PA: Da Capo Lifelong Books, 2010).

Tolle, Eckhart, *Jetzt! Die Kraft der Gegenwart: Ein Leitfaden zum spirituellen Erwachen.* Bielefeld: Kamphausen Verlag, 2000 (orig. ders., *The Power of now: A guide to spiritual enlightenment.* Vancouver: Namaste Publ., 1997).

Vo, Dzung, *The mindful teen: Powerful skills to help you handle stress one moment at a time.* Oakland, CA: New Harbinger Publ., 2015.

Wallace, B. Alan, *Tibetan Buddhism from the Ground Up: A Practical Approach for Modern Life.* Somerville, MA: Wisdom Publ., 1993.

Williams, Mark; Teasdale, John; Segal, Zindel und Kabat-Zinn, Jon, *Der achtsame Weg durch die Depression.* Freiburg: Arbor Verlag, 2009, 4. Aufl. 2013 (orig. dies., *The Mindful Way Through*

Depression: Freeing Yourself from Chronic Unhappiness. New York, NY: Guilford Press, 2007).

Williams, Mark; et al., *Achtsamkeit und die Transformation von Verzweiflung: mit suizidgefährdeten Menschen arbeiten.* Freiburg: Arbor Verlag, 2017 (orig. dies., *Mindfulness and the transformation of despair: Working with people at the Risk of Suicide.* New York, NY: Guilford Press, 2015).

Williams, Mark; Kabat-Zinn, Jon et al. (Hg.), *Achtsamkeit: Ihre Wurzeln, ihre Früchte.* Freiburg: Arbor Verlag, 2013 (orig. dies., *Mindfulness: Diverse perspectives on its meaning, origins and applications.* London u. a.: Routledge, 2013).

Wright, Robert, *Warum Buddhismus wirkt: Die Wissenschaft und Philosophie von Meditation und Erleuchtung.* München: Lotos Verlag, 2018 (orig. ders., *Why Buddhism Is True: The Science and Philosophy of Meditation and Enlightenment.* New York, NY: Simon & Schuster, 2017).

Yang, Larry, *Awakening Together: The Spiritual Practice of Inclusivity and Community.* Somerville, MA: Wisdom, 2017.

Andere Verwendungen von Achtsamkeit

Bardacke, Nancy, *Der achtsame Weg durch Schwangerschaft und Geburt.* Freiburg: Arbor Verlag, 2013 (orig. dies., *Mindful birthing: Training the mind, body and heart for childbirth and beyond.* New York, NY: Harper Collins (HarperOne), 2012).

Bartley, Trish, *Mindfulness: A Kindly Approach to Being With Cancer.* Chichester: Wiley-Blackwell, 2016.

Bartley, Trish, *Mindfulness-Based Cognitive Therapy for Cancer.* Chichester: Wiley-Blackwell, 2012.

Bays, Jan Chozen, *Achtsam essen: vergiss alle Diäten und entdecke die Weisheit deines Körpers.* Freiburg: Arbor Verlag, 2. Auflage 2014 (orig. ders., *Mindful eating: A guide to rediscovering a healthy and joyful relationship with food.* Boston, MA: Shambala Publ., 2009).

Bays, Jan Chozen, *Achtsamkeit on the Go. Leichte Meditationen für unterwegs.* Oberstdorf: Windpferd Verlag, 2011, 2016 (orig. ders., *Mindfulness on the Go. Simple Meditation Practices You Can Do Anywhere.* Boston, MA: Shambhala Publ., 2011, 2014).

Biegel, Gina, *The Stress Reduction Workbook for Teens: Mindfulness Skills to Help You Deal with Stress.* Oakland, CA: Instant Help Books, 2009. Neu aufgel. ebd.: New Harbinger Publ., 2010, 2017.

Brown, Kirk; Creswell, David und Ryan, Richard (Hg.), *Handbook of Mindfulness.* New York, NY: Guilford Press, 2015.

Carlson, Linda, und Speca, Michael, *Krebs bewältigen mit Achtsamkeit: Wie Ihnen MBSR hilft, das Leben zurückzugewinnen.* Bern: Huber Verlag, 2012 (orig. dies., *Mindfulness-Based Cancer Recovery.* Oakland, CA: New Harbinger Press, 2015).

Cullen, Margaret und Pons, Gonzalo, *The Mindfulness-Based Emotional Balance Workbook.* Oakland, CA: New Harbinger, 2015.

Germer, Christopher und Salzberg, Sharon, *Der achtsame Weg zum Selbstmitgefühl: Wie man sich von destruktiven Gedanken und Gefühlen befreit.* Freiburg: Arbor Verlag, 2017 (orig. dies., *The mindful path to self-compassion.* New York, NY: Guilford Press, 2009).

Kaiser Greenland, Susan, *Achtsame Spiele: Achtsamkeit und Meditation mit Kindern, Jugendlichen und Familien – Mit 60 spielerischen Achtsamkeitsübungen.* Freiburg: Arbor Verlag, 2018 (orig. dies. *Mindful Games: Sharing Mindfulness and Games with Children, Teens, and Families.* Boulder, CO: Shambhala Publ., 2016).

Kaiser Greenland, Susan, *Wache Kinder: Wie wir unseren Kindern helfen, mit Stress umzugehen und Glück, Freude und Mitgefühl zu erleben.* Freiburg: Arbor Verlag, 2011 (orig. dies., *The Mindful Child: how to help your kid manage stress and become happier, kinder, and more compassionate.* New York: Free Press (Simon & Schuster), 2010).

Gunaratana, Banthe Henepola, *Die Praxis der Achtsamkeit: Eine Einführung in die Vipassana-Meditation.* Heidelberg: Werner Kristkeitz Verlag, 1996 (orig. ders., *Mindfulness in Plain English.* Somerville, MA: Wisdom Press, 1991, 2017).

Jennings, Patricia, *Achtsamkeit im Klassenzimmer: Mit einfachen Strategien eine gute Lernatmosphäre schaffen.* Freiburg: Arbor Verlag, 2017 (orig. dies., *Mindfulness for teachers: simple skills for peace and productivity in the classroom.* New York, NY: W.W. Norton & Comp. Inc., 2015).

McCown, Donald, Reibel, Diane und Micozzi, Marc (Hg.), *Resources for Teaching Mindfulness: An International Handbook.* New York, NY: Springer International Publ., 2016.

McCown, Donald, Reibel, Diane und Micozzi, Marc, *Achtsamkeit lehren. Ein Praxisleitfaden für Therapeuten, Ärzte und Kursleiter.* Freiamt: Arbor Verlag, 2011 (orig. dies., *Teaching Mindfulness. A Practical Guide for Clinicians and Educators.* New York, NY: Springer International Publ., 2010).

Mumford, George, *The Mindful Athlete: Secrets to Pure Performance.* Berkeley, CA: Parallax Press, 2015.

Penman, Daniel, *Ich atme ein, ich atme aus: Das Geheimnis der Achtsamkeit.* München: Kösel Verlag, 2017 (orig. ders., *The Art of Breathing.* Newsburyport, MA: Conary Press, 2016, 2018).

Rechtschaffen, Daniel, *Die achtsame Schule: Achtsamkeit als Weg zu mehr Wohlbefinden für Lehrer und Schüler.* Freiburg: Arbor Verlag, 2016 (orig. ders., *The Way of Mindful Education, Cultivating Well-Being in Teachers and Students.* New York, NY: W.W. Norton & Comp. Inc., 2014).

Rechtschaffen, Daniel, *Die achtsame Schule – Praxisbuch: Leicht anwendbare Anleitungen für die Vermittlung von Achtsamkeit.* Freiburg: Arbor Verlag, 2018 (orig. ders., *The Mindful Education Workbook: Lessons for Teaching Mindfulness to Students.* New York, NY: W.W. Norton Publ., 2016).

Rosenbaum, Elana, *Jetzt spüre ich das Leben wieder. Achtsamkeitsübungen bei chronischen Schmerzen, Krebs und anderen schweren Erkrankungen.* München: Integral Verlag, 2013 (orig. dies., *Being Well (even when you are sick).* Boston, MA und London: Shambhala Press, 2012).

Rosenbaum, Elana, *Here for Now: Living Well with Cancer Through Mindfulness.* Hardwick, MA: Satya House Publ., 2005, 2007.

Williams, Angel; Owens, R. und Syedullah, J., *Radical Dharma: Talking Race, Love, and Liberation.* Berkeley, CA: North Atlantic Books, 2016.

Williams, Mark und Penman, Danny, *Meditation im Alltag: Gelassenheit finden in einer hektischen Welt.* München: Arkana, 2011. Neu hg. als: Dies., *Das Achtsamkeitstraining: 20 Minuten täglich, die Ihr Leben verändern.* München: Goldmann, 2015 (orig. dies., *Mindfulness: A practical guide to finding peace in a frantic world.* London: Piatkus, 2011. Ebenso als dies., *Mindfulness: an eight-week plan for finding peace in a frantic world.* Emmaus, PA: Rodale Books, 2012).

Yoga und Dehnungsübungen

Boccio, Frank, *Achtsamkeits-Yoga.* Freiamt: Arbor Verlag, 2006 (orig. ders., *Mindfulness Yoga. The Awakened Union of Breath, Body, and Mind.* Boston: Wisdom Publ., 2004).

Christensen, Alice und Rankin, David, *Easy Does It Yoga: Yoga for People over 60.* New York, NY: Harper & Row, 1979.

Iyengar, Bellur, *Licht auf Yoga.* Bern u. a.: O.W. Barth, 1975 (orig. ders., Light on Yoga. New York, NY: Schocken, 1977).

Kraftsow, Gary, *Kraftquelle Yoga: das Praxisbuch des Viniyoga.* Petersberg: Verlag Via Nova, 2006 (orig. ders., *Yoga for Wellness.* New York: Penguin/Arkana, 1999).

Myers, Esther, *Yoga and You.* Toronto: Random House Canada, 1996.

Heilung

Doidge, Norman, *Wie das Gehirn heilt: Neueste Erkenntnisse aus der Neurowissenschaft.* Frankfurt a.M.: Campus Verlag, 2015 (orig. ders., *The Brain's Way of Healing: Remarkable Discoveries and Recoveries from the Frontiers of Neuroplasticity.* New York, NY: Penguin Random House, 2016).

Goleman, Daniel, *Die heilende Kraft der Gefühle. Gespräche mit dem Dalai Lama über Achtsamkeit, Emotion und Gesundheit.* München: dtv, 2000 (orig. ders., *Healing Emotions. Conversations with the Dalai Lama on Mindfulness, Emotions, and Health.* Boston, MA: Shambhala Publ., 1997).

Halpern, Sue, *The Etiquette of Illness: What to Say When You Can't Find the Words.* New York, NY: Bloomsbury Publ., 2004.

Lazare, Aaron, *On Apology.* New York, Oxford u. a.: Oxford University Press, 2004.

Lerner, Michael, *Wege zur Heilung: das Buch der Krebstherapien aus Schul- und Alternativmedizin.* München u. Zürich: Piper Verlag, 1998 (orig. ders., *Choices in Healing: Integrating the Best of Conventional and Complementary Approaches to Cancer.* Cambridge, MA: MIT Press, 1994.

Meili, Trisha, *I Am the Central Park Jogger: A Story of Hope and possibility.* New York, NY: Scribner, 2003.

Moyers, Bill, *Die Kunst des Heilens: Vom Einfluss der Psyche auf die Gesundheit.* München: Artemis & Winkler, 1994 (orig. ders., *Healing and the Mind.* New York, NY: Doubleday, 1993).

Ornish, Dean, *Die revolutionäre Therapie: Heilen mit Liebe: schwere Krankheiten ohne Medikamente überwinden.* München: Mosaik Verlag, 1999 (orig. ders., *Love and Survival: The Scientific Basis for the Healing Power of Intimacy.* New York, NY: HaperCollins, 1998).

Remen, Rachel, *Dem Leben vertrauen: Geschichten, die gut tun.* Freiburg: Arbor Verlag, 2013, 2: 2016 (orig. dies., *Kitchen table wisdom: Stories that Heal.* New York, NY: Riverhead Books, 1996.

Siegel, Daniel und Payne Bryson, Tina, *Das achtsame Gehirn.* Freiburg: Arbor Verlag, 2007 (4: 2014) (orig. dies., *The mindful brain: reflection and attunement in the cultivation of well-being.* New York, NY: W.W. Norton Publishers, 2007).

Simmons, Philip, *Learning to Fall. The Blessings of the Imperfect Life.* New York: Bantam, 2002.

Tarrant, John, *Licht im Herzen der Dunkelheit. Die Nacht der Seele und der Weg der Erleuchtung.* München: Goldmann Verlag, 2000 (orig. ders., *The Light Insight the Dark. Zen, Soul, and the Spiritual Life.* New York: HarperCollins, 1998).

Tenzin Gyatso (XIV. Dalai Lama), *Die Kraft der Menschlichkeit.* Berlin: Theseus Verlag, 2003 (orig. ders., *The Compassionate Life.* Boston: Wisdom Publ., 2003).

Lyrik

Bly, Robert, *The Soul Is Here for Its Own Joy.* Hopewell, NJ.: Ecco, 1995.

Eliot, T. S., *Vier Quartette.* Berlin: Suhrkamp Verlag, 2015. (orig. ders., *Four Quartets.* New York, NY: Harcourt Brace, 1943, 1977; London: Faber and Faber, 1944).

Lao-zi, *Lao-tzu's Tao Te Ching. Übersetzt von Stephen Mitchell.* New York, NY: HarperCollins, 1988; vgl. dt.: *Li, Er / Laotse, Tao-te-king. Eine zeitgemäße Version für westliche Leser. Vorwort und Kommentar von Stephen Mitchell.* München: Goldmann, 2003.

Mitchell, Stephen, *The Enlightened Heart.* New York, NY: Harper & Row, 1989.

Oliver, Mary, *New and Selected Poems.* Boston, MA: Beacon Press, 1992.

Whyte, David, *The Heart Aroused. Poetry and the Preservation of the Soul in Corporate America.* New York, NY: Doubleday, 1994.

Weitere Literatur zum Thema

Abram, David, *Im Bann der sinnlichen Natur – die Kunst der Wahrnehmung und die mehr-als-menschliche Welt.* Klein Jasedow: Think Oya, 2012 (orig. ders., *The Spell of the Sensuous. Perception and Language in a More-Than-Human World.* New York, NY: Pantheon, 1996).

Ackerman, Diane, *Die schöne Macht der Sinne: eine Kulturgeschichte.* München: Kindler Verlag, 1991. Neuausgabe als: *Die schöne Welt der Sinne.* Hamburg u. Wien: Europa-Verlag, 2002. (orig. dies., *Natural History of the Senses.* New York, NY: Vintage Press, 1990).

Bohm, David, *Die implizite Ordnung: Grundlagen eines dynamischen Holismus.* München: Dianus-Trikont-Buchverlag, 1985. Neu als: *Eine implizite Ordnung: Grundlagen eines dynamischen Holismus.* München: Goldmann Verlag, 1987 (orig. ders., *Wholeness and the Implicate Order.* London: Routledge and Kegan Paul, 1980).

Bryson, Bill, *Eine kurze Geschichte von fast allem.* München: Goldmann Verlag, 2004 (orig. ders., *A Shorter History of Nearly Everything.* New York: Broadway Books, 2003).

Davidson, Richard und Begley, S., *Warum wir fühlen, wie wir fühlen: Wie die Gehirnstruktur unsere Emotionen bestimmt – und wie wir darauf Einfluss nehmen können.* München: Arkana Verlag, 2012 (orig. dies., *The emotional life of your brain.* New York, NY: Hudson Street Press, 2012).

Glassman, Bernard, *Zeugnis ablegen: Buddhismus als engagiertes Leben.* Berlin: Theseus Verlag, 2001. Neu ebd.: Edition Steinrich, 2012 (orig. ders., *Bearing Witness: A Zen Master's Lessons in Making Peace.* New York, NY: Bell Tower Books, 1998).

Greene, Brian, *Das elegante Universum: Superstrings, verborgene Dimensionen und die Suche nach der Weltformel.* Berlin: Siedler Verlag, 2000 (orig. ders., *The elegant universe.* New York, NY: W.W. Norton & Comp. Inc., 1999).

Harari, Yuval Noah, *Eine kurze Geschichte der Menschheit.* München: Pantheon, 2013 (orig. ders., *A Brief History of Mankind – Kizur Toldot Ha-Enoshut.* Or Jehuda: Kinneret Zmora-Bitan Dvir, 2011).

Hillman, James, *Charakter und Bestimmung: eine Entdeckungsreise zum individuellen Sinn des Lebens.* München: Goldmann Verlag, 1998 (orig. ders., *The Soul's Code: In Search of Character and Calling.* New York, NY: Random House, 1996).

Karr-Morse, Robin und Wiley, Merdith, *Ghosts from the Nursery. Tracing the Roots of Violence.* New York: Atlantic Monthly Press, 1997.

Katie, Byron und Mitchell, Stephen, *Ich liebe, was ist: Freiheit finden in einer Welt des Leidens. Mit einer Neuübertragung des Diamant-Sutra.* München: Arkana Verlag, 2017 (orig. dies., *A Mind at Home with Itself.* New York, NY: HarperCollins, 2017).

Kazanjian, Victor und Laurence, Peter (Hg.), *Education as Transformation. Religious Pluralism, Spirituality, and a New Vision for Higher Education in America.* New York, NY u. a.: Peter Lang Verlag, 2000.

Kurzweil, Ray, *Die Intelligenz der Evolution: wenn Mensch und Computer verschmelzen.* Köln: Verlag Kiepenheuer & Witsch, 1999. Neu: München: Ullstein Verlag 2016 (orig. ders., *The Age of Spiritual Machines.* New York, NY: Viking Press, 1999).

Luke, Helen, *Sinn des Alters.* Einsiedeln: Daimon-Verlag, 2001 (orig. dies., *Old Age. Journey into Simplicity.* New York, NY: Parabola, 1987. New York, NY: Bell Tower Press, 2001).

Montagu, Ashley, *Körperkontakt. Die Bedeutung der Haut für die Entwicklung des Menschen.* Stuttgart: Klett-Cotta, 1974, 2000 (orig. dies., *Touching: The Human Significance of the Skin.* New York, NY: Harper & Row, 1978).

Palmer, Parker, *The Courage to Teach. Exploring the Inner Landscape of a Teacher's Life.* San Francisco: Jossey-Bass, 1998.

Pinker, Steven, *Gewalt: eine neue Geschichte der Menschheit.* Frankfurt a.M.: S. Fischer Verlag, 2011 (orig. ders., *The better angels of our nature: why violence has declined.* New York, NY: Penguin Books, 2012).

Pinker, Steven, *Aufklärung jetzt. Für Vernunft, Wissenschaft, Humanismus und Fortschritt. Eine Verteidigung.* Frankfurt a.M.: S. Fischer Verlag, 2018 (orig. ders., *Enlightenment Now. The Case for Reason, Science, Humanism, and Progress.* New York, NY: Random House, 2018).

Pinker, Steven, *Wie das Denken im Kopf entsteht.* München: Kindler, 1998 (orig. ders.: *How the Mind Works.* New York, NY: W.W. Norton & Comp., 1997).

Revel, Jean-Francois und Ricard, Matthieu, *Der Mönch und der Philosoph: Buddhismus und Abendland: Ein Dialog zwischen Vater und Sohn.* Köln: Kiepenheuer und Witsch, 1999 (orig. dies. *Le moine et le philosophe.* Paris: NiL Édition, 1997).

Ricard, Matthieu, *Allumfassende Nächstenliebe. Altruismus – die Antwort auf die Herausforderungen unserer Zeit.* Hamburg: Edition Blumenau, 2017 (orig. ders., *Plaidoyer pour l'altruisme: la force de la bienveillance.* Paris: NiL Édition, 2013).

Ryan, Tim, *A Mindful Nation: how simple practice can help us reduce stress, improve performance, and recapture the American spirit.* Carlsbad, CA: Hay House Press, 2012.

Sachs, Jeffrey: *The Price of Civilisation. Reawakening American Virtue an Prosperity.* New York, NY: Random House, 2011.

Sacks, Oliver, *Der Mann, der seine Frau mit einem Hut verwechselte.* Reinbek: Rowohlt Verlag, 1987 (orig. ders., *The Man Who Mistook His Wife for a Hat.* New York, NY: Touchstone Books, 1970; überarb. Paperback-Ausg. 1987).

Sacks, Oliver, *Der Strom des Bewusstseins.* Reinbek: Rowohlt Verlag, 2017 (orig. ders., *The River of Consciousness.* New York, NY: Knopf Books, 2017).

Sapolsky, Robert, *Gewalt und Mitgefühl: Die Biologie des menschlichen Verhaltens.* München: Carl Hanser Verlag, 2017 (orig. ders., *Behave: The Biology of Humans at Our Best and Worst.* New York, NY: Penguin Books, 2017).

Scarry, Elaine, *Dreaming by the Book.* New York, NY: Farrar, Straus & Giroux, 1999.

Schwartz, Jeffrey M. und Sharon Begley, *The Mind and the Brain. Neuroplasticity and the Power of Mental Force.* New York: HarperCollins, 2002.

Singh, Simon, *Fermats letzter Satz: die abenteuerliche Geschichte eines mathematischen Rätsels.* München: Carl Hanser Verlag, 1998 (orig. ders., *Fermat's Enigma.* New York, NY: Anchor Books, 1997).

Tanahashi, Kazuaki, *The Heart Sutra: A Comprehensive Guide to the Classic of Mahayana Buddhism.* Boulder, CO: Shambhala Publ., 2014, 2016.

Tegmark, Max, *Unser mathematisches Universum: auf der Suche nach dem Wesen der Wirklichkeit.* Berlin: Ullstein Verlag, 2015 (orig. ders., *The Mathematical Universe: My Quest for the Ultimate Nature of Reality.* New York, NY: Random House, 2014).

Tegmark, Max, *Leben 3.0: Mensch sein im Zeitalter Künstlicher Intelligenz.* Berlin: Ullstein, 2017 (orig. ders., *Life 3.0: Being Human in the Age of Artificial Intelligence.* New York, NY: Knopf, 2017).

Varela, Francisco; Thompson, Evan und Rosch, Eleonor, *Der mittlere Weg der Erkenntnis. Die Beziehung von Ich und Welt in der Kognitionswissenschaft – der Brückenschlag zwischen wissenschaftlicher Theorie und menschlicher Erfahrung.* Bern u. a.: Scherz Verlag, 1992 (orig. dies., *The Embodied Mind. Cognitive Science and Human Experience.* Cambridge, MA: MIT Press, 1991).

Internetseiten

www.umassmed.edu/cfm
Internetseite des Center for Mindfulness der University of Massachusetts Medical School

www.mindandlife.org
Internetseite des Mind and Life Institute

www.dharma.org
Überblick über Zentren und Zeiten für Vipassanā-Retreats.

Quellenangaben

Die in diesem Band enthaltenen Gedichte und Prosazitate von Poetinnen und Autorinnen aus aller Welt wurden (außer im Falle deutschsprachiger Originale) zum größten Teil nach den englischsprachigen Gedichten und Übertragungen in der Originalausgabe übersetzt. Wir haben uns bemüht, alle Rechteinhaberinnen ausfindig zu machen, verlagsüblich zu nennen und zu honorieren. Sollte uns dies im Einzelfall einmal nicht möglich gewesen sein, werden wir begründete Ansprüche selbstverständlich erfüllen. Zu den Quellen der vom Autor zitierten Texte zählen vor allem die folgenden:

Dickinson, Emily, »Ich wohne in der Möglichkeit« (*I dwell in Possibility*). In: Kübler, Gunhild (Hg.): *Emily Dickinson sämtliche Gedichte übersetzt von Gunhild Kübler.* München: Carl Hanser Verlag, 2015, S. 420–421 (466). Mit freundlicher Genehmigung der Carl Hanser Verlags GmbH & Co. kg. © Carl Hanser Verlag GmbH & Co. kg, München.

Eliot, T. S., »Little Gidding« & »East Coker«. Textauszug aus: T. S. Eliot, *Vier Quartette.* Aus dem Englischen von Norbert Hummelt. © Suhrkamp Verlag Berlin 2015. S. 81f. (orig. ders., *Four Quartets.* New York, NY: Harcourt Brace, 1943, 1977; London: Faber and Faber, 1944).

Goethe, Johann Wolfgang von, »Selige Sehnsucht«. In: *West-östlicher Divan: Buch des Sängers.* Z. B. in: Goethes Werke, Gedichte und Epen II. Hamburger Ausgabe. München: C.H. Beck Verlag, 1998, S. 18–19.

Kabir, aus: Bly, Robert, *The Kabir Book: Forty-four of the Ecstatic Poems of Kabir, versions by Robert Bly* (Boston: Beacon Press, 1977). Copyright © 1977 by Robert Bly. Reprinted with the permission of Robert Bly.

Oliver, Mary, *»The Journey« (»Die Reise«).* Aus: *Dream Work.* Copyright © 1986 by Mary Oliver.

Pinker, Steven, *How the Mind Works.* New York, NY: W.W. Norton & Comp., 1997. Neuübersetzung mit freundlicher Genehmigung des Autors. Dt. ebf.: *Wie das Denken im Kopf entsteht. München: Kindler Verlag, 1998, S. 186–187.*

Rilke, Rainer Maria, *Ach, nicht getrennt sein.* In: *Aus Taschen-Büchern und Merk-Blättern – in zufälliger Folge – 1925* (Aus: *Rainer Maria Rilkes Nachlaß. Dritte Folge.* Wiesbaden: Insel Verlag, 1950.

Sengcan (Seng Ts'an), aus: Hsin-hsin Ming: *Verses on the Faith-Mind, translated by Richard B. Clarke.* Copyright © 1973, 1984, 2001 by Richard B. Clarke. Reprinted with the permission of White Pine Press, Buffalo, New York, www.whitepine.org.

Walcott, Derek, *»Love After Love«.* In: *Collected Poems 1948–1984.* Copyright © 1986 by Derek Walcott. Reprinted with the permission of Farrar, Straus & Giroux, LLC.

Whyte, David, Zitat aus: *Crossing the Unknown Sea: Work as a Pilgrimage of Identity.* Copyright © 2001 by David Whyte.

Über den Autor

Jon Kabat-Zinn, Ph.D., entwickelte das inzwischen weithin bekannte Kursformat MBSR (Mindfulness-Based Stress Reduction) und gründete die Stress Reduction Clinic (1979) sowie das Center for Mindfulness in Medicine, Health Care, and Society (1995) an der University of Massachusetts Medical School. Er ist emeritierter Professor für Medizin und leitet Achtsamkeits-Workshops und Retreats auf der ganzen Welt. Engagiert setzt er sich für soziale und ökonomische Gerechtigkeit ein. Er ist Autor und Co-Autor von mittlerweile zehn Büchern, darunter die Bestseller *Stark aus eigener Kraft* und *Gesund durch Meditation.* Gemeinsam mit seiner Frau Myla Kabat-Zinn verfasste er *Mit Kindern wachsen,* ein Buch über achtsame Elternschaft. Er war bereits in zahlreichen internationalen Fernsehdokumentationen zu sehen, darunter *Healing and the Mind* mit Bill Moyers, Oprah und *60 Minutes.* Er lebt in Massachusetts. Die Arbeit von Jon Kabat-Zinn hat zu einer wachsenden Bewegung beigetragen, durch die Achtsamkeit in Institutionen wie Krankenhäusern, Schulen, Unternehmen, Gefängnissen und Profi-Sportverbänden angewendet wird. Medizinische Einrichtungen auf der ganzen Welt bieten heute MBSR-Kurse an.

Jon Kabat-Zinns Grundlagenwerke zu Wirkung und Praxis der Achtsamkeit:

DIE KOMPLETTE REIHE:

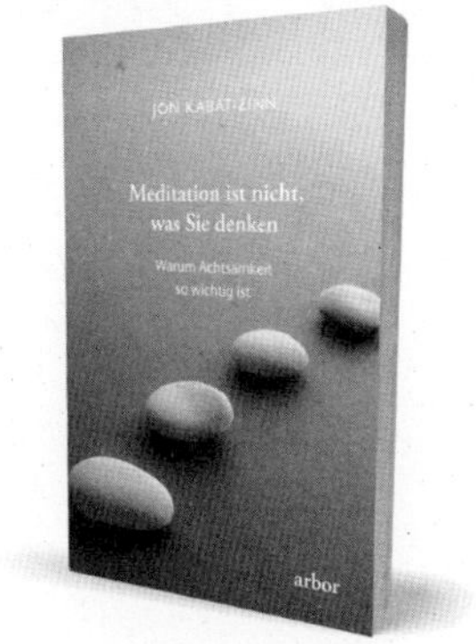

Meditation ist nicht, was Sie denken
Warum Achtsamkeit so wichtig ist
ISBN 978-3-86781-250-4

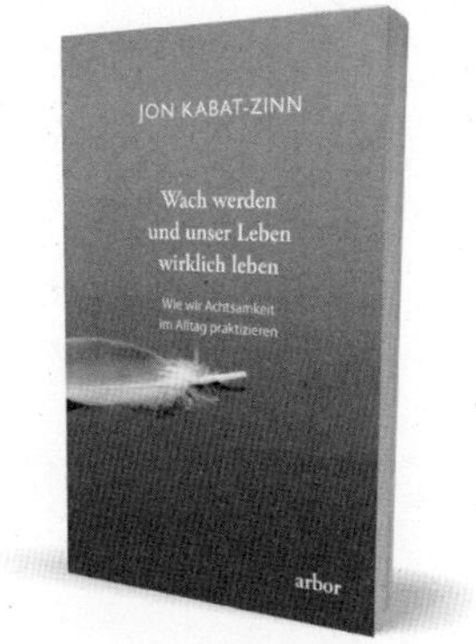

Wach werden und unser Leben wirklich leben
Wie wir Achtsamkeit
im Alltag praktizieren
ISBN 978-3-86781-251-1

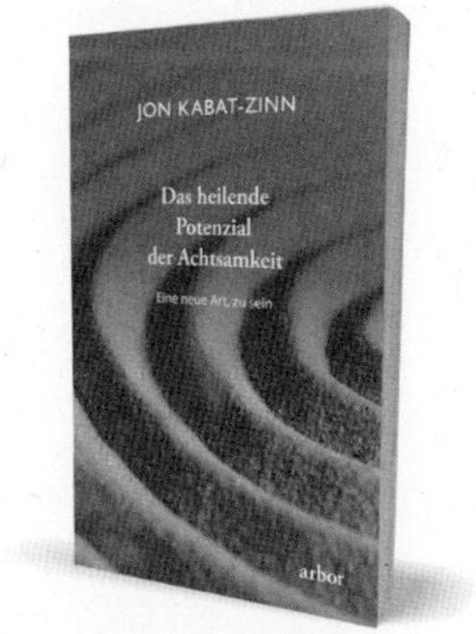

Das heilende Potenzial der Achtsamkeit
Eine neue Art, zu sein
ISBN 978-3-86781252-8

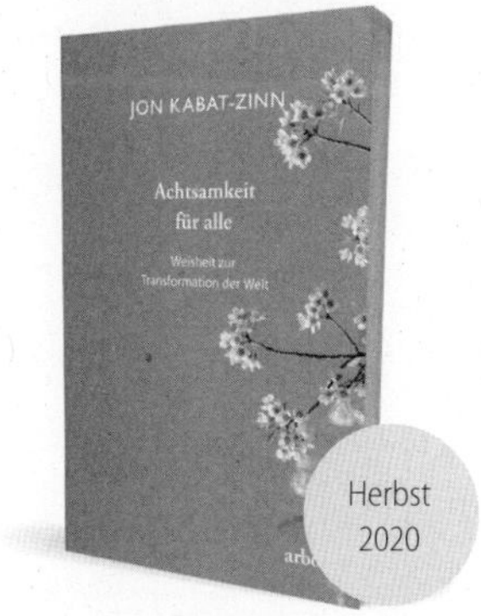

Achtsamkeit für alle
Weisheit zur
Transformation der Welt
ISBN 978-3-86781-253-5

Seminarangebote

In den vergangenen Jahren hat die Praxis der Achtsamkeit in Therapie, Bildung und Gesundheitswesen zunehmend an Bedeutung gewonnen – und nicht zuletzt dank zahlreicher Studien ihre außerordentliche Wirk-samkeit unter Beweis gestellt. Vor diesem Hintergrund wird es immer wichtiger, qualifizierte Aus- und Weiterbildungen anzubieten.

Die gemeinnützige Arbor-Seminare gGmbH hat sich zum Ziel gesetzt, Weiterbildungen im Bereich MBSR und anderer achtsamkeitsba-sierter Verfahren zu organisieren, über aktuelle Entwicklungen in diesem Bereich zu informieren und so Achtsamkeit noch nachhaltiger in unsere Gesellschaft zu tragen.

Das Angebot der Arbor-Seminare gGmbH mit Aus- und Weiterbil-dungen, Seminaren und Retreats, umfangreichem Hintergrundmaterial zum Thema Achtsamkeit sowie einer Liste von Achtsamkeitslehrerinnen und -lehrern im deutschsprachigen Raum finden Sie unter:

Weitere Werke von Jon Kabat-Zinn aus dem Arbor Verlag

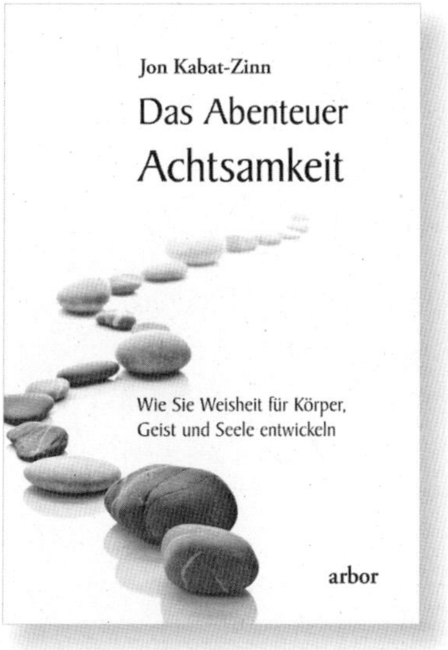

ISBN 978-3-86781-145-3

Jon Kabat-Zinn

Das Abenteuer Achtsamkeit

Wie Sie Weisheit für Körper, Geist und Seele entwickeln

Entdecken Sie die Kraft der Achtsamkeit im Alltag. Achtsamkeit ist weit mehr als eine Übung: Sie ist ein Abenteuer, eine Einladung, jede Minute unseres Daseins bewusst zu leben. Mit viel Humor und Entdeckerfreude stellt Jon Kabat-Zinn verschiedene Aspekte der Achtsamkeit vor und zeigt uns Wege, sie in unserem Alltag zu kultivieren.

Dieses Buch enthält zwei Audio-CDs (bearbeitet und gesprochen von Lienhard Valentin) mit geführten Meditationen und Yoga-Übungen.

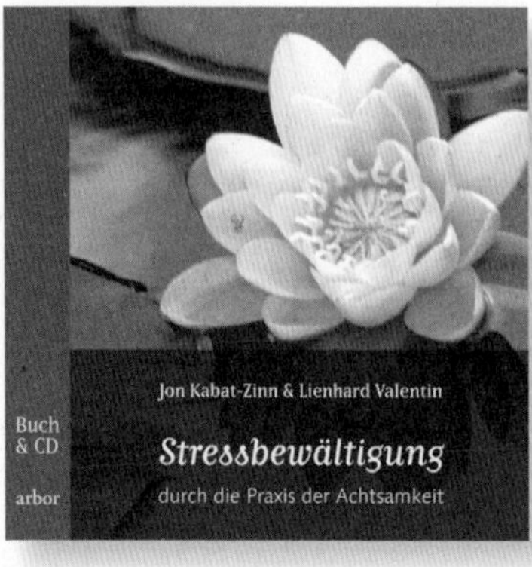

ISBN 978-3-86781-121-7

Jon Kabat-Zinn &
Lienhard Valentin

Stressbewältigung durch die Praxis der Achtsamkeit

Die Praxis der Achtsamkeit ist ein wertvolles Hilfsmittel, uns zu regenerieren und unser inneres Gleichgewicht wiederzufinden. Sie befähigt uns, jeden Augenblick unseres Lebens mit größerer Wachheit, Klarheit und Akzeptanz zu leben, auch inmitten alltäglicher Stresssituationen und im Angesicht körperlicher oder seelischer Schmerzen.

Halbleinenband mit CD

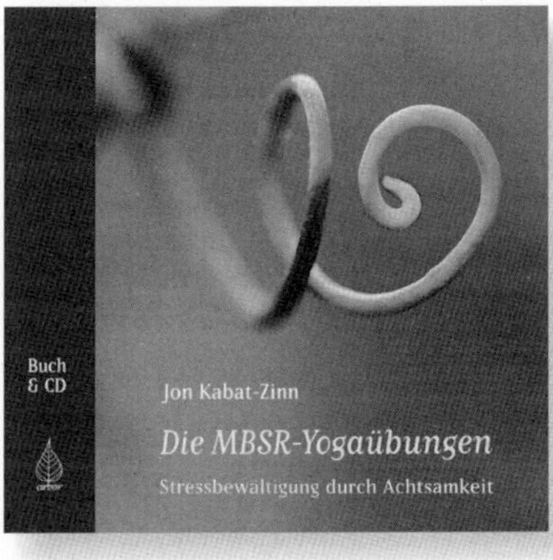

ISBN 978-3-86781-033-3

Jon Kabat-Zinn

Die MBSR-Yogaübungen

Stressbewältigung durch Achtsamkeit

Die hier erstmals in deutscher Sprache vorgelegten angeleiteten Yogaübungen sind ein integraler Bestandteil der Stressbewältigungspraxis nach Jon Kabat-Zinn. Diese CD mit Begleitbuch enthält das komplette Set der Originalübungen. Den deutschen Text spricht Heike Born.

Halbleinenband mit CD

Arbor Verlagsprogramm

Umfangreiche Informationen zu unseren Themen, ausführliche Leseproben aller unserer Bücher, einen versandkostenfreien Bestellservice und unseren kostenlosen Newsletter. All das und mehr finden Sie auf unserer Website.

www.arbor-verlag.de

Mehr von Jon Kabat-Zinn:

www.arbor-verlag.de/jon-kabat-zinn

Arbor Seminare

Die gemeinnützige *Arbor-Seminare gGmbH* organisiert regelmäßig Seminare und Weiterbildungen mit führenden VertreterInnen achtsamkeitsbasierter Verfahren.
Zudem informiert sie über aktuelle Entwicklungen in diesem Bereich und trägt Achtsamkeit auf diese Weise nachhaltig in die Gesellschaft.
Nähere Informationen finden Sie unter:

www.arbor-seminare.de

Arbor Online-Center

Mit dieser Plattform hat Arbor einen virtuellen Ort der Inspiration und des Lernens rund um das Thema Achtsamkeit geschaffen. Lernen Sie die AutorInnen unserer Bücher und die ReferentInnen unserer Veranstaltungen kennen: in Interviews, Vorträgen, Meditationsübungen, Webinaren, Podcasts sowie Online-Kursen und zahlreichen weiteren Ressourcen.

www.arbor-online-center.de